急诊医师核心能力建设系列教材

急诊心电图分册

主　审　于学忠　赵晓东

主　编　徐　军　杨建中　高　鹏

副主编　窦清理　史　婧　洪广亮

人民卫生出版社

·北　京·

图书在版编目（CIP）数据

急诊医师核心能力建设系列教材．急诊心电图分册 /
徐军，杨建中，高鹏主编．—北京：人民卫生出版社，
2024.6

ISBN 978-7-117-35651-0

Ⅰ．①急… Ⅱ．①徐…②杨…③高… Ⅲ．①急诊－
心电图－教材 Ⅳ．①R459.7

中国国家版本馆 CIP 数据核字（2023）第 230330 号

人卫智网	www.ipmph.com	医学教育、学术、考试、健康，
		购书智慧智能综合服务平台
人卫官网	www.pmph.com	人卫官方资讯发布平台

急诊医师核心能力建设系列教材
急诊心电图分册
Jizhen Yishi Hexin Nengli Jianshe Xilie Jiaocai
Jizhen Xindiantu Fence

主　　编：徐　军　杨建中　高　鹏
出版发行：人民卫生出版社（中继线 010-59780011）
地　　址：北京市朝阳区潘家园南里 19 号
邮　　编：100021
E - mail：pmph @ pmph.com
购书热线：010-59787592　010-59787584　010-65264830
印　　刷：天津市银博印刷集团有限公司
经　　销：新华书店
开　　本：787 × 1092　1/16　　印张：17
字　　数：435 千字
版　　次：2024 年 6 月第 1 版
印　　次：2024 年 8 月第 1 次印刷
标准书号：ISBN 978-7-117-35651-0
定　　价：85.00 元

编委会名单

主　审
　　于学忠　北京协和医院
　　赵晓东　中国人民解放军总医院第四医学中心

主　编
　　徐　军　北京协和医院
　　杨建中　新疆医科大学第一附属医院
　　高　鹏　北京协和医院

副主编
　　窦清理　深圳市宝安区人民医院
　　史　婧　清华大学第一附属医院
　　洪广亮　温州医科大学附属第一医院

编　者（按姓氏笔画排序）
　　王　岗　西安交通大学第二附属医院
　　史　婧　清华大学第一附属医院
　　刘丹平　陕西省人民医院
　　刘双庆　中国人民解放军总医院第四医学中心
　　闫乐媛　中国人民解放军总医院第四医学中心
　　孙　峰　江苏省人民医院
　　刘树元　中国人民解放军总医院第六医学中心
　　芦颜美　新疆医科大学第一附属医院
　　杨建中　新疆医科大学第一附属医院
　　宋　晓　北京协和医院
　　周　轶　山东省立医院
　　郑亮亮　北京医院
　　单鸿伟　内蒙古医科大学第一附属医院
　　洪广亮　温州医科大学附属第一医院
　　夏　剑　武汉大学中南医院
　　钱　浩　北京协和医院
　　徐　军　北京协和医院
　　高　鹏　北京协和医院
　　高冉冉　新疆医科大学第一附属医院
　　景道远　浙江大学医学院附属金华医院
　　窦清理　深圳市宝安区人民医院

序

　　加强急诊医学医疗服务能力培训体系建设，提升急危重症整体诊疗水平，推动全国急诊医疗均质化进程，是健康中国建设和卫生健康事业高质量发展的重要内容，是构建优质高效的医疗卫生服务体系、重大突发事件救治体系的重要举措，对于维护人民生命安全和身体健康具有重要意义。

　　2015年，基于临床实践和诊疗需求，北京协和医院急诊科团队开发了E-Training系列急诊培训课程并开始全国巡讲。2017年，为响应国家医疗体制改革政策，中国急诊专科医联体应运而生，E-Training系列急诊培训课程进一步升级为中国急诊专科医联体临床核心能力提升项目"E-Training+"课程。近十年来，课程不断提升改进，目前已涵盖高级复苏、循环管理、中心静脉置管、气道管理、机械通气、无创通气、血液净化、急诊超声、急诊感染、急诊护理、血气分析、体外膜肺氧合（ECMO）、镇痛与镇静、急诊营养、急诊出凝血、急诊心电图、急腹症、急诊纤维支气管镜、急诊创伤、急诊临床思维、急诊科研、急诊管理等以岗位胜任力为导向的众多模块。

　　"E-Training+"课程导师团队以实际临床需求为导向，以解决临床问题为目的，针对不同地区、不同水平医院调整授课内容，不断更新与优化课程理论与逻辑，加强课程之间的整体性与关联性，进一步提升了教学质量及内涵。"E-Training+"课程得到了广大急诊医务工作者的认可，受到全国各地学员的热烈响应。学员们真正理解了为什么做、何时做、怎么做，很多学员跨省追课，课上互动参与，课后积极反馈，主动运用课堂知识解释临床现象，指导临床诊治并取得成功。

　　为了更好地保障"E-Training+"课程培训质量，提高急诊医师急重症医疗服务能力，导师团队逐条梳理总结课程知识点，结合大量临床实际案例，编写"急诊医师核心能力建设系列教材"。该系列教材内容从临床思维培养到急诊核心素养提升，从核心概念理解到知识体系构建，从基础知识到临床技能，归纳操作方法技巧，旨在帮助学员和广大医务工作者更好地理解急诊临床的病理生理学底层逻辑，并以此为基础灵活解决临床问题。

　　系列教材编写团队的教授、专家长期工作在临床一线，具有丰富的临床工作经验和扎实的理论功底，他们为教材的编写付出了巨大的努力。在此，向所有支持和帮助教材编写和"E-Training+"课程的朋友们致以最真诚的感谢！同时，希望亲爱的读者能够对教材的不足之处提出宝贵的建议！谢谢！

于学忠

2024年5月

前　言

急诊科患者症状各异、病情危重复杂，如何快速识别疾情并作出及时诊断，是急诊医师面临的巨大挑战。我国急诊医学发展历史相对较短，随着医学科学的进步和对急诊医学需求的迅猛增加，急诊医学服务诊疗体系和急诊网络日趋完善，临床要求急诊医师掌握更丰富的诊疗技能以便在急救过程中作出迅速且全面的诊断。急性心血管疾病是院前及院内急救中常见的危重症疾病，是影响患者生存及预后的重要原因。因此，如何快速诊断并预测急性心血管疾病及其他疾病所引起的急性心脏不良事件对急诊医师尤为重要。

心电图是一种高度敏感且易行的辅助诊断工具。作为心血管疾病重要的诊断方法，心电图能够反映心脏的电生理活动过程，适用于不同临床情况下急诊患者的辅助诊断和心脏疾病的筛查。与其他专科医师不同，急诊医师须利用有限的医疗资源使患者的诊疗实现受益最大化。由于工作环境复杂、患者个体差异及心脏疾病表现不典型等因素，常导致心电图漏做或对疑难心电图判读错误。因此，掌握心电图检查的各类适应证、正确进行心电图检查并在短时间内快速、准确地完成心电图判读有助于急诊医师避免漏诊、误诊，提高医疗质量，保障患者安全。

本书为急诊医师核心能力建设系列教材的心电图分册，全书共十六章，首先阐述了心电产生的机制、急诊心电图判读的方法和技巧，包括心电图各种波形的识别及急诊心电图危急值等，随后介绍了急诊心电图的临床应用，包括心脏骤停、心肌梗死、心律失常、电解质紊乱、肺栓塞等常见疾病的心电图判读和急诊处理策略，最后还介绍了急诊心电图相关的常见操作。全书展示了大量不同的心电图波形，并结合典型病例，旨在提高急诊医师对急诊心电图判读速度及准确性。

本书在编排上力求与现代急诊医学及临床实际相契合，并从心脏电生理出发，层层递进、由浅入深，不仅适用于急诊医师，也适用于内科各专业医师、心电图初学者。

本书的编者均在急诊医学领域工作多年，经验丰富，但是因急诊医学涉猎广泛，难免有不足之处，还望各位同仁、读者不吝纠正，提出宝贵意见。

徐　军　杨建中　高　鹏
2024 年 6 月

目 录

第一章
心电生理机制与心电图

【本章精要】

- 正常心脏位于胸骨中心偏左,心房位于心脏顶部或基部,心室走向心底或心尖部,心脏长轴由心底延伸至心尖,心尖朝向身体左侧。
- 心脏特殊传导系统是由不同类型特殊分化的心肌细胞组成,包括窦房结、结间束、房室交接区、房室束、左右束支及其分支和浦肯野纤维网,电冲动按照此顺序传导。
- 心肌细胞膜作为一种半透膜,膜内外具有带电荷离子,心电波形成来源于心肌细胞电活动,从除极到复极,产生P-QRS-T波的过程。
- 将标准导联、肢体导联及胸导联电极置于肢体相应位置,必要时加用特殊导联,在心电图记录纸上体现心电活动。
- 通过心电图可以观察心率、心脏节律及心房、心室和房室间传导过程,以此判断心脏电活动正常与否及进行疾病的初筛。

心电图(electrocardiogram,ECG)是临床工作中重要的辅助检查手段,由于价格低廉、操作方便、使用安全可靠,故在临床广泛应用。掌握心电图的操作技术与阅读技巧是医师的临床基本功之一,当前,即便在大型医院,心电图依然是必须掌握的诊断心血管疾病的重要技术。此外,心电图技术在基层也是不可或缺和替代的。然而,由于心电图学习涉及复杂的心脏电生理知识,加之专业术语繁多,因此一直被认为是医学学习的难点。本章从最基础的解剖入手,由浅入深地讲解相关概念,使读者熟悉心脏的基本电生理概念、心电图形成机制和记录方法。

第一节　心脏的解剖位置和电传导系统

一、心脏的解剖位置

正常心脏位于胸骨中心偏左,心房位于心脏顶部或基部,心室走向心底或心尖部,心脏长轴由心底延伸至心尖,心尖朝向身体左侧(图1-1-1)。心脏的解剖位置决定了体表能记录到的心脏电活动的图形。心电图是使用多个检测电极从不同方向记录心脏的心电活动,这也是不同导联图形有所差异的原因。熟悉心脏的解剖是掌握心电图分析的第一步。

例如,胸导联是从右开始,逐渐向左放置环绕半圈的电极来收集相对应心脏解剖部位的电活动。若某个心脏部位出现问题,对应的电极可记录到异常图形,这也是临床上判断心肌梗死部位的原理。

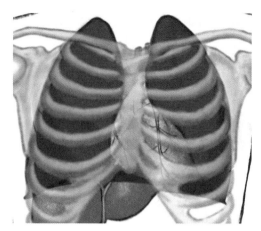

图 1-1-1　心脏的解剖位置

二、心脏电传导系统

普通心肌细胞正常时并不能产生和传导电冲动。心脏电传导系统是由不同类型的特殊分化的心肌细胞组成,包括窦房结、结间束、房室交接区、希氏束、左右束支及其分支和浦肯野纤维网。该类细胞没有收缩能力,但能产生电冲动并且改变电冲动通过心肌的传导速度。与心脏解剖异常一样,如果电传导系统任何一个环节出现问题,形成的心电图亦会出现相对应的异常。理解心脏电传导系统是掌握心电图分析的第二步。

正常心脏电传导途径是由窦房结发出电脉冲后使周围的心房肌除极,并在整个心房中扩布,再经房室结缓慢传导后,沿希氏束迅速下传到心室,并在室间隔分别经左束支和右束支下传,左束支又进一步分为两个分支,即左前分支和左后分支。之后,电活动沿更纤细的特殊传导组织——浦肯野纤维下传,到达普通的心室肌,并从心内膜缓慢地向心外膜传导(图 1-1-2)。浦肯野纤维是左右束支的最后分支,由于分支很多,形成网状,密布于左右心室的心内膜下,并垂直向心外膜延伸,再与普通心室肌细胞相连接,作用是将心房下传的激动迅速传播到整个心室。心电图上所呈现的 P-QRS-T 序列图形即为电传导系统从上到下由心肌细胞激动所产生的综合电活动的二次投影记录。

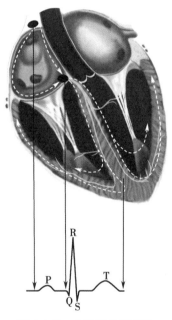

图 1-1-2　心脏电传导系统

(芦颜美)

第二节　心电波形成的电生理机制

由于单个心肌细胞或一小组心肌细胞产生的电活动并不能产生足够的电压在体表被描记,故临床心电图图形其实记录的是整个心房、心室肌产生的综合电活动。这种综合电活动足以传到体表,产生能被心电图机捕捉到的电流量,即心电图是利用心电图机从体表记录心脏每个心动周期所产生的电活动变化的图形。

心肌细胞膜是半透膜,静息状态时,膜外有一定数量带正电荷的阳离子,膜内有相同数量带负电荷的阴离子,膜外电位高于膜内,称为极化状态。静息状态下,由于心脏各部位心肌细胞都处于极化状态,没有电位差,电流记录仪描记的电位曲线平直,即为体表心电图的等电位线。在心肌细胞受到一定强度的刺激时,细胞膜通透性发生改变,大量阳离子短时间内涌入膜内,使膜内电位由负变正,这个过程称为除极。除极的同时引起心肌细胞收缩,电活动和机械活动相辅相成(图 1-2-1)。

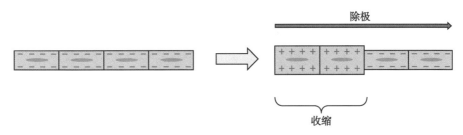

图 1-2-1 心肌细胞除极和收缩

从心内膜向心外膜顺序除极过程中的电位变化,由电流记录仪描记的电位曲线称为除极波,即体表心电图上心房的 P 波和心室的 QRS 波。细胞除极完成后,细胞膜又排出大量阳离子,使膜内电位由正变负,恢复到原来的极化状态,此过程由心外膜向心内膜进行,称为复极。心肌细胞复极过程中的电位变化,由电流记录仪描记出来,称为复极波。由于复极过程相对缓慢,复极波较除极波低。心房的复极波低且埋于心室的除极波中,体表心电图不易辨认。心室的复极波在体表心电图上表现为 T 波。整个心肌细胞全部复极后,再次恢复极化状态,各部位心肌细胞间没有电位差,体表心电图记录到等电位线。心电波形成机制见图 1-2-2。

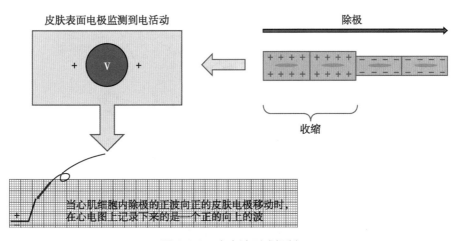

皮肤表面电极监测到电活动

除极

收缩

当心肌细胞内除极的正波向正的皮肤电极移动时,在心电图上记录下来的是一个正的向上的波

图 1-2-2 心电波形成机制

(芦颜美)

第三节　心电图记录方法

心脏是一个立体的结构，为了反映心脏不同部位的电活动，在人体不同部位放置电极，可记录和反映心脏的电活动即为心电图。在行常规心电图检查时，通常有 6 个肢体导联电极和 $V_1 \sim V_6$ 6 个常规胸导联电极，记录常规十二导联心电图。肢体导联系统反映心脏电位投影在矢状面情况，包括标准导联Ⅰ、Ⅱ、Ⅲ，以及加压肢体导联 aVR、aVL 和 aVF。胸导联系统反映心脏电位投影水平面情况，包括 $V_1 \sim V_6$ 导联。此外，还有特殊导联（如 $V_7 \sim V_9$、$V_{3R} \sim V_{5R}$）。进一步将这些导联分组，可记录心脏不同部位的电活动。

一、标准导联

标准导联又称肢体导联，分别称为标Ⅰ、标Ⅱ、标Ⅲ（L_1、L_2、L_3）。标Ⅰ是左上肢连心电图仪正极，右上肢连心电图仪负极；标Ⅱ是左下肢连心电图仪正极，右上肢连心电图仪负极；标Ⅲ是左下肢连心电图仪正极，左上肢连心电图仪负极。导联已在心电图仪内部连接，但在外部需要按照电极板的颜色正确连接。一般按右上、左上、左下、右下的顺时针次序分别连接红、黄、绿、黑电极。注意：如左右手反接将会出现标准导联相反的心电图波形，可能导致误诊、误判。

二、加压肢体导联

与标准导联从"大面"上观察心脏不同，肢体导联是从"某一点"观察心脏，但这一点的电动势太弱，所以通过心电图仪人为增加 50% 的电压，使心电图的波形显示更清楚，这就是加压肢体导联。它由 aVR、aVL、aVF 三个导联组成。aVR 导联代表加压加在右上肢（right），aVL 导联代表加压加在左上肢（left），aVF 导联代表加压加在左下肢（foot）。肢体导联示意图见图 1-3-1。

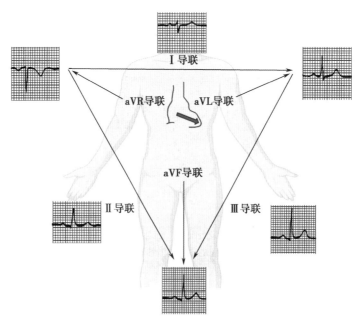

图 1-3-1　肢体导联示意图

三、胸导联

胸导联又称威尔逊（Wilson）导联，它的本质是胸导联，可以从胸前的某个点更加近距离地观察心脏，分别称为 V_1、V_2、V_3、V_4、V_5、V_6 导联。V_1 导联在胸骨右缘第 4 肋间，V_2 导联在胸骨左缘第 4 肋间，V_3 导联在 V_2 导联与 V_4 导联连线的中点处，V_4 导联在左锁骨中线第 5 肋间，V_5 导联在左腋前线 V_4 导联左延水平线，V_6 导联在左腋中线 V_4 导联左延水平线（图 1-3-2）。临床必须按照上述规定严格寻找导联位置，其中的关键是找准 V_2 和 V_4 导联。

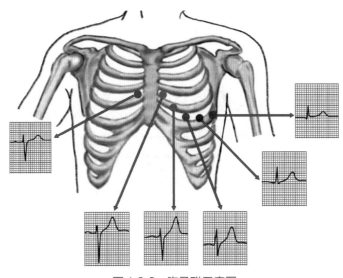

图 1-3-2　胸导联示意图

四、特殊导联

上述为十二导联常规心电图，在某些情况下还可以扩展到左胸背后（V_7、V_8、V_9）导联及右胸导联（V_{3R}、V_{4R}、V_{5R}），即右侧的 V_3、V_4、V_5 的位置。如下壁心肌梗死时应加做 V_7、V_8、V_9 导联；如怀疑右心室梗死或右位心（大内脏倒转、一种先天性心脏病）时应加做 V_{3R}、V_{4R}、V_{5R} 导联。特殊情况下（如某些严重心律失常）还可进行高 1～2 个肋间的心电图、食管导联及心内导联心电图检查，但后者为有创伤性检查。

（芦颜美）

第四节　正常心电图及心电图检查的意义

一、心电图各波段的命名

正常心电图由一组波形构成。一个完整的心动周期会产生一组心电图波形。这一组心电图波形由 3～4 个波（其中一个为波群）及若干个间期或段组成：按顺序分别命名为 P 波、QRS 波、T 波，部分人有 U 波；PR 间期、QRS 间期、QT 间期；PR 段、ST 段（图 1-4-1）。

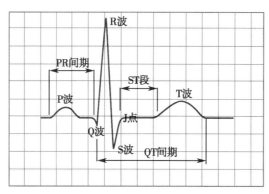

图 1-4-1 心电图各波段示意图

（一）P 波

正常心脏的电激动从窦房结开始。由于窦房结位于右心房与上腔静脉的交界处，所以窦房结的激动首先传导到右心房，通过房间束传到左心房，形成心电图上的 P 波。P 波代表心房的激动，前半部代表右心房激动，后半部代表左心房激动。P 波时限不超过 0.12s，高度不超过 25mV。当心房扩大，两心房间传导出现异常时，P 波可表现为高尖或双峰。在正常心脏中，aVR 导联的 P 波是倒置的；在 aVF 导联中，P 波绝大多数是直立的（正常人 aVF 中仅有不到 1% 的 P 是倒置的）；aVL 中的 P 波有时倒置，有时直立。在 V_1、V_2 导联中 P 波可以是直立的，也可能是双向的，但总高度不应超过 0.20mV；在其他的胸壁导联（包括胸导联、右侧胸导联及后背导联）中 P 波往往是小而直立的，仅在少数情况下，胸导联的 P 波可能是双向性的。这完全取决于心房激动时，P 向量环在各导联上的投影。

（二）PR 间期

PR 间期代表窦房结激动在心房至心室之间传导所需要的时间，即从心房除极开始，并将激动传导至房室结（在房室结内休整）但未下传至心室，故也称为房室传导时间。正常 PR 间期为 0.12～0.20s。PR 间期过长说明房室传导延缓；PR 间期过短怀疑心房心室之间有旁道存在，说明激动可能未经房室结传导。

（三）QRS 波

QRS 波又称心室除极波，代表心室除极全过程，激动时限小于 0.11s。QRS 命名有一定的原则，在 QRS 波中，第一个出现的向下的波为 Q 波，第一个向上的波为 R 波，R 波后面向下波统称为 S 波，如果有 2 个以上负向波分别用 S′、S″……表示。病理性 Q 波是心电图诊断心肌梗死的重要依据之一。QRS 波时间延长、波形变形说明心室除极时间延长，常与束支传导阻滞有关；QRS 波电压升高说明心室肌除极力度加大，病理情况下常与心室肥厚和心腔扩张有关。

（四）J 点

QRS 波结束，ST 段开始的交点，代表心室肌细胞全部除极完毕。

（五）ST 段

ST 段代表心室肌全部除极完成、复极尚未开始的一段时间。此时各部位的心室肌都处于除极状态，细胞之间并没有电位差。因此正常情况下 ST 段应处于等电位线上，但可能有少许偏移。ST 段是观察心肌缺血和心肌损伤的重要部位。ST 段抬高和压低超过一定范围都属于异常。

（六）T 波

T 波代表心室肌的复极过程，也称心室复极波形。以 R 波为主的导联（R 波占优势导联）T 波应直立，不应倒置或双相。心电图上 T 波的改变受多种因素影响，如心肌缺血时可表现为

T 波低平或倒置。T 波的高耸可见于高血钾、急性心肌梗死（acute myocardial infarction，AMI）的超急性期等。

（七）QT 间期

QT 间期代表心室肌除极与复极所需要的时间。QT 间期的长短与心率有关，QT 间期过长导致心室复极早期的易损期过长，使致命性心律失常的发生率增高。

（八）U 波

U 波位于 T 波后，是心室复极后继电位的反应，常在 V_3 导联最明显。对于 U 波的来源，学者间有不同的看法。该波有时出现，有时并不明显。一般 U 波不应大于同导联 T 波，方向必须与 T 波保持一致。U 波增高常见的原因为低血钾。QT 间期延长的同时伴异常巨大 U 波还可诱发多形性或尖端扭转型室性心动过速。

二、心电图的心率和心律

（一）心率

心率（次/min）即每分钟心脏搏动次数。在心电图上，可以用一个分规的两个尖测定两组心电图之间 PP 或 RR 的距离。急诊读图时，不要求精确，但必须快速读出心率大概范围。以 PP 间期或 RR 间期所包含的心电图大格数来计算心率，即 300 除以大格的个数就是心率的近似值。例如，若 RR 间期刚好有 5 个大格，则心率为 300÷5＝60 次/min（图 1-4-2）。

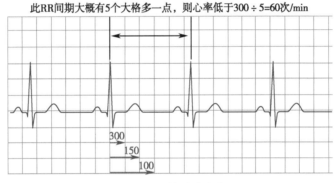

图 1-4-2　快速读心率

1 个大格为 300 次/min，2 个大格为 150 次/min，依次为 100 次/min、75 次/min、60 次/min……

（二）心律

多数人心脏搏动的节律大致均齐。虽然在生活中心脏搏动可以有变化，如在剧烈跑步后心率可能很快达到 110～120 次/min，而在休息时，特别是在酣睡中，心率可以减慢至 45～50 次/min。但是，只要在一段时间内心率大致均齐相等，心电图包含正常 P 波、QRS 波、T 波，即都属于正常心律。

正常情况下，心脏搏动由窦房结控制。窦房结的节律由两种重要的因素控制，一是自主神经系统，其中交感神经兴奋，心率加快；迷走神经兴奋，心率减慢。二是体液，体液中肾上腺素类激素增多，心率加快；体液中乙酰胆碱类激素增多，心率减慢。但不论心率快还是慢，都由窦房结控制心脏搏动。为了简便，都称为窦性心律（即由窦房结控制全心的搏动）。但是，有时即便心脏完全正常，也会有一些心脏搏动不由窦房结控制。在心脏罹患不同疾病时，心律常被窦房结外的其他结构控制。心电图的一个重要特点是既可清晰显示正常的窦性心律，又可显示各种类别的心律失常。

三、心电图检查的意义

目前，心电图已成为各科手术的术前常规检查，广泛用于危重抢救和手术麻醉等，在临床疾病诊断、监测中有重要的意义。

（一）监测心律失常

心电图对诊断各种心律失常有重要的临床意义，简便易操作和性价比高的特点，是其他所有临床检查无法取代的。特别适合用于基层医院。

（二）诊断心肌缺血、损伤与坏死

心电图对诊断 AMI、心肌缺血很有价值。通常情况下，当患者出现 AMI 或不稳定型心绞痛时，心电图 Q 波、ST 段和 T 波会有相应的特征性改变。但某些 AMI（20%～30%）心电图并不出现心肌梗死特异性表现（梗死性 Q 波及 ST 段弓背向上单向曲线样抬高）；50% 以上的冠心病患者休息时心电图呈正常表现，即使心电图运动试验，心肌缺血的阳性率最高也只有 80%。也就是说，有相当一部分冠心病需要依据症状加以分析诊断，不能完全依赖心电图。但是由于心电图具有快捷、价格低廉的优势，心电图仍是诊断 AMI 的最可靠工具，有助于经皮冠状动脉介入治疗（percutaneous coronary intervention，PCI）或溶栓治疗的时机决策。注意：心电图正常不能排除冠心病的可能。

（三）诊断早期电解质紊乱

心电图对诊断电解质紊乱及评估某些药物的影响有较大的帮助。正常情况下，体液中电解质浓度保持相对恒定，当血浆或细胞内液的电解质（尤其是钾和钙）浓度增高或降低时，往往可使心电图发生相应的改变，常在血液实验室检查显示异常之前，心电图就可以有异常表现，因此心电图对早期电解质紊乱有诊断意义。

（四）心脏肥厚与扩大的辅助参考

心电图可以辅助诊断心房、心室肥厚、扩大。心电图对判断心房、心室肥厚、扩大具有重要参考价值，但最好结合心脏超声、胸部 X 线及临床体征加以综合分析。

（五）评估心脏病病因

心电图对判断心脏病病因的作用较低。心电图除对典型 AMI 的病因诊断有绝对价值外，对离子通道疾病、肥厚性心肌病、心肌淀粉样变等也有较高的诊断价值，有时对"二尖瓣 P 波"和"肺型 P 波"的病因诊断也有参考意义，除此之外的其他情况都很难单纯通过心电图来判断心脏病种类及病因。

【思考题】

1. 心脏的解剖位置如何描述？
2. 心脏的传导系统包括哪些结构？
3. 心电图的导联包括哪些？哪种情况需进一步行特殊导联检查？
4. 心电图各波形代表心脏哪些位置传导过程？

（芦颜美）

推 荐 阅 读

[1] 陈新. 黄宛临床心电图学. 6 版. 北京：人民卫生出版社，2009.

[2] BHATTACHARYYA S，MUNSHI N V. Development of the cardiac conduction system. Cold Spring Harb Perspect Biol，2020，12（12）：a037408.

[3] MORI S，TRETTER J T，SPICER D E，et al. What is the real cardiac anatomy? Clin Anat，2019，32（3）：288-309.

[4] STRAUSS D G，SCHOCKEN D D. Marriott's practical electrocardiography. Philadelphia：LWW，2021.

第二章
心电图的急诊原则

【本章精要】

- 心电图广泛用于急危重症患者的急诊诊断和筛查,不仅仅适用于心脏疾病。
- 在急诊工作中,应结合患者临床情况、现患疾病和症状、高危因素的筛查工具(ABCDE-OMI)进行筛查,避免漏做心电图而导致漏诊。
- 若考虑急性冠脉综合征、稳定型心绞痛、上腹部症状、脑部疾病、冠心病以外的心脏疾病、代谢紊乱、栓塞性疾病,以及围手术期评估、心电图的动态监测、治疗前后对比等,应结合原有病史,建议行急诊心电图检查。
- 在原有疾病和现有不适症状的基础上,若有高危因素包括年龄、不良的生活方式和嗜好、心脏疾病病史、糖尿病和血脂异常、栓塞史、肥胖、绝经、病毒感染,建议行急诊心电图检查。
- 对于有异常表现的急诊心电图,需要进行必要的复查;对于考虑急性冠脉综合征的患者,10min 内需要完成十八导联心电图;15~30min 内需要复查急诊心电图。
- 心电图的阅读步骤为 ABCDE 五步读图法[A(analysis heart rhythm)代表分析心律;B(bundle-branch block)代表束支传导阻滞;C(conduction block)代表传导阻滞;D(determine the area of myocardial damage, ischemia and infarction)代表确定心肌受损、缺血、梗死面积;E(evaluate QT interval and U-wave groups)代表评估 QT 间期和 U 波]。

急诊科患者症状各异、病情复杂,如何准确、快速地识别心脏疾病,一直是急诊医师面临的挑战。心电图作为急诊科常用的一种基本检查方法,是一种高度敏感和方便的辅助诊断工具,适用于不同临床情况下急诊患者的辅助诊断和急诊心脏疾病的筛查,还可用于其他病理状态的病情评估。有些心脏疾病表现不典型,导致临床不能精准判断并及时进行心电图检查,或在必要时漏做心电图。因此,掌握需要进行心电图检查的临床情况有助于急诊医师避免漏诊、误诊,可以提高医疗质量和安全。

本章首先对急诊心电图的疾病和症状、危险因素进行归纳,总结出 ABCDE-OMI 筛查工具(表 2-0-1)。其次以 ABCDE 五步读图法进行急诊心电图判读,以避免漏读心电图的重要信息,避免漏诊、误诊。

表 2-0-1　ABCDE-OMI 心电图筛查工具

常见疾病和症状 ABCDE-OMI 筛查	危险因素 ABCDE-OMI 筛查
A(acute coronary syndrome, angina and abdoman disease/symptom):急性冠脉综合征、心绞痛和腹部疾病或症状	A(age):年龄

常见疾病和症状 ABCDE-OMI 筛查	危险因素 ABCDE-OMI 筛查
B（brain disease）：脑部疾病	B（bad addictions）：不良生活方式或嗜好
C（cardiac disease and chest pain）：心脏疾病和胸痛	C（cardiac disease and other disease in the past history）：既往心脏疾病史及相关病史
D（disorders for metabolic and poisoning）：代谢紊乱和中毒	D（diabetes and dyslipidemia in the past history）：既往糖尿病和血脂异常
E（embolism disease）：栓塞性疾病	E（embolism in the past history）：栓塞史
O（operation period）：围手术期	O（obesity）：肥胖
M（monitoring）：心电图动态监测	M（menopause）：绝经
I（intervention）：治疗前后的对比	I（influenze and virus infection）：流感和病毒感染

一、常见疾病和症状 ABCDE-OMI 筛查

在急诊，有较多疾病需要进行心电图检查，尤其以心脏疾病为主，但其他系统疾病也可导致心电图的改变，也有较多症状与心脏有密切关系，需要进行心电图筛查，经过查阅文献和临床实践，总结出 ABCDE-OMI，见表 2-0-1。

1. A（acute coronary syndrome, angina and abdoman disease/symptom）：急性冠脉综合征、心绞痛和腹部疾病或症状　急性冠脉综合征（acute coronary syndrome, ACS）是急诊常见的危及生命的疾病之一，包括 ST 段抬高心肌梗死（ST elevate myocardial infarction, STEMI）、非 ST 段抬高心肌梗死（non-ST elevate myocardial infarction, NSTEMI）、不稳定型心绞痛，心电图作为 ACS 常规检查，建议必须在 10min 内完成十八导联心电图，且还需要在 15～30min 对 ACS 患者或疑似患者进行心电图复查。针对上腹部疼痛、恶心、呕吐等症状，需要警惕是否存在由心脏疾病引起的症状，如右心室或下壁心肌梗死可以导致上述症状，肾功能不全合并高钾血症患者也可出现相应的症状。在一项包括 180 名急性心肌梗死患者的研究中，约 2/3 的患者有恶心，约 1/3 的患者有呕吐；恶心和呕吐是下壁或前壁急性心肌梗死患者的常见症状。腹部疾病如胆道疾病、胰腺疾病等除出现上腹部不适、恶心或呕吐等症状外，有时也会出现继发性心脏疾病的表现，如脓毒性心肌病和脓毒症介导的心律失常、胆源性或胰源性心脏病。急诊中如出现上述类似情况，建议及时进行心电图检查，避免心血管疾病的漏诊。

2. B（brain disease）：脑部疾病　需要进行心电图检查的脑部常见疾病包括脑卒中、晕厥、颅内压增高等。

对脑卒中患者如脑梗死、脑出血、蛛网膜下腔出血，均应常规进行急诊心电图筛查，以排除心脏疾病。脑卒中患者可能有心房颤动、心脏疾病，隐源性脑卒中患者心电图会有相关的提示。

晕厥是急诊科的常见症状。晕厥的病因和发病机制较为复杂，很多疾病均可引起晕厥，其中心源性事件是一个重要的原因，心律失常如心室颤动、室性心动过速、病态窦房结综合征、三度房室传导阻滞等均可引起心源性晕厥。对晕厥患者应常规进行心电图检查且有必要考虑进行心脏超声检查以明确是否存在潜在的心脏结构疾病。

如心电图表现为数分钟内心率在 50～90 次 /min 波动，呈渐行性增快后立刻转为渐行性

减慢，此时要考虑患者可能有颅内压增高，需要结合临床进一步检查。

3. C（cardiac disease and chest pain）：心脏疾病和胸痛 心脏疾病包括冠心病、肺源性心脏病、风湿性心脏病、病毒性心肌炎等；心房期前收缩、心室期前收缩、心房颤动、心房扑动、心室扑动、心室颤动、室上性心动过速、交界性逸搏等各类心律失常；左心房肥大、右心房肥大、左心室肥大、右心室肥大等；左束支传导阻滞、右束支传导阻滞、类左束支传导阻滞、类右束支传导阻滞、房室传导阻滞等；QT 间期异常，尤其是长 QT 间期综合征、U 波异常等。心电图是评估以上疾病最简单、最快速的无创检查手段。

胸痛为急诊科最常见的症状之一，常发生致命性胸痛，除急性心肌梗死外，还包括主动脉夹层动脉瘤、大面积肺栓塞、张力性气胸等，且很多胸外其他疾病也可以导致患者出现胸痛，根据《急性胸痛的急诊专家共识》建议胸痛患者医疗接触 10min 内应进行十八导联心电图以进行筛查和评估。

4. D（disorders for metabolic and poisoning）：代谢紊乱和中毒 电解质紊乱如高钾血症、低钾血症、低钙血症、高钠血症等均会引起患者心电图的改变，心电图对电解质紊乱也有一定的特异性。常见的电解质紊乱如严重高钾血症患者最常见的心电图变化包括 P 波变平变宽的窦性心动过缓、高尖的 T 波、窦室传导、宽 QRS 波为主的心室内弥漫性高度传导阻滞、一度房室传导阻滞。低钾血症的心电图标准包括出现大于 1mm 的 U 波和同一导联中 U 波大于 T 波（伴有 ST 段压低）。低钙血症的常见心电图表现是由 ST 段延长引起的 QT 间期延长。

急性中毒为急诊科常见的一种临床综合征。部分急性中毒可引起严重的心律失常，如乌头碱中毒、三环类抗抑郁药中毒、洋地黄类药物中毒等。急性磷化铝中毒可导致心律失常和 ST 段抬高，并可以作为预测死亡的独立危险因素。夹竹桃中毒可引起严重的心律失常，其中窦性心动过缓是最常见的心律失常，然后是房室传导阻滞。洋地黄类药物中毒的患者 87.8% 出现心律失常，47.5% 出现心动过缓，其中最常见的是室性期前收缩二联律。三环类抗抑郁药中毒可导致严重心律失常，但表现各异，典型表现为室性心律失常、心脏传导阻滞、缓慢性心律失常，严重时可导致死亡，QRS 波时限超过 0.1s 可以预测不良预后。

5. E（embolism disease）：栓塞性疾病 栓塞作为急诊常见的临床疾病之一，尤其是肺栓塞和深静脉血栓建议常规进行心电图检查。典型的心电图有助于预测急性肺栓塞风险。当患者出现胸闷、胸痛，疑似急性肺栓塞时，应进行心电图检查观察是否有特征性的 $S_IQ_{III}T_{III}$ 波形出现，$S_IQ_{III}T_{III}$ 的出现晚于心前导联的 T 波，早于右束支传导阻滞，其特征常为一过性，通常出现在肺栓塞的急性期，随着时间的推移而消失。还需要观察如下指标：①右心功能不全的心电图改变（V_1～V_4 导联 T 波倒置、V_1 导联 QR 波）；② V_1～V_6 导联的 QT 间期差 >0.02s。在临床，需要关注同时出现的以下心电图特征：①新出现的束支传导阻滞；② aVR 导联抬高合并 $S_IQ_{III}T_{III}$；③心率 >100 次 /min；④ T 波倒置合并 V_1～V_4 导联 ST 段压低；⑤心房颤常见于肺栓塞；⑥休克。若出现以上特征提示患者死亡率极高。

急性肺栓塞预测流程见图 2-0-1。

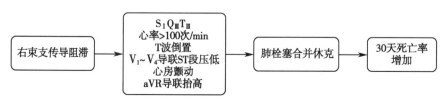

图 2-0-1 急性肺栓塞预测流程

针对其他栓塞性疾病,进行心电图检查的主要目的是筛查有无相应的肺栓塞和其他疾病。

6. O(operation period):围手术期 心电图在围手术期评估中起着重要作用:一是可以及时发现围手术期心血管负性事件,包括围手术期内是否有心肌缺血、心律失常、心肌梗死等,连续的围手术期心电图监测有助于识别心血管事件的发生,可以确定值得关注的高危人群。Biteker 等的一项研究发现,在 660 名接受手术的患者中,80 名观察到围手术期心血管事件。二是通过心电图可以及时发现影响心脏围手术期的致命危险因素。围手术期内根据临床情况采用间断心电监测或持续心电监测在发现潜在心血管事件和预防围手术期并发症方面起着重要作用。

7. M(monitoring):心电图动态监测 急诊科急危重症患者均需要进行心电监测,但心电监测不能代替常规心电图检查,包括十二导联、十八导联心电图和动态心电图,以监测心律失常和缺血。心电图动态监测常用于急危重患者的入院监测、病情变化的心电监测等。

8. I(intervention):治疗前后的对比 急诊常见的冠心病治疗手段是急诊经皮冠状动脉介入治疗(PCI),对 STEMI 患者进行紧急冠状动脉造影,通过心电图可以比较 PCI 术后犯罪血管和远端血管无/慢速回流现象。病理性 Q 波是 STEMI 患者死亡率的独立预测因素。

二、危险因素 ABCDE-OMI 筛查

急诊科的部分急危重症患者症状并不典型,但常合并一些危险因素,急诊医师需要及时发现具有高危因素的患者。建议对有危险因素的患者进行心电图检查,以便进行危险分层和辅助诊断。主要的危险因素包括年龄、烟酒不良嗜好、高脂血症和肥胖、既往有冠心病、糖尿病、肾病、脑卒中、动脉硬化等。上述疾病患者需要心电图进行筛查,经过查阅文献和临床实践,总结出 ABCDE-OMI,见表 2-0-1。

1. A(age):年龄 目前,就诊急诊的老年人越来越多。在老年人中,心电图异常与死亡率有关,心电图所体现的心血管不良事件为死亡的独立危险预测因素,所以对老年人进行心电图筛查非常有必要。一项 247 名 60 岁以上参与者的研究发现,心电图异常的患者死亡率较高。在部分老年患者和合并糖尿病、慢性肾功能不全的患者中虽然出现了 AMI(包括 STEMI 和 NSTEMI),但症状不典型,患者胸痛症状不明显,仅有胸闷、气短症状或伴有恶心、呕吐症状,建议针对 60 岁以上老年人常规进行心电图检查。

2. B(bad addictions):不良生活方式或嗜好 研究表明,不良生活方式或嗜好是心脏疾病常见的危险因素,包括长期吸烟、酗酒、吸毒、熬夜及长期进食高脂食物等均会导致心血管事件的发生率明显增高。当患者长期处于不良的生活方式和生活节奏中时,就会增加出现致命性心脏事件的风险。体重指数(BMI)和腰围增加时发生心房颤动的风险可能增加。

3. C(cardiac disease and other disease in the past history):既往心脏疾病史及相关病史 调查显示,70.5 岁时,约有一半的人群患有各种慢性疾病,包括冠心病、高血压、高血压性心脏病、充血性心力衰竭、心肾综合征和卒中等,且大多数人死于这些疾病。在急诊,既往合并心脏疾病及其相关基础疾病的老年患者逐年增多,此类患者通常会在疾病的慢性病程基础上出现原有疾病的急性加重,继而引起相应的急性起病状态,建议对于既往有心脏病史和相关慢性疾病急性发作期时,及时进行心电图检查,以早期筛查和评估心脏致命性事件。

4. D(diabetes and dyslipidemia in the past history):既往糖尿病和血脂异常 2 型糖尿病是心脏疾病的一个重要预测因素,糖尿病是急性心肌梗死的独立危险因素。糖尿病患者在出现急性胸痛时症状通常不典型,以胸闷、气短为主要表现,因此糖尿病的患者若出现胸痛、胸

闷、气短等症状,需要及时进行心电图筛查。

低血糖可导致糖尿病患者猝死。研究显示,低血糖可以引起心电图变化。当发生低血糖时,心律失常的发生率增加。低血糖与心血管疾病的高发病率和死亡率有关。

血脂异常作为动脉粥样硬化和心血管疾病的主要危险因素,也一直被认为是心房颤动的主要危险因素。建议对在急诊科就诊的有糖尿病和血脂异常等危险因素的患者进行心电图检查。

5. E(embolism in the past history):栓塞史 既往有栓塞病史也是需要考虑的危险因素之一,无论是肺栓塞还是深静脉血栓。有血栓栓塞病史的患者心房颤动的风险可能会增加。若患者有胸痛、胸闷、气短、呼吸困难、血氧饱和度下降等表现,均应进行急诊心电图检查以进行筛查和评估。

6. O(obesity):肥胖 肥胖与各种心电图异常有关,急诊心电图可在一定程度上及时发现猝死风险。在 45~65 岁无心血管病史的年龄组中,肥胖和心电图变化与亚临床心血管疾病呈正相关,包括 P 波改变、QRS 波异常、ST 段异常和电轴左移。同时,BMI 是 QRS 波增宽的一个独立预测因素。肥胖也与房室传导阻滞的发生有关。肥胖是心房颤动的独立危险因素。研究表明,具有相关疾病和相应临床症状的肥胖患者需要考虑及时进行急诊心电图检查。

7. M(menopause):绝经 在绝经后妇女中,雌激素的保护作用下降,绝经与心血管疾病的发生有关,绝经前妇女的心血管疾病发病率较低。无症状的绝经后妇女往往被忽视,Denes 等发现,在无症状的绝经后妇女中,基线或发病时的心电图异常与心血管疾病的发病率和死亡率增加有关。

8. I(influenza and virus infection):流感和病毒感染 流感和病毒感染常可以导致患者罹患病毒性心肌炎,常导致急性心力衰竭和各种致命性心律失常,部分患者出现暴发性心肌炎。在急诊科,若考虑患者为病毒感染,同时伴有心慌、胸闷、气短,建议常规给予心电图筛查。病毒性心肌炎患者常伴有心电图异常。心肌炎的心电图表现包括 ST 段异常、PR 段改变,出现房室传导阻滞包括三度房室传导阻滞、心房颤动、病理性 Q 波、室性心动过速、心室扑动和传导缺陷。心电图出现 Q 波和 QRS 波异常时提示预后不良。研究表明,感染性心内膜炎的栓塞被认为是急性冠脉综合征的病因。

急诊医师需要迅速区分危及生命和非危及生命的情况,并准确判断能使患者获得最佳疗效的治疗方案。在急诊科,首先应判断是否具有 ABCDE-OMI 的临床疾病和症状,若患者具有 ABCDE-OMI 的临床危险因素,则很有必要进行心电图检查。因此,熟悉并掌握常见疾病和症状的 ABCDE-OMI 和危险因素 ABCDE-OMI 是急诊医师必须掌握的知识点。

三、急诊 ABCDE 读图法

心电图作为执业医师考试的基本内容,也作为急诊医师必备的基本技能之一,急诊医师掌握正确的操作和读图方法非常重要。为了全面解读心电图,避免漏诊和误诊,笔者通过查阅临床资料,根据急诊心电图特点,总结出急诊 ABCDE 读图法方便急诊医师记忆和学习。

(一)ABCDE 读图法

ABCDE 中的 A(analysis heart rhythm)代表分析心律;B(bundle-branch block)代表束支传导阻滞;C(conduction block)代表传导阻滞;D(determine the area of the damage, ischemia and infarction)代表确定心肌损伤、缺血、梗死面积;E(evaluate QT interval and U-wave groups)代

表评估 QT 间期和 U 波。

1. A（analysis heart rhythm）：分析心律　首先评估患者是否有脉搏，以及脉率和心率之间的差异，尤其出现短细脉（脱落脉）时要考虑心房颤动。阅读心电图时，要从两个方面进行分析：一是心房节律；二是心室节律。

心房节律是通过 P 波识别的节律，正常节律表现为窦性 P 波；异位节律包括房性 P 波、交界性 P 波等。正常心脏的电活动来自窦房结，窦房结发出电活动经过房室结传至心室，引起心室收缩，也就是窦性心律。如果心房的异位兴奋性增高，超过窦房结，电活动就会从心房发出，再传向心脏各部位，就会出现房性心律。房性心律包括房性期前收缩、房性心动过速、心房颤动、心房扑动等。P 波的形状与左右心房肥大或房性心律失常有关。心室节律亦称室性节律，主要通过两个相邻的 QRS 波的间距进行判断，分析 QRS 波复极的节律、规律性和形状。左心室肥厚可能导致 QRS 波复极异常，如 QRS 波增宽和断裂。发生致心律失常右心室心肌病时，因右心室心肌被脂肪浸润及纤维组织替代，致使右心室弥漫性扩张、室壁变薄并变形、肌小梁排列紊乱、收缩运动减弱，发展到晚期可使左心室受累，最终导致右心室或双心室衰竭。室性心律失常包括室性期前收缩、室性心动过速、室性扑动等。

2. B（bundle-branch block）：束支传导阻滞　是一种常见的心律失常类型，包括右束支传导阻滞、左束支传导阻滞，可以通过心电图识别，新发的右束支传导阻滞、左束支传导阻滞可能出现在疑似心肌梗死的患者，且新发的右束支传导阻滞是疑似心肌梗死患者死亡的一个高危指标。在急性心肌梗死的患者，也可能出现类右束支传导阻滞、类左束支传导阻滞的图形值得急诊医师关注。左前分支传导阻滞也是一种可以从异常心电图中识别的心脏疾病。如果阻滞持续时间较长，可能提示右心室增大。在急性肺栓塞患者中，右束支传导阻滞的比例并不高，但如果是新发的右束支传导阻滞，提示肺栓塞可能，可能的原因为肺栓塞导致右心室扩张，继而出现心内膜下心肌缺血，影响了右束支的血液供应。因此，传导时间延长，出现右束支传导阻滞。

3. C（conduction block）：传导阻滞　是指心脏冲动在传导过程中受到阻碍，多见于器质性心脏病，如冠心病、心肌病等。心脏传导阻滞患者可出现心悸、头晕、乏力等症状，严重者可出现晕厥。治疗心脏传导阻滞的方法包括药物治疗、手术治疗等。

PR 间期是显示房室传导阻滞的重要间期，延长的 PR 间期提示房室结传导障碍，PR 间期持续延长，时间超过 0.20s，考虑 I 型房室传导阻滞。若 PR 间期逐渐延长，传导不能到达心室，导致 P 波不能传导，则可能出现更为严重的房室传导阻滞，如二度 I 型房室传导阻滞、二度 II 型房室传导阻滞和三度房室传导阻滞。

二度 I 型房室传导阻滞的心电图特征：PR 间期逐渐延长直至 QRS 波脱落（P 波不能下传），RR 间期逐渐缩短直至一个 P 波不能下传，包含受阻 P 波在内的 RR 间期小于正常窦性 PP 间期的 2 倍，通常不需要特殊处理。二度 II 型房室传导阻滞的心电图特征：PR 间期恒定（正常或延长），部分 P 波后无 QRS 波，RR 间距不齐；PR 间期固定延长，第四个窦性 P 波下传受阻，脱漏 1 个 QRS 波。应注意二度房室传导阻滞的心房率总是高于心室率。

三度房室传导阻滞严重而危险，必须立刻紧急采取治疗措施。三度房室传导阻滞的心电图特征：PR 间期恒定（正常或延长），部分 P 波后无 QRS 波，RR 间距不齐；PR 间期固定延长，第四个窦性 P 波下传受阻，脱漏 1 个 QRS 波。在三度房室传导阻滞中，当 P 波不能传导到心室时，心房和心室的电活动独立进行。

4. D（determine the area of myocardial damage，ischemia and infarction）：确定心肌受损、缺血和梗死面积　心电图是诊断急性心肌梗死最简单、最快速的方法，早期识别 ST 段抬高的心肌梗死很重要。通常，根据心电图可以在一定程度上确定心肌受损、缺血和梗死的面积。一般来说，前壁的梗死面积较大，单纯的下壁、后壁、高侧壁的梗死面积较小。梗死累及的导联数越多，梗死范围就越大，患者的预后也越差（详见第四章）。

5. E（evaluate QT interval and U-wave groups）：评估 QT 间期和 U 波　心电图可以用来评估 QT 间期的长度。异常的 QT 间期包括延长和缩短，长 QT 间期综合征具有发生尖端扭转型室性心动过速的风险，在急诊科尤其要注意。此外，钾通道异常可以延长心肌细胞的动作电位持续时间，在心电图上表现为 QT 间期延长。短 QT 间期综合征的死亡率也很高，所以通过心电图早期诊断很重要。在回顾性横断面分析中，约 2% 的患者有心电图改变（U 波）。在一项对心肌梗死患者和健康人的心电图研究中，所有参与者都发现了 U 波。U 波分析可用于心脏再极化和心律失常的风险分层。

心电图的急诊原则总结见图 2-0-2。

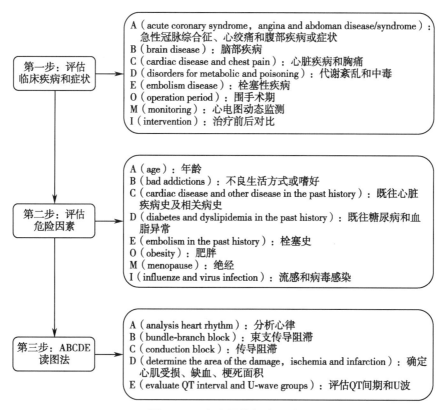

图 2-0-2　心电图的急诊原则

（二）典型病例

病例 1　患者心电图见图 2-0-3。

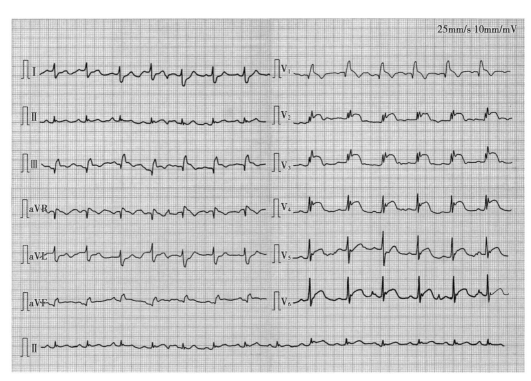

图 2-0-3 病例 1 心电图

心电图分析如下。

A（分析心律）：P 波在 Ⅰ、Ⅱ、aVF 导联直立，aVR 导联倒立，可以判断为窦性 P 波，PP 间期固定，因此判断为窦性心律，无心律不齐表现。P 波时限约为 0.08s，P 波振幅为 0.2mV，均在正常范围，因此推断无左右心房肥大的可能。

B（束支传导阻滞）：V$_1$ 导联 QRS 波形态增宽，QRS 波时限 > 0.12s，判断该患者存在完全性右束支传导阻滞。通过判断心电图 Ⅰ、aVF 导联相应的 QRS 波主波方向，该患者存在电轴右偏。

C（传导阻滞）：PR 间期为 0.20s，所以该患者不存在房室传导阻滞情况。

D（确定心肌受损、缺血和梗死面积）：V$_1$～V$_6$ 导联 ST 段抬高，存在心肌缺血损伤，结合 ST 段抬高的导联可以推测可能受累血管。V$_1$ 导联 q 波形成，且 V$_2$～V$_6$ 导联 ST 段抬高，因此推断存在前降支受累可能。

E（评估 QT 间期和 U 波）：QT 间期为 0.36s，不存在 QT 间期延长表现，V$_2$、V$_3$ 导联可见到 U 波形成。

病例 2 心电图表现见图 2-0-4。

心电图分析如下。

A（分析心律）：P 波在 Ⅰ、Ⅱ、aVF 导联直立，aVR 导联倒立，可以判断为窦性 P 波，为窦性心律，P 波时限约为 0.08s，P 波振幅为 0.25mV，该患者无左右心房肥大心电图表现。可见提前发生的 P′ 波，此后代偿间歇不完全，为房性期前收缩。

17

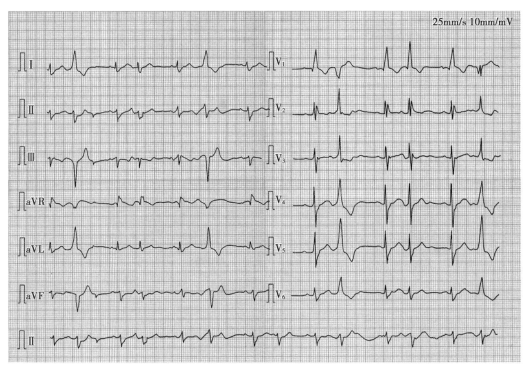

图 2-0-4　病例 2 心电图

各导联均可见多个提前出现的 QRS 波，形态增宽，此后代偿间歇完全，为频发室性期前收缩。

B（束支传导阻滞）：V_1 导联 QRS 波宽大畸形，呈 rSR′ 型，时限 > 0.12s，判读该患者存在完全性右束支传导阻滞。

C（传导阻滞）：PR 间期为 0.20s，该患者不存在房室传导阻滞。

D（确定心肌受损、缺血和梗死面积）：患者胸导联及肢体导联均未见 ST-T 改变，所以不存在心肌缺血损伤。

E（评估 QT 间期和 U 波）：QT 间期为 0.36s，不存在 QT 间期延长，无 U 波形成。

病例 3　心电图表现见图 2-0-5。

心电图分析如下。

A（分析心律）：各肢体导联及胸导联均未见明显窦性 P 波，可见不规则基线波动，为 f 波，RR 间期不等，该患者心电图为心房颤动，心律不齐。

B（束支传导阻滞）：Ⅰ导联 QRS 波主波方向向下，aVF 导联 QRS 波主波方向向上，患者存在电轴右偏。判读 QRS 波时限，结合合并心房颤动，该患者存在心房颤动室内差异性传导。

C（传导阻滞）：该心电图表现为心房颤动，无房室传导阻滞表现。

D（确定心肌受损、缺血和梗死面积）：V_1、V_2 导联深 Q 波，$V_4 \sim V_6$ 导联 ST 段压低；Ⅰ、aVL 导联 ST 段抬高，对应镜像：Ⅱ、Ⅲ、aVF 导联 ST 段压低，该患者存在心肌梗死后心房颤动。

E（评估 QT 间期和 U 波）：QT 间期为 0.36s，患者不存在 QT 间期延长表现，各导联均无 U 波形成。

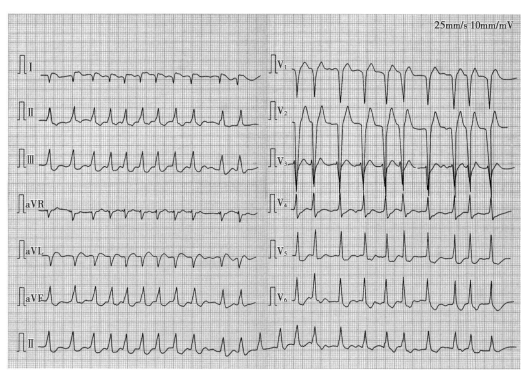

25mm/s 10mm/mV

图 2-0-5 病例 3 心电图

【思考题】

1. 心血管疾病的临床常见症状有哪些？
2. 肺栓塞引起的心电图改变有哪些？
3. 电解质紊乱引起的心电图改变包括哪些？
4. 试述心电图的分析步骤是什么？
5. 房室传导阻滞的心电图表现是什么？

（高舟舟　杨建中）

推 荐 阅 读

[1] BENEDIKT B，HÖPNER J，MIKOLAJCZYK R. Cardiac symptom attribution and knowledge of the symptoms of acute myocardial infarction：a systematic review. BMC Cardiovasc Disord，2020，20（1）：445.

[2] KAMAKURA T，SACHER F，KATAYAMA K，et al. High-risk atrioventricular block in Brugada syndrome patients with a history of syncope. J Cardiovasc Electrophysiol，2021，32（3）：772-781.

[3] NEUMANN J T，SÖRENSEN N A，RÜBSAMEN N，et al. Right bundle branch block in patients with suspected myocardial infarction. Eur Heart J Acute Cardiovasc Care，2019，8（2）：161-166.

[4] RAFIQUE Z，ACEVES J，ESPINA I，et al. Can physicians detect hyperkalemia based on the electrocardiogram？ Am J Emerg Med，2020，38（1）：105-108.

[5] RYAN N，SUTRADHAR R，YAO Z，et al. Smoking，drinking，diet and physical activity-modifiable lifestyle risk factors and their associations with age to first chronic disease. Int J Epidemiol，2020，49（1）：113-130.

[6] WANG X，HAN D，LI G. Electrocardiographic manifestations in severe hypokalemia. J Int Med Res，2020，48（1）：300060518811058.

[7] ZHU W，CHEN X，WANG Y，WANG L. Arrhythmia recognition and classification using ECG morphology and segment feature analysis. IEEE/ACM Trans Comput Biol Bioinform，2019，16（1）：131-138.

第三章
急诊心电图危急值

【本章精要】

- 急诊医师要建立心电图危急值意识并熟练掌握心电图危急值。
- 心电图危急值主要包含疑似急性冠脉综合征、严重心律失常、严重电解质紊乱、急性中毒等。
- 采用ABCDE读图法分析急诊心电图，容易较为全面地分析可能危及生命的急诊心电图。
- 心电图危急值的处理过程，要求各级医护人员充分重视、及时报告并核准医疗一线已采取的措施。
- 建立心电图危急值报告制度，旨在对急危重症患者尽早识别及处理，增进科室间、医患间沟通及配合。

心电图作为急诊科最常用、最基本的无创检查手段，它在识别急性冠脉综合征、严重心律失常、严重电解质紊乱、急性中毒等异常中发挥着重要作用，作为急诊医师，掌握急诊心电图危急值这项技能是非常重要也是非常必要的。

使用ABCDE读图法对急诊心电图危急值的总结见表3-0-1。

表3-0-1　使用ABCDE读图法对急诊心电图危急值的总结

ABCDE 五步读图法	表现类型
A（分析心律）	心室扑动；心室颤动；室性心动过速心室率≥150次/min，持续时间≥30s或持续时间不足30s伴血流动力学障碍；尖端扭转型室性心动过速；多形性室性心动过速；双向性室性心动过速；各种类型室上性心动过速心室率≥200次/min；心房颤动伴心室预激最短RR间期≤0.25s；R on T型室性期前收缩
B（束支传导阻滞）	新发的左束支传导阻滞、右束支传导阻滞、类左束支传导阻滞和类右束支传导阻滞
C（传导阻滞）	严重心动过缓、高度及三度房室传导阻滞，平均心室率≤35次/min；长RR间期（≥3.0s）伴症状；无症状伴RR间期≥5.0s；严重高钾血症的心电图表现：窦室传导、全心室肌内高度阻滞
D（确定心肌受损、缺血、梗死面积）	急性ST段抬高心肌梗死、小Q波、病理性Q波、巨R波、R波递增不良、8+2或6+1心电图、de Winter综合征、Wellens综合征、新发的右束支传导阻滞、新发的左束支传导阻滞；类右束支传导阻滞、类左束支传导阻滞
E（评估QT间期和U波）	严重低钾血症心电图表现[QT(U)间期显著延长合并快速性心律失常]；QT间期延长：QTc≥0.55s；显性T波电交替

根据心电图危急值制定原则,下列情况属于急诊心电图危急值。

一、急性冠脉综合征

1. 首次发现疑似急性心肌梗死的心电图改变(图 3-0-1)。

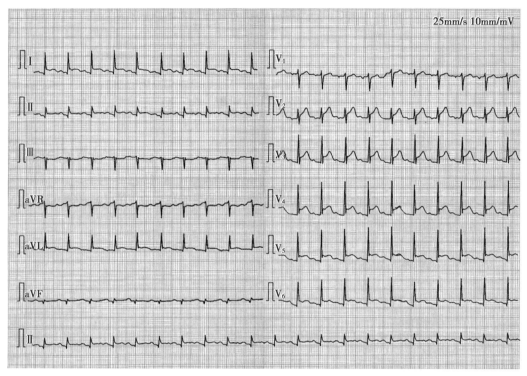

图 3-0-1　急性心肌梗死心电图

心电图分析如下。

A(心律分析):无心律不齐。

B(束支传导阻滞):无束支传导阻滞。

C(传导阻滞):无房室传导阻滞。

D(确定心肌受损、缺血和梗死面积):Ⅰ、aVL 导联及 $V_2 \sim V_6$ 导联 ST 段抬高 >0.1mV,可能为前间侧壁心肌梗死。

E(评估 QT 间期和 U 波):无 QT 间期延长,无 U 波。

2. 首次发现疑似各种急性心肌缺血的心电图改变(图 3-0-2)。

心电图分析如下。

A(分析心律):提前出现 P′ 波,提示存在房性期前收缩。

B(束支传导阻滞):无束支传导阻滞。

C(传导阻滞):无房室传导阻滞。

D(确定心肌受损、缺血和梗死面积):$V_2 \sim V_6$ 导联 ST 段压低 ≥0.1mV,存在前壁心内膜心肌缺血。Ⅱ、Ⅲ、aVF 导联 ST 段抬高 ≥0.1mV,对应 Ⅰ、aVL 导联 ST 段 ≥0.1mV,Ⅱ、aVF 导联呈 qR 型,提示下壁心肌梗死可能。

E(评估 QT 间期和 U 波):无 QT 间期延长,无 U 波。

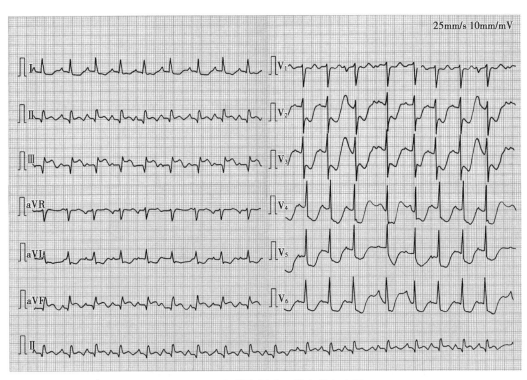

图 3-0-2 疑似急性心肌缺血的心电图

3. 再发急性心肌梗死的心电图改变，注意与以往心电图及临床病史比较（图 3-0-3）。

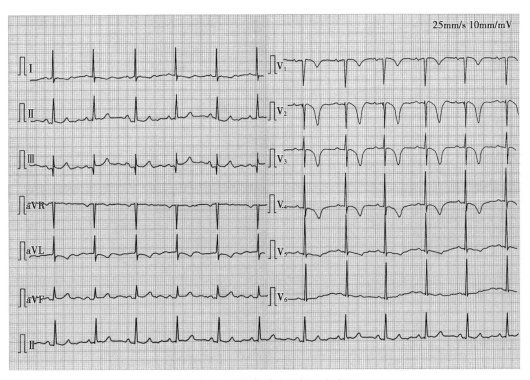

图 3-0-3 再发急性心肌梗死心电图

心电图分析如下。

A（分析心律）：无心律失常。

B（束支传导阻滞）：无束支传导阻滞。

C（传导阻滞）：无房室传导阻滞。

D（确定心肌受损、缺血和梗死面积）：$V_1 \sim V_6$ 导联 T 波低平、倒置，V_1、Ⅲ、aVR 导联 q 波形成，Ⅲ、aVF 导联 ST 段抬高。提示在坏死心肌基础上再次出现心肌缺血损伤可能。

E（评估 QT 间期和 U 波）：QT 间期 >0.44s，存在 QT 间期延长，无 U 波。

二、严重快速性心律失常

1. 心室扑动（图 3-0-4）、心室颤动（图 3-0-5）。

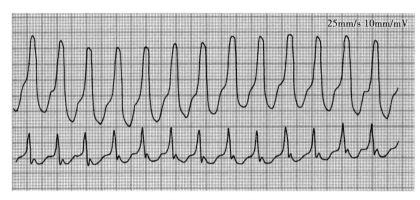

25mm/s 10mm/mV

图 3-0-4　心室扑动

心电图分析如下。

A（分析心律）：心电图连续出现 3 个以上宽大畸形 QRS 波，主波方向与 T 波方向相反，提示为室性心动过速。

B（束支传导阻滞）：无束支传导阻滞。

C（传导阻滞）：无房室传导阻滞。

D（确定心肌受损、缺血和梗死面积）：无心肌受损、缺血和梗死。

E（评估 QT 间期和 U 波）：无 QT 间期延长，无 U 波。

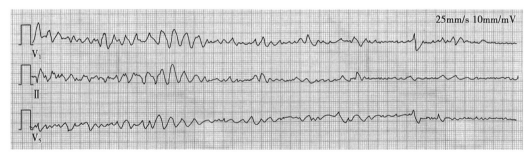

25mm/s 10mm/mV

V_1

Ⅱ

V_5

图 3-0-5　心室颤动

心电图分析如下。

A（分析心律）：QRS 波宽大畸形，形态不规则，考虑细小的心室颤动波。

B（束支传导阻滞）：无束支传导阻滞。

C（传导阻滞）：无房室传导阻滞。

D（确定心肌受损、缺血和梗死面积）：无心肌受损、缺血和梗死。

E（评估 QT 间期和 U 波）：无 QT 间期延长，无 U 波。

2. 室性心动过速　心室率≥150 次 /min，持续时间≥30s 或持续时间不足 30s 伴血流动力学障碍（图 3-0-6）。

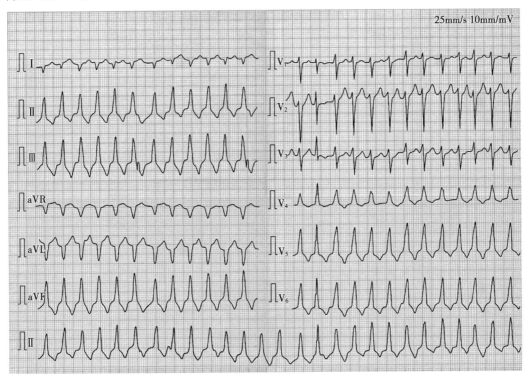

图 3-0-6　室性心动过速

心电图分析如下。

A（分析心律）：连续出现 3 个以上宽大畸形 QRS 波，主波方向与 T 波方向相反，且存在心室夺获，提示为室性心动过速。

B（束支传导阻滞）：无束支传导阻滞。

C（传导阻滞）：无房室传导阻滞。

D（确定心肌受损、缺血和梗死面积）：无心肌受损、缺血和梗死。

E（评估 QT 间期和 U 波）：无 QT 间期延长，无 U 波。

3. 尖端扭转型室性心动过速（图 3-0-7）、多形性室性心动过速（图 3-0-8）、双向性室性心动过速（图 3-0-9）。

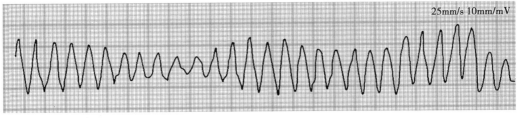

图 3-0-7　尖端扭转型室性心动过速

心电图分析如下。

A（分析心律）：出现宽大畸形、振幅不一的 QRS 波围绕基线不断扭转其主波的正负方向，为尖端扭转型室性心动过速。

B（束支传导阻滞）：无束支传导阻滞。

C（传导阻滞）：无房室传导阻滞。

D（确定心肌受损、缺血和梗死面积）：无心肌受损、缺血和梗死。

E（评估 QT 间期和 U 波）：无 QT 间期延长，无 U 波。

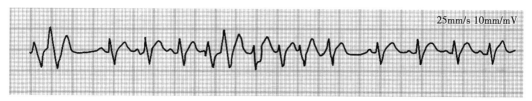

图 3-0-8　多形性室性心动过速

心电图分析如下。

A（分析心律）：出现宽大畸形、振幅不一的 QRS 波，且 QRS 波形态、节律不规则。

B（束支传导阻滞）：无束支传导阻滞。

C（传导阻滞）：无房室传导阻滞。

D（确定心肌受损、缺血和梗死面积）：无心肌受损、缺血和梗死。

E（评估 QT 间期和 U 波）：无 QT 间期延长，无 U 波。

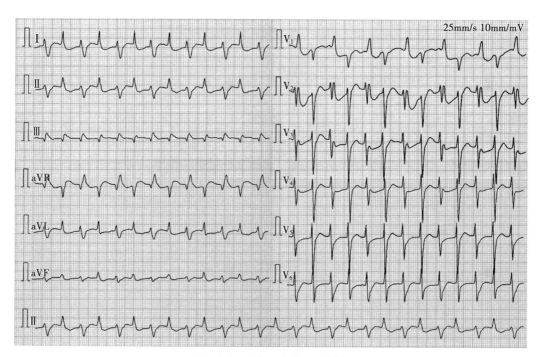

图 3-0-9　双向性室性心动过速

心电图分析如下。

A（分析心律）：出现宽大畸形、振幅不一的 QRS 波，且 QRS 主波方向发生交替性变化，即一次向上、一次向下。

B（束支传导阻滞）：无束支传导阻滞。

C（传导阻滞）：无房室传导阻滞。

D（确定心肌受损、缺血和梗死面积）：无心肌受损、缺血和梗死。

E（评估 QT 间期和 U 波）：无 QT 间期延长，无 U 波。

4. 室上性心动过速　心室率≥200 次 /min（图 3-0-10）。

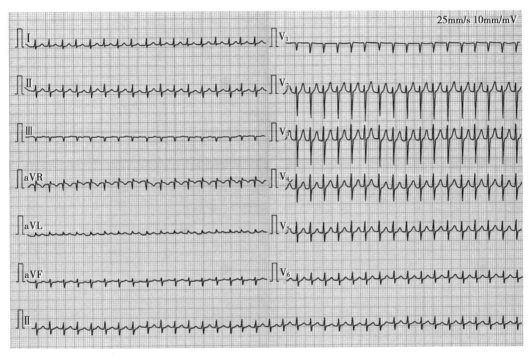

图 3-0-10　室上性心动过速

心电图分析如下。

A（分析心律）：心电图出现快速、规则的 QRS 波，QRS 波无增宽畸形。RR 间距相等，绝对整齐。P 波消失，提示为室上性心动过速。

B（束支传导阻滞）：无束支传导阻滞。

C（传导阻滞）：无房室传导阻滞。

D（确定心肌受损、缺血和梗死面积）：无心肌受损、缺血和梗死。

E（评估 QT 间期和 U 波）：无 QT 间期延长，无 U 波。

5. 心房颤动伴心室预激　最短 RR 间期<0.25s（图 3-0-11）。

心电图分析如下。

A（分析心律）：心电图 P 波消失，取而代之的是小而不规则的基线波动，RR 间距不等，RR 间期<0.25s，提示为心房颤动伴心室预激。

B（束支传导阻滞）：无束支传导阻滞。

C（传导阻滞）：无房室传导阻滞。

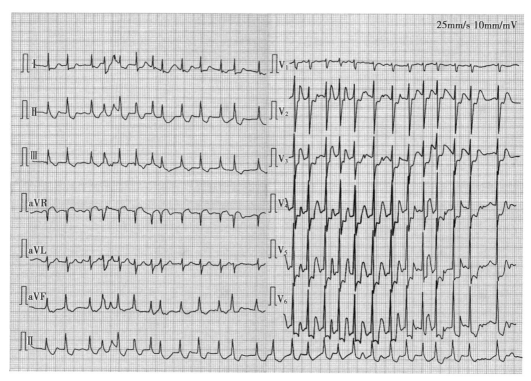

图 3-0-11　心房颤动伴心室预激

D（确定心肌受损、缺血和梗死面积）：Ⅰ、Ⅱ、Ⅲ、aVF、V$_2$～V$_6$ 导联 ST 段压低,提示存在前侧壁、下侧壁心肌缺血损伤的可能。

E（评估 QT 间期和 U 型波）：无 QT 间期延长,无 U 波。

三、严重缓慢性心律失常

1. 严重心动过缓、高度及三度房室传导阻滞　见图 3-0-12。

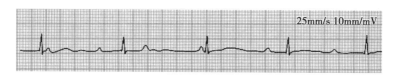

图 3-0-12　严重心动过缓、高度及三度房室传导阻滞

心电图分析如下。

A（分析心律）：心电图 P 波与 QRS 波无关,心房、心室活动无关,提示为三度房室传导阻滞,心律不齐。

B（束支传导阻滞）：无束支传导阻滞。

C（传导阻滞）：P 波与 QRS 波无关,提示为三度房室传导阻滞。

D（确定心肌受损、缺血和梗死面积）：无心肌缺血损伤可能。

E（评估 QT 间期和 U 波）：无 QT 间期延长,无 U 波。

2. 长 RR 间期（≥3.0s）伴症状；无症状伴 RR 间期≥5.0s（图 3-0-13）。

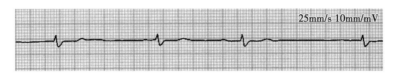

25mm/s 10mm/mV

图 3-0-13 长 RR 间期伴症状

心电图分析如下。

A（分析心律）：P 波消失，存在 f 波，为心房颤动，RR 间期 1.68s，为心房颤动合并 RR 长间歇。

B（束支传导阻滞）：无束支传导阻滞。

C（传导阻滞）：无房室传导阻滞。

D（确定心肌受损、缺血和梗死面积）：无心肌缺血损伤可能。

E（评估 QT 间期和 U 波）：无 QT 间期延长，无 U 波。

四、其他

1. 提示严重低钾血症 心电图表现为 QT（U）间期显著延长、出现快速性心律失常（图 3-0-14），应结合临床和实验室检查。

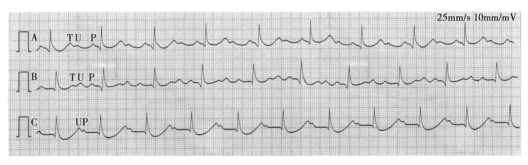

25mm/s 10mm/mV

图 3-0-14 提示严重低钾血症心电图

心电图分析如下。

A（分析心律）：无心律不齐。

B（束支传导阻滞）：无束支传导阻滞。

C（传导阻滞）：无房室传导阻滞。

D（确定心肌受损、缺血和梗死面积）：无心肌缺血损伤可能。

E（评估 QT 间期和 U 波）：QT 间期延长，U 波形成。

2. 提示严重高钾血症 心电图表现为窦室传导，应结合临床和实验室检查（图 3-0-15）。

心电图分析如下。

A（心律分析）：心电图 P 波与 QRS 波无关，心房、心室活动无关，心率≤35 次/min，提示为三度房室传导阻滞，心律不齐。

B（束支传导阻滞）：无束支传导阻滞。

C（传导阻滞）：P 波与 QRS 波无关，心率≤35 次/min，提示为三度房室传导阻滞。

D（确定心肌受损、缺血和梗死的面积）：无心肌缺血损伤可能。

E（评估 QT 间期和 U 波）：QT 间期延长，U 波形成。

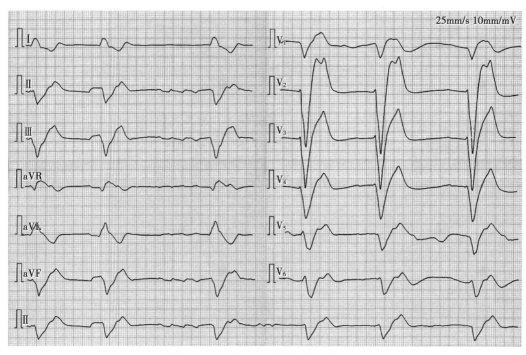

图 3-0-15　提示严重高钾血症心电图

3. 疑似急性肺栓塞　心电图表现为 $S_I Q_{III} T_{III}$ 类右束支传导阻滞（图 3-0-16），应结合临床及相关检查。

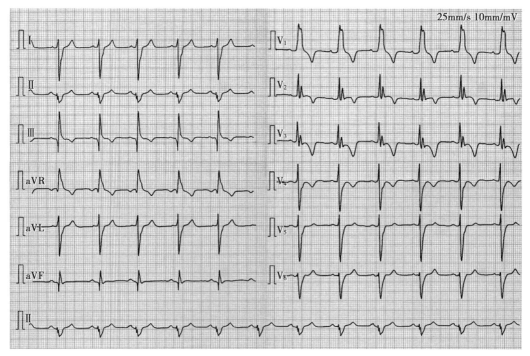

图 3-0-16　疑似急性肺栓塞心电图

心电图分析如下。

A（分析心律）：无心律不齐。

B（束支传导阻滞）：V_1 导联 QRS 波呈 M 形，时限>0.12s，存在完全性右束支传导阻滞。

C（传导阻滞）：无传导阻滞。

D（确定心肌受损、缺血和梗死面积）：V_1～V_4 导联 T 波倒置，存在心肌缺血损伤的表现，肢体导联出现 $S_1Q_{III}T_{III}$。

E（评估 QT 间期和 U 波）：无 QT 间期延长，无 U 波形成。

4. QT 间期延长　QTc 间期≥0.55s（图 3-0-17）。

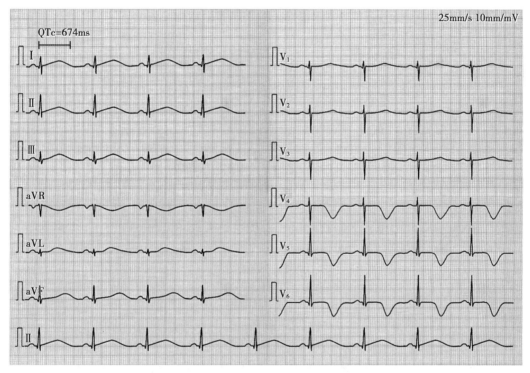

图 3-0-17　QT 间期延长心电图

心电图分析。

A（分析心律）：无心律不齐。

B（束支传导阻滞）：无束支传导阻滞。

C（传导阻滞）：无房室传导阻滞。

D（确定心肌受损、缺血和梗死面积）：V_4、V_5、V_6 导联 T 波倒置。

E（评估 QT 间期和 U 波）：QT 间期≥0.55s，QT 间期延长，无 U 波形成。

5. 显性 T 波电交替　见图 3-0-18。

心电图分析如下。

A（分析心律）：无心律不齐。

B（束支传导阻滞）：无束支传导阻滞。

C（传导阻滞）：无房室传导阻滞。

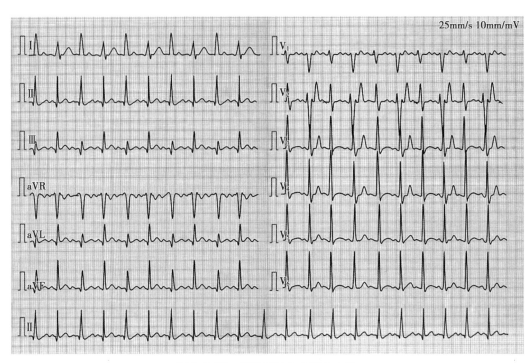

图 3-0-18　显性 T 波电交替心电图

D（确定心肌受损、缺血和梗死面积）：QRS 波形、振幅一致的前提下，T 波交替性幅度改变。

E（评估 QT 间期和 U 波）：无 QT 间期延长，无 U 波形成。

6. R on T 型室性期前收缩　见图 3-0-19。

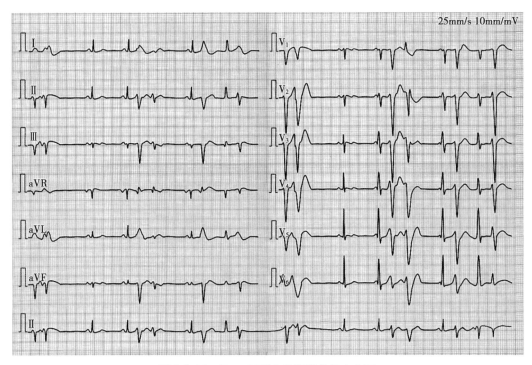

图 3-0-19　R on T 型室性期前收缩心电图

心电图分析如下。

A（分析心律）：频发宽大畸形 QRS 波，R 波落在上一个心动周期的 T 波之上，为 R on T。

B（束支传导阻滞）：无束支传导阻滞。

C（传导阻滞）：无房室传导阻滞。

D（确定心肌受损、缺血和梗死面积）：无心肌受损、缺血和梗死。

E（评估 QT 间期和 U 波）：无 QT 间期延长，无 U 波形成。

心电图危急值总结见图 3-0-20。

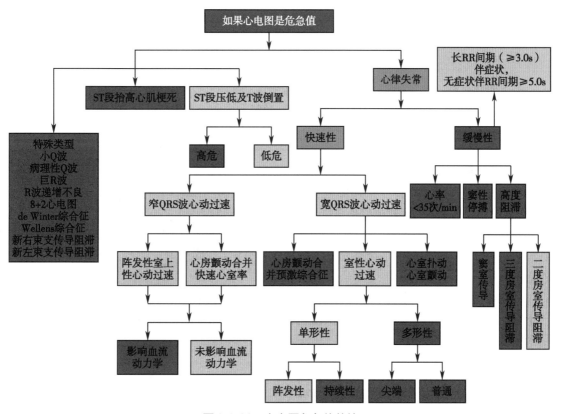

图 3-0-20　心电图危急值总结

【思考题】

心电图危急值包含哪些异常心电图表现？

（杨建中）

第四章
基于心电图的急诊临床思维

【本章精要】

● 急诊心电图的判读重点。

心电图在急诊科被广泛使用,尤其是在抢救急性心血管疾病患者时,其重要性更加显著。因此,每位急诊医师都应该掌握心电图的基本知识,及时发现和处理紧急情况,以确保患者的安全。

一、心电图判读步骤

第一步:是否危及生命

作为一名急诊医师,首要是确保患者得到及时、准确的诊断和治疗。在急诊心电图评估中,应该坚持这一原则,以便更好地帮助患者解决疾病问题。

当患者出现意识障碍、有效呼吸不足时,结合病史、生命体征及心电图表现,作出关于心脏骤停的有效诊断,并考虑是否需要以下两种急救方案:非同步电复律(简称"电除颤")和胸外心脏按压。

如果心电图显示出明显的直线或与图 4-0-1、图 4-0-2 相似的特征,且患者的意识模糊、血压下降、血氧水平极低,则应立即进行心肺复苏(cardiopulmonary resuscitation,CPR),并考虑是否需要电除颤。

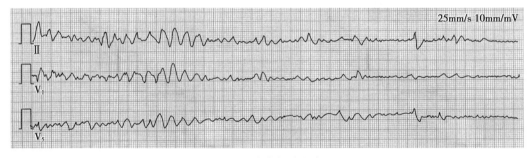

图 4-0-1　心室颤动心电图

电除颤是一种有效治疗心脏骤停的方法,但是,在使用这种方法时,应特别注意以下几点。

1. 适应证　仅适用于有心室颤动、心室扑动或无脉性室性心动过速的患者,心室停搏和无脉性电活动不需要除颤。

2. 除颤次数　根据 2010 年美国心脏协会(American Heart Association,AHA)心脏复苏指南,建议在进行除颤治疗后进行 2min CPR,以取代持续除颤。2015 年,该指南进一步强调,单次电击治疗(相比叠加电击)具有较高的安全性。因此,目前的建议是遵循评估、除颤和按压 5 个循环模式,避免连续除颤。

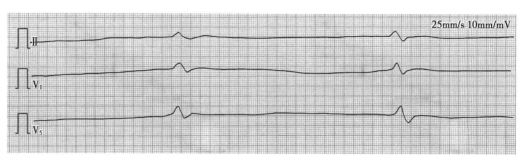

图 4-0-2　无脉性电活动心电图

3. 除颤能量　2010 年 AHA 心脏复苏指南建议，在首次除颤未能使心律成功转复的情况下，第 2 次和之后的除颤应使用尽可能高的能量。2015 年，该指南进一步提出，应确保在之后的除颤过程中使用足够的能量。通常单相波推荐 360J，双相波 150～200J。

如果患者突然出现心脏骤停，并且心电图显示异常，见图 4-0-3，则不需要鉴别患者是存在尖端扭转型室性心动过速，还是心室扑动、多形性室性心动过速，都应立即除颤治疗，以避免出现更严重的后果。

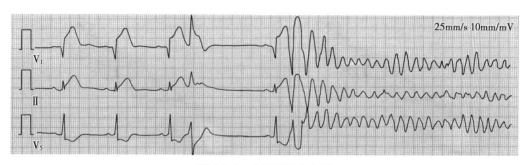

图 4-0-3　心脏骤停心电图

第二步：是否有血流动力学异常

如果患者的心脏仍在跳动，则尽快进行心电图检查，以便更好地掌握病情。但是，切记随时可能发生心脏停止跳动，因此，一定要保持警惕，避免出现意外。

如果血流动力学出现异常，则可能会导致严重的后果。因此，在判读心电图时，应该首先确定是否为心律失常引起的血流动力学不稳定。

1. 血流动力学不稳定的快速性心律失常　许多医师对快速性心律失常心电图的判读缺乏信心，为了方便临床医师处理心律失常，根据 QRS 波时限分为窄 QRS 波心动过速和宽 QRS 波心动过速。

不论是哪种心动过速，只要是血流动力学不稳定的快速性心律失常患者，均应考虑同步电复律（简称"电复律"）治疗。紧急的心脏电复律适用于任何引起血流动力学异常的快速性心律失常，但对洋地黄类药物中毒所致的心动过速禁用，因为可能会导致更加严重的室性心律失常及严重的心房颤动。

2. **血流动力学不稳定的缓慢性心律失常** 可能引起血流动力学不稳定的缓慢性心律失常包括窦性心动过缓、房室交界性心律、心室自主心律和传导阻滞。这些心脏疾病的病因有两个：窦房结功能障碍和传导障碍。无论是前者还是后者，均应提高心率、改善传导。

对于症状明显、心率显著降低的患者，应使用提高心率的药物。阿托品是治疗慢性心律失常的首选药物。如果阿托品无法起到预期的作用，则考虑使用异丙肾上腺素，达到改善心率的目的。如果阿托品无效，又无异丙肾上腺素，则考虑使用肾上腺素。

对于血流动力学障碍的缓慢性心律失常，虽然经皮起搏技术较容易实现，但由于患者伴随的剧烈疼痛和较低的起搏率，所以仅可以在紧急情况下使用。而在长期治疗中，该技术可能会成为一种替代性解决方案。在有症状的心动过缓，药物治疗无效或不适用，病因或诱因短时难以去除时，则需要立即进行永久起搏器植入。

第三步：是否应该请会诊

如果患者的血压保持稳定，但心电图比较复杂，将严重影响对疾病的诊断，因此建议立即联系心内科医师进行会诊。

在等待会诊期间，也应采取有效的措施来确保患者的生命安全。因此，应尽量全面地检查血常规、脑钠肽（brain natriuretic peptide，BNP）、心肌标志物、凝血功能和 D- 二聚体，建议使用血气分析快速判断电解质水平，如是否存在低钾或高钾的情况，并开始进行治疗。通过血气分析，还可以评估患者是否存在酸碱平衡紊乱及通气、换气功能异常。

根据患者的病史和体征，即使不依赖心电图，也可以进行初步诊断。例如，急性冠脉综合征和急性左心衰竭，应及时采取控制血压、改善心肌供血和减轻心脏负担的治疗方法。

对于稳定的慢性心律失常，应进行短期观察，但是如果发现病情变化过快，应根据血流动力学的情况采取相应的治疗措施。

第四步：是否为心肌梗死

急性心肌梗死是一种常见的疾病，由于治疗时间紧急，必须认真对待。因此，必须熟练掌握心肌梗死的典型心电图，对于心电图不典型但症状明显的患者，应立即进行急诊会诊。心肌梗死的心电图变化多样，准确识别真实情况非常困难，尤其是在早期阶段。

在应对心律失常的过程中，应该牢记以下几点：①识别和纠正血流动力学障碍；②重视基础疾病和诱因的纠正与处理；③在采取积极措施控制心律失常时，应考虑到可能带来的收益及潜在危害；④在治疗的同时进行预防。应重视暂时不会危及生命的心脏疾病，并且应谨慎地评估治疗方案的安全性，以免过度治疗导致新的风险。

二、典型案例

患者，女，67 岁。以"间断胸闷伴有喉部紧缩感 1 周"入院。入院后胸骨下段伴剑突下间断疼痛及腹胀，伴恶心、呕吐。既往无高血压、糖尿病、高血脂病史。入院体格检查：血压 130/80mmHg，心率 75 次 /min。无阳性体征。辅助检查：3 个月前间断有上述症状，上腹部计算机体层成像（computed tomography，CT）提示胆囊结石、左肾结石；胃镜提示慢性浅表性胃炎；入院血常规、肌钙蛋白、脑钠肽（BNP）、血液生化等无明显异常；入院时心电图见图 4-0-4。

患者入院 3h 恶心、呕吐一次后突然意识丧失、心脏骤停，紧急胸外按压数秒后意识恢复，症状缓解。再次检查心电图见图 4-0-5。

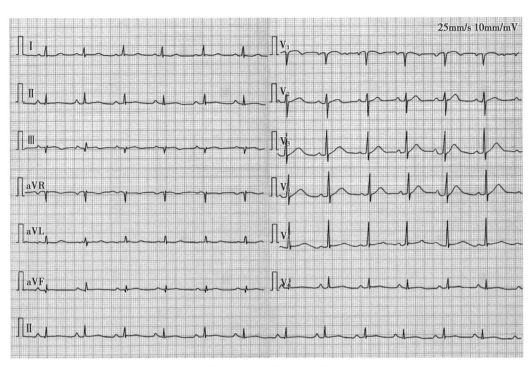

图 4-0-4　入院时心电图

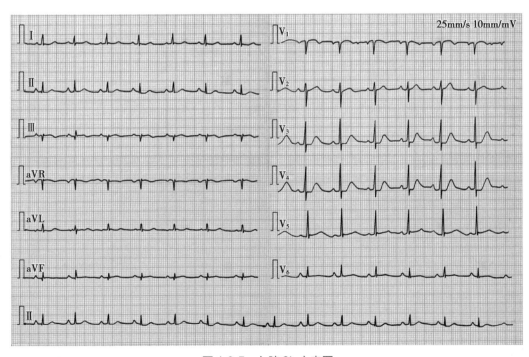

图 4-0-5　入院 3h 心电图

　　以上心脏骤停后的心电图看似正常，患者症状缓解，但未意识到危机的存在，再次给予观察。入院 6h 左右患者再发明显胸闷、胸痛伴有恶心、腹胀感，此时心电图见图 4-0-6。

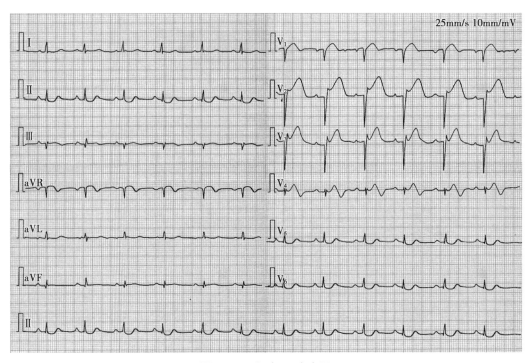

图 4-0-6　入院 6h 心电图

此时，经冠状动脉造影，提示冠状动脉前降支闭塞，开通血管后心电图见图 4-0-7。

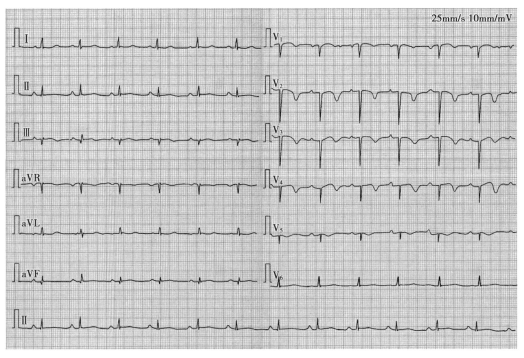

图 4-0-7　开通血管后心电图

虽然患者最后好转出院，但是其心肌已大面积坏死，预后可能不良。

病例分析：

1. 要注意患者的症状，不能只观察心电图。单纯消化系统疾病的问题，不可能有喉部紧缩感；主诉有喉部紧缩感者，一般需警惕冠状动脉疾病。

2. 患者意识丧失时，一定要提高警惕，尤其是心血管系统，注意排查主动脉夹层、急性肺栓塞、急性心肌梗死三大急症，尤其是超早期。如果病情进展，则会给患者造成不可逆的损伤，甚至危及生命。

3. 及时完善心电图检查并复查，AMI 有时几分钟内心电图就会有明显的变化，因此，动态心电图监测很重要。

（孙　峰　徐　军）

第五章
心脏骤停的心电图表现和急诊处理策略

【本章精要】

- 心脏骤停是心脏停止跳动和泵血功能丧失导致的循环系统缺氧、大脑等脏器发生不可逆转的过程。
- 心脏骤停的心电图表现为心室停搏、心室扑动、心室颤动及心脏电-机械分离。无脉性室性心动过速、多形性室性心动过速及心室扑动在临床也按心脏骤停对待，需要立即行心肺复苏。
- 识别患者为心室停搏时应立即启动心肺复苏流程。
- 心室扑动时，识别心电图表现为"正弦"波形，应立即给予体外电除颤、药物治疗及心肺复苏支持。
- 心室颤动时，P-QRS-T波消失，代之以大小不等、形态不同的心室颤动波，处理方法有电除颤、药物治疗及心肺复苏等。
- 无脉性室性心动过速及多形性室性心动过速患者可表现为晕厥、抽搐，甚至猝死。心电图表现多为快速的室性心动过速，应尽快按心室停搏处理。
- 心脏电-机械分离为心脏有电活动而无有效的机械作用，表现为无脉搏的心电活动，应在尽快行心肺复苏的同时，注射肾上腺素，注意若恢复为心室颤动，则应及时予以体外非同步电除颤。

　　心脏骤停是指由于各种临床理化原因导致的心脏突然停止跳动，心脏的有效泵血功能丧失导致组织无灌注、缺氧、代谢性酸中毒，继而引起多器官功能衰竭，甚至死亡。临床常表现为突然的意识丧失、呼吸减弱或停止、双侧瞳孔散大且对光反射消失。体格检查常触不到大动脉搏动，心音无法闻及并伴有全身皮肤苍白或发绀，部分患者在心脏骤停的早期会有抽搐的表现。一旦心脏骤停超过4min，大脑即会由于缺氧导致不可逆的损伤，即使后期心脏成功复跳也无法恢复正常的大脑功能，甚至长期处于昏迷状态。因此，心脏骤停是临床最严重的急危重症，需要专业医师进行积极、科学的诊治。

　　心电图作为一种辅助手段，能够指导临床有效识别不同类型的心脏事件。心脏骤停作为一种临床突发、紧急事件，在心电图上存在不同的表现形式。及时发现心脏骤停的心电图变化并按照相应的临床处置策略进行救治，可以最大限度地挽救患者生命，提高抢救成功率，降低致残率。

一、心室停搏

（一）心电图表现

　　心室停搏时心电图表现为等电位线，即一条直线（图5-0-1）。此时患者心脏电活动完全消失、心肌收缩功能停止，应立即对患者进行标准的心肺复苏（CPR）治疗。

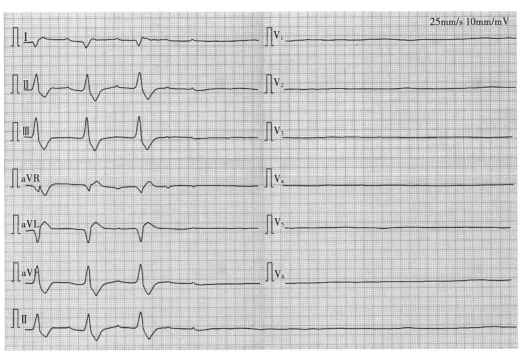

图 5-0-1 心室停搏心电图

（二）临床处置

立即启动 CPR 流程。

1. 评估现场环境安全 应快速确认所处环境的潜在危险性,确保施救者和被救者不被意外伤害。

2. 快速判断患者的意识、呼吸及脉搏 应注意操作要点,避免无效的检查,应确保检查时间不超过 10s,检查的同时应大声呼救。

3. 复苏体位 将患者去枕平卧,置于硬质平板床上,松解衣领及裤带,暴露胸廓。

4. 胸外按压 按压部位选择胸骨中、下 1/3 交界处与双乳头连线的交点。一只手掌根置于按压部位,另一只手掌根叠放其上,双手紧扣,手指翘起不接触胸壁。双臂伸直,用上身的力量用力按压 30 次（按压频率 100～120 次/min,按压深度 5～6cm）。婴儿和儿童的按压幅度至少为胸廓前后径的 1/3。保证胸廓充分回弹,手掌不能离开胸壁,按压与放松时间比例为1:1。

5. 尽早判断是否为可除颤心率 如为可除颤心率,则尽早给予电除颤,除颤后立即开始胸外按压,并开始新的一轮 30:2 计算周期。

6. 开放气道 ①仰头抬颏法:确定患者头颈部无损伤后,将一只手置于患者前额,手掌向患者后下方试压,促使头部后仰;另一只手手指放在靠近颏部的下颌骨下方,将颏部向上抬起（图 5-0-2）。②托颌法:将两手拇指置于患者口角旁,其余手指托住患者下颌部位,在保证头部和颈部固定的前提下,用力将患者下颌向上托起,使下齿高于上齿（图 5-0-3）。

7. 人工呼吸 首次人工呼吸之前应清除口鼻内的异物,按照胸外按压:人工呼吸按照 30:2的比例进行,每次吹气量为 500～600ml。

8. 药物处置 在 CPR 期间,每 3～5min 给予 1mg 的肾上腺素。

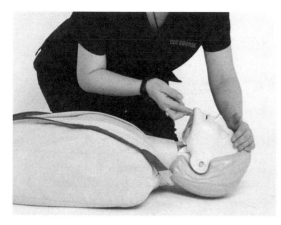

图 5-0-2　仰头抬颏法

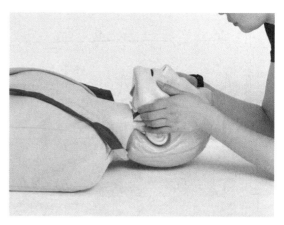

图 5-0-3　托颌法

9. 评估 CPR 效果　每 5 个 30∶2 的循环后均应评估心律、脉搏是否恢复,同时判断是否为可除颤心律。

高级心肺复苏流程见图 5-0-4。

二、心室扑动

心室扑动(ventricular flutter),简称室扑,是一种严重的室性异位心律。常见病因为缺血性心脏病、严重缺氧、预激综合征合并心房颤动与极快的心室率、电击伤、低温冻伤等。此外,一些可延长 QT 间期及尖端扭转的药物亦可以引起心室扑动。其发生机制为心室存在多个异位起搏点,心室各部分心肌传导速度不均匀,心肌复极不均匀,不应期长短不等,激动在不应期不同的心肌之间形成折返,折返环大小较为均匀,均表现为心室扑动。

(一)心电图表现

P 波、T 波消失,连续而规则、宽大、畸形的 QRS 波,即心室扑动波。QRS 波的时限长,超过 0.12s;心电图呈"正弦"波形,波幅大而规则。频率为 150~250 次 /min。见图 5-0-5。

(二)临床处置

1. 体外电除颤　心室扑动很难自行终止,应尽快进行体外电除颤,电除颤的目的是使高压强的电流通过心脏,使全部或大部分心肌在瞬间同时除极,从而使心脏自律性最高的起搏点重新主导心脏的节律,通常为窦房结。

争取在最短时间内(1~2min)给予电除颤治疗。能量选择:双相波 150~200J,单相波 360J,如果能量未知,则应选择允许的最大能量。若心律未转复,可以多次进行电除颤,选择的能量与第一次相同;不建议常规使用双重连续除颤。

2. 药物治疗　应用抗心律失常药物可以避免心室扑动转向心室颤动,提高电击除颤的成功率。首选静脉应用胺碘酮(首次剂量 300mg,静脉推注;第二次剂量 150mg),利多卡因(首次剂量 1~1.5mg/kg,第二次剂量 0.5~0.75mg/kg)及普鲁卡因胺均可有效预防心室颤动的发生。

3. CPR　从血流动力学角度而言,心室扑动与心室颤动一样,表现为心脏泵血功能丧失而导致循环衰竭,患者出现意识丧失、抽搐、呼吸停止及死亡。患者一旦出现心脏骤停,则应立即进行 CPR。

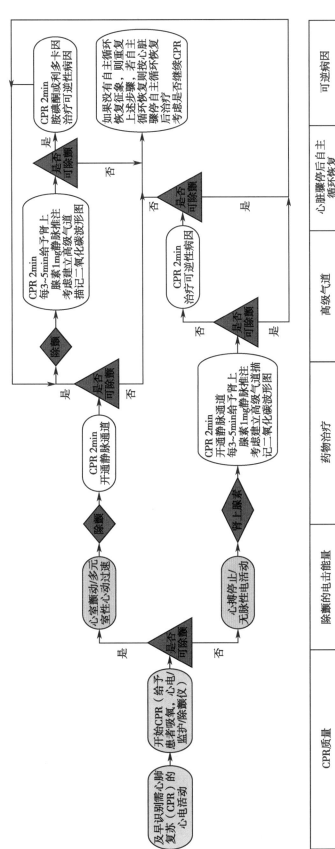

图 5-0-4　高级心肺复苏流程

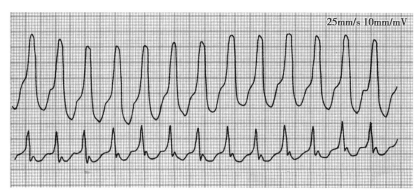

图 5-0-5　心室扑动心电图

三、心室颤动

心室颤动（ventricular fibrillation），简称室颤，是指心室发生无序的激动，致使心室规律有序的激动和舒缩功能消失，以上均为功能性的心脏骤停，是一种常见的危及生命的心律失常。

（一）心电图表现

QRS-T 波消失，代之以大小不等、形态不同的心室颤动波（f 波）（图 5-0-6），常由心室扑动转变而来，波幅 >0.5mV 称粗波型心室颤动，波幅 <0.5mV 称细波型心室颤动。f-f 之间等电位线消失，频率在 250 次 /min 以上。频率 >100 次 /min 者为快速型心室颤动；频率 <100 次 /min 者为慢速型心室颤动。如夹杂有心室扑动波，则称为不纯性心室颤动。

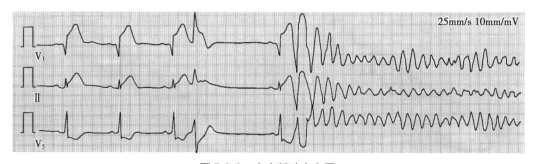

图 5-0-6　心室颤动心电图

（二）临床处置

1. 体外电除颤　心室颤动是引发心脏骤停的常见原因之一。作为一种可除颤波形，心室颤动与心室扑动一样应首选在短时间内进行体外电除颤，除颤的模式、能量选择及除颤频率均与心室扑动相同。应当指出的是，即使是在相同救治条件下，患者对电除颤的反应亦不完全相同。有研究发现，无论是单相波还是双相波，除颤次数的增加与自主循环恢复率的降低有关；但是对于双相波，除颤次数增加与 1 个月生存率提高有关。对于长期存活率，双相波除颤比单相波更有优势。此外，抢救成功后，应积极治疗原发病和改善心功能，并可考虑植入植入型心律转复除颤器（implantable cardioverter defibrillator，ICD）以预防发生心源性猝死。尽管除颤技术取得了进展，反复使用除颤、肾上腺素和抗心律失常药物，但在院外心脏骤停期间，难治性心室颤动的治疗仍然存在争议。

在临床使用较多的常规标准除颤是将除颤仪两个电极垫片中的一个放在胸骨右缘锁骨与第 2 肋间之间，另一个放在左腋中线第 5 或第 6 肋间心尖部（图 5-0-7A）；第二除颤器位置是一种可接受的替代电极位置，即前后位，将两个电极垫片中的一个放在左前半胸，另一个放在左后半胸（图 5-0-7B）。在应用垫片之前，应考虑迅速去除过多的胸毛，但不得因此延误除颤开始时间。双序贯体外除颤（DSED）是一种使用两个独立的除颤器和两套电极垫片，电极垫片放置在两个不同的平面，通常是前侧和前后部，以近距离连续提供两次电击的技术（图 5-0-7C）。此方法应用于难治性心室颤动，即三次标准除颤失败后提供 DSED。

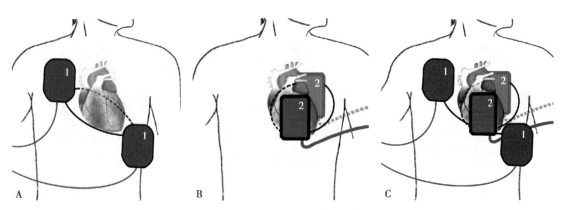

图 5-0-7　体外除颤电极垫片的位置

显示标准除颤器位置（A）、第二除颤器位置（B）、双序贯体外除颤位置（C）。蓝色（1 号）除颤电极垫片放在前胸位置，红色（2 号）除颤电极垫片放在前后胸位置。

2．药物治疗　应用药物治疗可以辅助电除颤的效果。可以给予胺碘酮、利多卡因或普鲁卡因胺静脉注射。若患者为洋地黄类药物中毒所致心室颤动，可以静脉注射苯妥英钠。β 受体阻滞剂可以改善难治性心室颤动或无脉性室性心动过速的预后。若患者恢复自主心律，可静脉滴注利多卡因或普鲁卡因胺以维持治疗。此外，静脉滴注托西溴苄铵（溴苄胺）、索他洛尔、胺碘酮可以有效预防心室颤动的复发。

3．射频消融　植入 ICD 是现阶段心脏性猝死预防的主要措施，然而 ICD 并不能有效防止心室颤动的复发，患者仍有遭受电风暴或多次电击的风险。目前导管消融技术成为心室颤动及心脏性猝死预防和治疗的新方式。

4．CPR　心室颤动时患者因血流动力学严重异常导致意识丧失、器官缺血缺氧，此时应立即启动 CPR 治疗。

四、无脉性室性心动过速和多形性室性心动过速

（一）心电图特点

1．无脉性室性心动过速（图 5-0-8）　是患者在出现快速致命性室性心动过速时心脏机械收缩能力丧失，心排血量为零或接近为零。患者一般会出现晕厥甚至抽搐，严重者可能发生猝死。

2．多形性室性心动过速　室性心动过速伴连续变化的 QRS 波形态、节律不规则，频率＞200 次 /min，持续 10 个以上心动周期（图 5-0-9）。

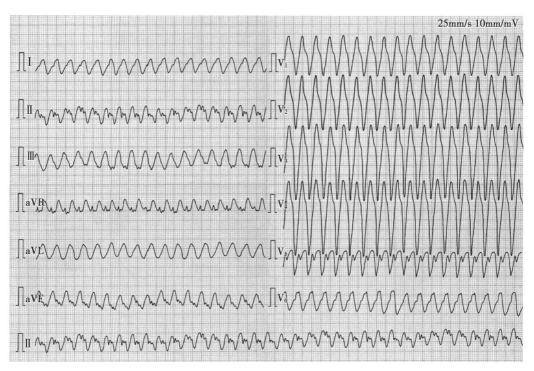

图 5-0-8　无脉性室性心动过速心电图

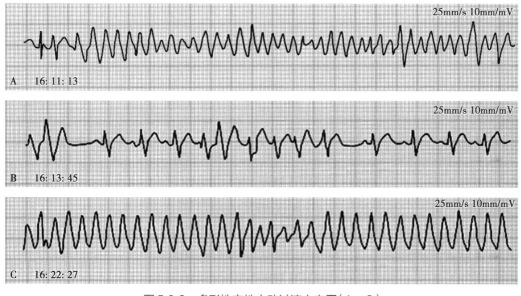

图 5-0-9　多形性室性心动过速心电图（A~C）

3. 尖端扭转型室性心动过速（图 5-0-10） 是一种特殊类型的多形性室性心动过速。心电图特点：基础心律时 QT 间期延长、T 波宽大、U 波明显或融合。室性心动过速常由长间歇后舒张早期室性期前收缩（R on T）诱发。室性心动过速发作时心室率多在 200 次 /min，宽大畸形、振幅不一的 QRS 波围绕基线不断扭转主波的正负方向，连续 3～10 个同类的波之后就会转向对侧。该类型室性心动过速对心脏危害很大，可引起反复晕厥，甚至猝死。

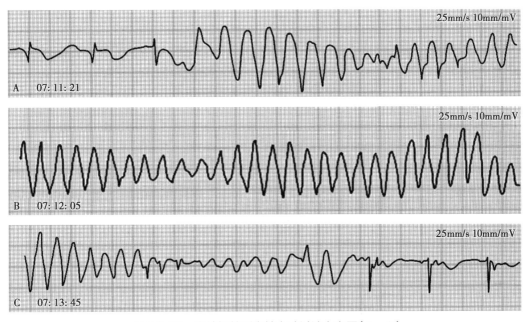

图 5-0-10 尖端扭转型室性心动过速心电图（A～C）

（二）临床处置

无脉性室性心动过速、多形性室性心动过速和尖端扭转型室性心动过速导致心脏骤停时，均应立即按照心室停搏的处置措施进行施救；同时应尽早使用体外电除颤治疗。药物治疗与心室颤动的药物治疗原则相同，间端扭转型室性心动过速应使用硫酸镁静脉推注或滴注，如为缓慢心率导致 QTc 间期延长，则可使用临时起搏或异丙肾上腺素提高心率以缩短 QT 间期。

五、心脏电 - 机械分离

心脏电 - 机械分离是指心脏有电活动而无有效的机械（泵）作用，常为临终的表现，亦为猝死的一种形式。心脏电 - 机械分离表现为无脉搏的心电活动，心电图表现为宽大畸形，振幅比较低的波形，频率多为 20～30 次 /min（图 5-0-11）。此时应立即给予 CPR；同时在 CPR 期间，每 3～5min 给予 1mg 肾上腺素。一旦心律恢复为心室颤动，则应尽快予以电除颤治疗。

综上所述，临床上伴随心脏骤停的心电图表现多种多样。急诊医师应对上述心电图表现保持警惕，能够在患者发生意外时快速识别心律失常的类型，并予以及时、准确的治疗，从而最大限度地提高患者的生存率。

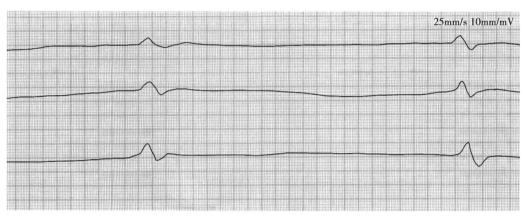

图 5-0-11　心脏电 - 机械分离心电图

六、典型案例

患者，男，59 岁。以"发现意识丧失 15min"为主诉由 120 送入抢救室。患者 15min 前于公交车站突发意识丧失，由路人及家属急呼 120，120 至现场立即对患者实施心肺复苏，心电监护提示"心室颤动"，立即给予除颤后持续胸外按压到达抢救室。

体格检查：意识丧失，无自主呼吸，心音未闻及，大动脉搏动消失。

诊疗经过：持续胸外按压、简易球囊呼吸器辅助呼吸，给予心电监护，心电图示 QRS-T 波消失，代之以大小不等、形态不同的心室颤动波（f 波）（图 5-0-12）。遂立即采用 200J 非同步双向波电除颤 1 次，后持续心肺复苏，心电监护示患者心律为按压心律。每隔 4min 静脉推注肾上腺素 1mg，共给予肾上腺素 8mg，紧急进行气管插管接呼吸机辅助呼吸。

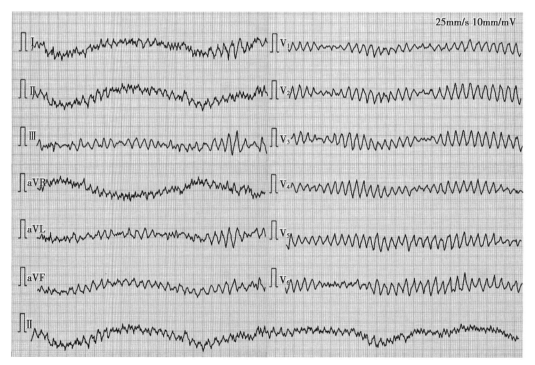

图 5-0-12　患者入院时心电图

经积极抢救 30min 后，心电图见图 5-0-13。患者意识丧失，无自主呼吸，大动脉搏动无法触及，双侧瞳孔散大，对光反射消失，家属放弃继续抢救，患者死亡。

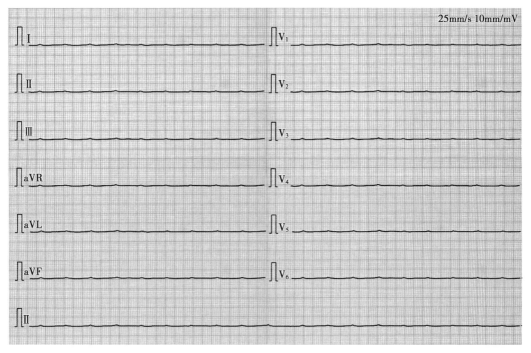

图 5-0-13　患者经积极抢救 30min 后的心电图

【思考题】

1. 心脏骤停的临床表现有哪些？
2. 心脏骤停的心电表现有哪些？
3. 心室扑动及心室颤动的心电图表现如何识别？如何进一步处理？
4. 无脉性室性心动过速及多形性室性心动过速心电图表现有哪些？
5. 心脏电 - 机械分离定义及处理原则是什么？

（刘双庆　闫乐嫒）

推 荐 阅 读

[1] 李伟明，谢佳玲，彭莉，等. 心脏体外电击除颤技术的研究进展. 生物医学工程学杂志，2020，37（6）：1095-1100.

[2] 孙姣，于晓红，尹晓盟. 心室颤动导管消融治疗进展. 心血管病学进展，2020，41（10）：1044-1048.

[3] GOTTLIEB M, DYER S, PEKSA G D. Beta-blockade for the treatment of cardiac arrest due to ventricular fibrillation or pulseless ventricular tachycardia: a systematic review and meta-analysis. Resuscitation，2020，146: 118-125.

[4] PANCHAL A R，BARTOS J A，CABAÑAS J G，et al. Adult basic and advanced life support：2020 American Heart Association Guidelines for cardiopulmonary resuscitation and emergency cardiovascular care. Circulation，2020，142（16 suppl 2）：S366-S468.

第六章
急性心肌梗死

急性心肌梗死（acute myocardial infarction，AMI）是急性冠脉综合征（acute coronary syndromes，ACS）的严重类型之一，是指冠状动脉供血急剧减少或中断，导致心肌能量储备耗竭，心肌细胞出现不可逆性的缺血和坏死。大多数心肌梗死由冠状动脉粥样硬化引起。AMI 分为 ST 段抬高心肌梗死（STEMI）和非 ST 段抬高心肌梗死（NSTEMI）。STEMI 的原因通常为在冠状动脉不稳定斑块破裂、糜烂基础上继发血栓形成，导致冠状动脉血管持续、完全闭塞（图 6-0-1）。

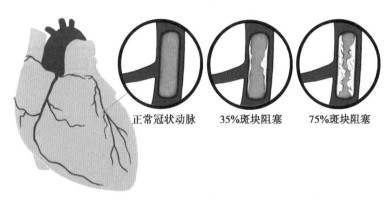

正常冠状动脉　　35%斑块阻塞　　75%斑块阻塞

图 6-0-1　正常冠状动脉及不同程度斑块阻塞冠状动脉

第一节　ST 段抬高急性心肌梗死的典型心电图表现

【本节精要】

● 根据临床表现、特征性心电图改变及实验室检查，典型急性心肌梗死的确诊不难。

● 急性心肌梗死心电图随着心肌细胞的缺血、损伤、坏死呈动态演变。

● 掌握典型急性心肌梗死心电图特点，必要时可多次复查。

● 胸痛患者首次医疗接触的 10min 内完成首份十八导联心电图，20min 内出具床旁肌钙蛋白测定结果，一旦确诊为急性心肌梗死，应立即给予双抗负荷量，根据病情评估是否应用肝素抗凝治疗。

● 警惕致死性高危急性心肌梗死。

STEMI 发生后，心电图的变化随着心肌缺血、损伤、坏死的发展和恢复呈一定的演变规律。心电图作为一种简便易行的诊断方法在 AMI 的诊断中有重要的作用。

一、ST 段抬高心肌梗死心电图演变的基本形式

STEMI 时心肌细胞缺血、损伤、坏死对应的心电图特点见图 6-1-1。临床上典型的 AMI 占 70%～75%。无心电图典型改变的 AMI 常被漏诊,容易忽视的 AMI 心电图见本章第三节。

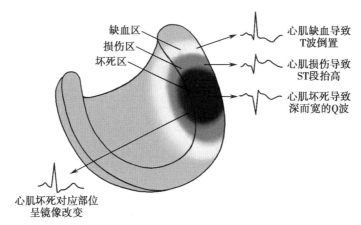

图 6-1-1　急性心肌梗死时心肌细胞缺血、损伤、坏死对应的心电图特点

1. 缺血型心电图表现　因心肌缺血导致 T 波高尖或倒置(图 6-1-2)。

(1) 心内膜下缺血的 T 波较正常高尖。

(2) 心外膜下缺血的 T 波倒置。

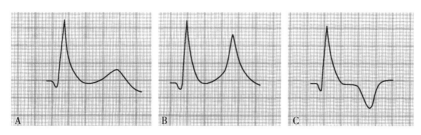

图 6-1-2　缺血型心肌的 T 波改变

A. 从心内膜向心外膜的正常 T 波;B. 心内膜下缺血的 T 波较正常高尖;C. 心外膜下缺血的 T 波倒置。

2. 损伤型心电图表现　特点是 ST 段偏移及其形态改变、T 波改变,为损伤型 ST-T 改变。这种改变在冠状动脉阻塞后数分钟内即可出现。超急性期改变,可延续数十分钟。通常可见到的超急性期心电图改变有以下四种(图 6-1-3)。

(1) QRS 波后见不到基线上的 ST 段,T 波前肢立刻向上陡升为高耸宽大的 T 波,此变化可持续数分钟至数十分钟。

(2) QRS 波后 J 点上移甚至突显为 J 波,ST 段上移,ST-T 呈弓背向下。

(3) ST 段弓背向上。

(4) QRS 波没有下降,R 波振幅减小,J 波与 R 波顶点融合,ST 段振幅增大上升呈"墓碑"状。

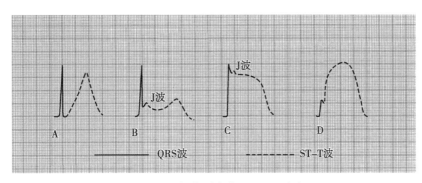

图 6-1-3 损伤型心电图 ST-T 改变

A. ST 段消失,高耸宽大的 T 波;B. J 点和 ST 段上移,ST-T 呈弓背向下;C. ST 段弓背向上上移;D. "墓碑"状 ST-T 改变。

3. 坏死型心电图表现 典型的 AMI 坏死型心电图 Q 波时限≥0.03s,或 Q 波深度即振幅≥1/4R 波(图 6-1-4)。

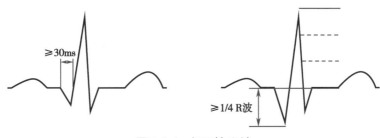

图 6-1-4 坏死性 Q 波

二、ST 段抬高心肌梗死心电图的动态演变过程

AMI 心电图演变大致分为三个时相:超急性期、急性进展期(也称为损伤期)和确诊期(也称为梗死期)(图 6-1-5)。

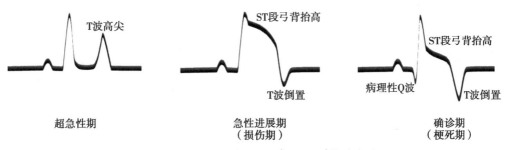

图 6-1-5 ST 段抬高心肌梗死(STEMI)的演变过程

1. 超急性期 数分钟至数十分钟,临床常不易观察到,表现为 T 波、ST 段改变。

(1)高而不对称超急性期 T 波伴离开基线的 ST 段上斜型抬高(图 6-1-6)。

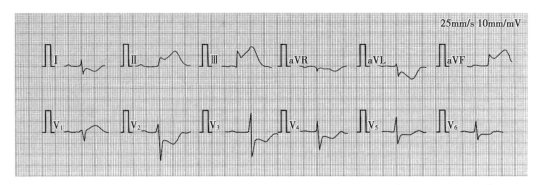

图 6-1-6　高而不对称超急性期 T 波伴离开基线的 ST 段上斜型抬高（Ⅱ、Ⅲ、aVF 导联）

（2）高而不对称巨大 T 波伴 J 点离开基线的 ST 段弓背向下抬高（图 6-1-7）。

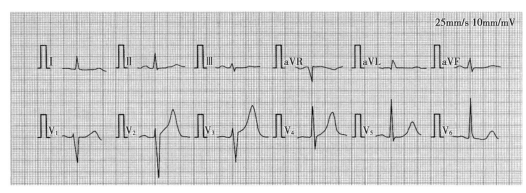

图 6-1-7　高而不对称巨大 T 波伴 J 点离开基线的 ST 段弓背向下抬高（V₂~V₄ 导联）

（3）高而对称的巨大 T 波伴正常 ST 段（图 6-1-8）。

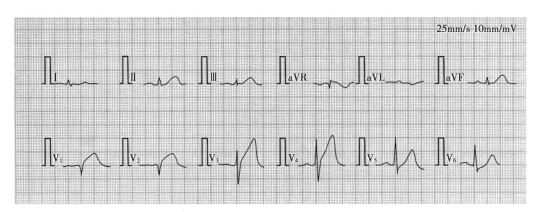

图 6-1-8　高而对称的巨大 T 波伴正常 ST 段（Ⅱ、Ⅲ、aVF 导联）

（4）振幅正常或稍高的超急性期 T 波伴 ST 段下移型压低（图 6-1-9）。

（5）高而对称的巨大 T 波伴 J 点离开基线，ST 段融入 T 波前支（图 6-1-10）。

（6）基底增宽而振幅正常的巨大 T 波（图 6-1-11）。

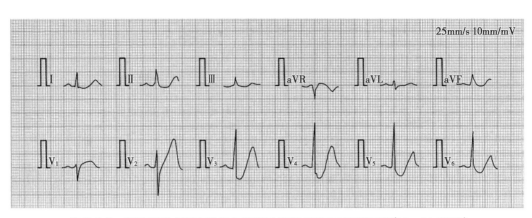

图 6-1-9　振幅正常或稍高的超急性期 T 波伴 ST 段下移型压低（V_3～V_6 导联）

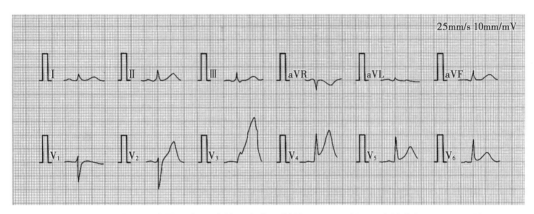

图 6-1-10　高而对称的巨大 T 波伴 J 点离开基线，ST 段融入 T 波前支（V_3、V_4 导联）

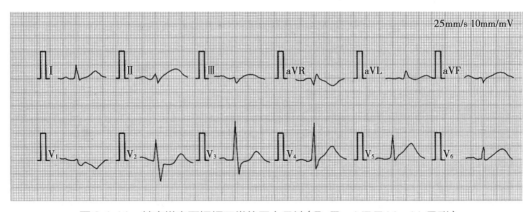

图 6-1-11　基底增宽而振幅正常的巨大 T 波（Ⅱ、Ⅲ、aVF 及 V_4～V_6 导联）

（7）"圆顶尖角状"ST-T 改变（图 6-1-12）。

2. 急性进展期　数十分钟至数小时后，QRS 波、ST 段、T 波都有变化，STEMI 确诊已无疑。

（1）QR 波或 QS 波。

（2）ST 段弓背向上抬高。

（3）T 波对称性倒置。

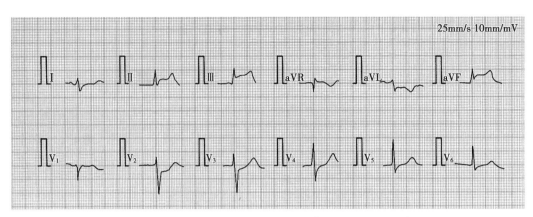

25mm/s 10mm/mV

图 6-1-12 "圆顶尖角状" ST-T 改变（Ⅱ、Ⅲ、aVF 导联）

3. 确诊期

（1）Q 波加深、增宽或其后 R 波振幅下降，或保持不变。

（2）ST 段逐渐下降至基线，该过程相对较长，少则数小时，多则数天，视心肌缺血再灌注恢复情况而定。

（3）T 波倒置逐渐加深或缓慢恢复，或长期保持倒置。

自急性进展期到演变为固定的 Q 波、ST-T 恢复正常，可延续数天或数周，多则可达数个月，该过程与坏死心肌的范围及缺血心肌再灌注恢复状况有关。部分患者 T 波不再恢复直立，提示梗死灶周围心肌已呈病变状态（如纤维退行性病变），但患者不一定有心绞痛症状。

三、典型 ST 段抬高心肌梗死的心电图定位诊断

根据临床表现、特征性的心电图改变（表 6-1-1）及实验室检查，诊断 STEMI 不难。根据心电图表现可对心肌梗死部位进行定位诊断。

表 6-1-1　根据病理性 Q 波出现的导联定位 ST 段抬高心肌梗死（STEMI）

梗死部位	导联	冠状动脉
广泛前壁	$V_1 \sim V_5$, Ⅰ, aVL	左：左主干、左前降支近端
前壁（心尖部）	$V_3 \sim V_5$	左：左前降支（通常） 右：后降动脉
前侧壁	$V_3 \sim V_6$, Ⅰ, aVL	左：左前降支、回旋支或钝缘支
前间壁	$V_1 \sim V_3$	左：左前降支
高侧壁	Ⅰ, aVL	左：顿缘支分支的回旋动脉 诊断左前降支
下壁（膈面）	Ⅱ, Ⅲ, aVF	右：后降动脉（80%） 左：回旋动脉（20%）
右心室	右心前导联（如 V_{3R}, V_{4R}, $V_1 \sim V_4$）	右：近端
后壁	$V_7 \sim V_9$ 高且宽的 R 波, $V_1 \sim V_3$（镜像）	左：回旋动脉 右：后侧分支

1. **广泛前壁心肌梗死**　$V_1 \sim V_5$、I、aVL 导联 ST 段抬高；下壁导联 ST 段压低常伴分支或束支传导阻滞；常易出现泵衰竭（图 6-1-13）。

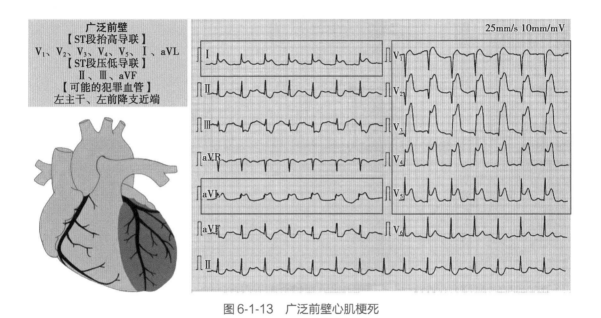

图 6-1-13　广泛前壁心肌梗死

2. **前壁（心尖部）心肌梗死**　主要 $V_3 \sim V_5$ 导联 ST 段抬高，一般不伴分支或束支传导阻滞（图 6-1-14）。

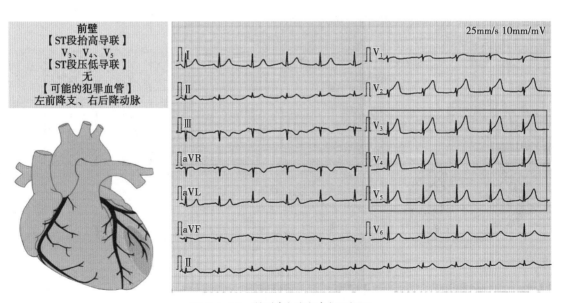

图 6-1-14　前壁（心尖部）心肌梗死

3. 前侧壁心肌梗死　Ⅰ、aVL、V₃～V₆ 导联 ST 段抬高，Ⅱ、Ⅲ、aVF 导联 ST 段压低（图 6-1-15）。

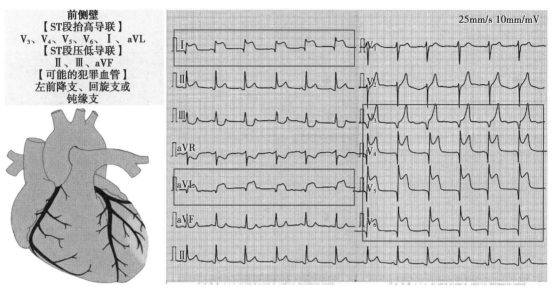

图 6-1-15　前侧壁心肌梗死

4. 前间壁心肌梗死　主要 V₁～V₃ 导联 ST-T 改变（图 6-1-16）。

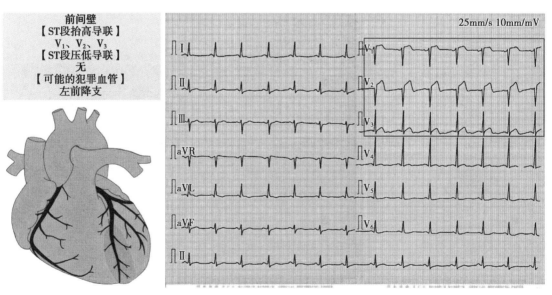

图 6-1-16　前间壁心肌梗死

5. 高侧壁心肌梗死　Ⅰ、aVL 导联 ST 段抬高（图 6-1-17）。

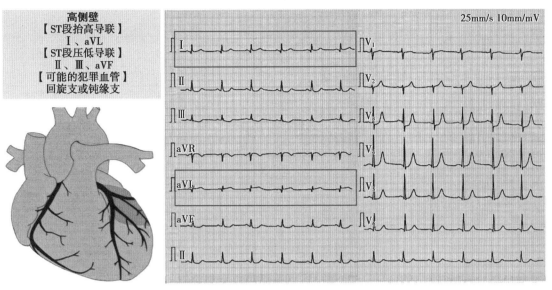

图 6-1-17　高侧壁心肌梗死

6. 下壁心肌梗死　Ⅱ、Ⅲ、aVF 导联 ST 段抬高，Ⅰ、aVL、V₅、V₆ 导联 ST 段压低（图 6-1-18）。

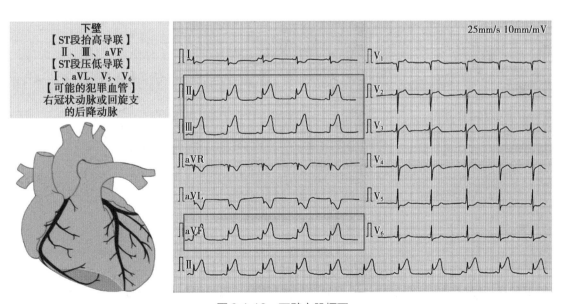

图 6-1-18　下壁心肌梗死

7、右心室心肌梗死　右心前导联，如 V_{3R}、V_{4R}、V_1～V_4 导联 ST 段抬高，也可出现Ⅱ、Ⅲ、aVF 导联 ST 段抬高（图 6-1-19）。

8. 后壁心肌梗死　主要 V_7～V_9 导联 ST 段抬高≥0.05mV；V_1～V_3 导联出现相应缺血改变；对后壁梗死不能单用 Q 波确定（图 6-1-20）。

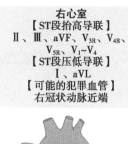

右心室
【ST段抬高导联】
Ⅱ、Ⅲ、aVF、V$_{3R}$、V$_{4R}$、
V$_{5R}$、V$_1$~V$_4$
【ST段压低导联】
Ⅰ、aVL
【可能的犯罪血管】
右冠状动脉近端

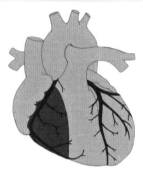

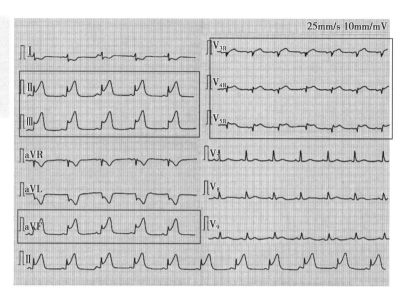

图 6-1-19　右心室心肌梗死

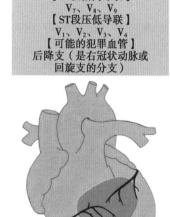

后壁
【ST段抬高导联】
V$_7$、V$_8$、V$_9$
【ST段压低导联】
V$_1$、V$_2$、V$_3$、V$_4$
【可能的犯罪血管】
后降支（是右冠状动脉或
回旋支的分支）

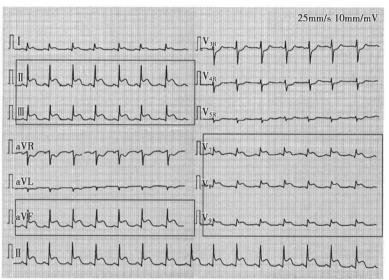

图 6-1-20　后壁心肌梗死

　　虽然直接经皮冠状动脉介入术（PCI）是诊治急性 ST 段抬高心肌梗死（STEMI）的金标准，但体表心电图以特有的优势在协助诊断 STEMI 中仍然处于不可或缺的地位。目前随着冠状动脉造影术（coronary angiography，CAG）的不断发展与进步及其与心电图之间的相关性研究，极大拓展了心电图的应用范围及价值，在心电图快速、便捷地定位 AMI 患者犯罪血管方面有了新的突破，即可根据心电图 ST 段、T 波、Q 波、QT 间期等特征来判断或预测病变血管的部位及心肌梗死的范围，甚至可以直接评估 AMI 患者的预后，为临床医师提供了更加翔实、准确的指导，也为快速有效地制定诊疗方案提供了更有力的支持。

四、典型案例

患者，男，49岁。以"突发心前区胸痛伴大汗1.5h"为主诉由120送入抢救室。患者1.5h前无明显诱因出现胸痛伴大汗，恶心未呕吐，急呼120急救电话。急救现场心电图Ⅰ、aVL、aVR、V_1～V_6导联ST段抬高，V_2～V_4导联ST段呈"墓碑样"改变；Ⅱ、Ⅲ、aVF导联ST段压低，提示"急性前壁心肌梗死"（图6-1-21）。给予口服"急救一包药"，静脉滴注"硝酸异山梨酯"收住入院。2min前送医途中患者出现"阿-斯综合征"，心电监护提示"心室颤动"，立即给予除颤后持续胸外按压到达抢救室。

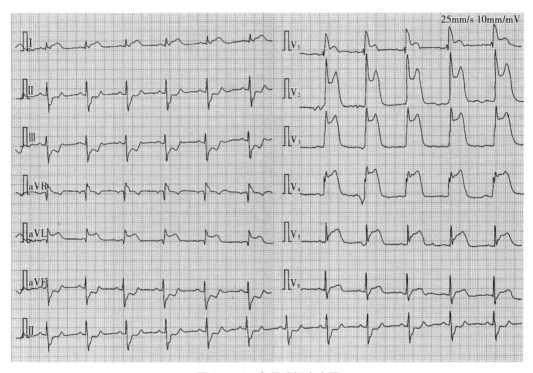

图6-1-21　急救现场心电图

体格检查：意识丧失，无自主呼吸，大动脉搏动未触及，心音未闻及。

诊疗经过：持续胸外按压、简易球囊呼吸器辅助呼吸，200J非同步双向波电除颤1次，患者出现叹气样呼吸、四肢活动。心电监护示血压106/72mmHg，心率86次/min，指脉氧饱和度92%，停止胸外按压。体格检查：意识淡漠，双肺呼吸音低，未闻及干、湿啰音，心率86次/min，律齐，心音低钝，无病理性杂音。复查心电图，Ⅰ、aVL、aVR、V_1～V_5、V_{3R}导联ST段抬高，V_1～V_4导联ST段呈"墓碑样"改变；Ⅱ、Ⅲ、AVF、V_6～V_9导联ST段压低，符合典型急性广泛前壁心肌梗死改变（图6-1-22）。床旁检查肌钙蛋白T为86ng/ml。给予肝素抗凝，积极准备急诊PCI。患者再次发生心室颤动，立即200J非同步双向波电除颤、胸外按压、气管插管，共除颤3次无呼吸及自主心律恢复，家属放弃继续抢救，患者死亡。

检验结果回报：肌红蛋白183ng/ml，肌酸激酶同工酶30U/L，凝血酶原时间18s。

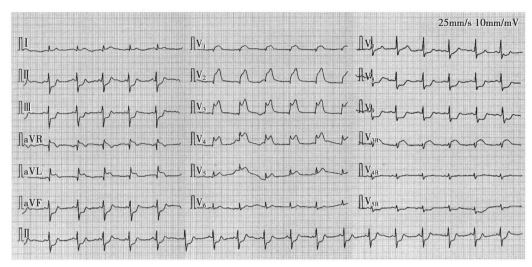

图 6-1-22 复查心电图

病例分析：患者以突发心前区胸痛伴大汗为首发症状，急救现场心电图提示：Ⅰ、aVL、aVR、V_1～V_6 导联 ST 段抬高，V_2～V_4 导联 ST 段呈"墓碑样"改变；Ⅱ、Ⅲ、aVF 导联 ST 段压低，为典型的"急性广泛前壁心肌梗死"。立即给予口服"急救一包药"，静脉滴注"硝酸异山梨酯"，短时间内出现"阿 - 斯综合征""心室颤动"，给予除颤后持续胸外按压。到达抢救室持续胸外按压、简易球囊呼吸器辅助呼吸、电除颤，患者曾一度恢复窦性心律、自主呼吸。复查心电图Ⅰ、aVL、aVR、V_1～V_5、V_{3R} 导联 ST 段抬高，V_1～V_4 导联 ST 段呈"墓碑样"改变；Ⅱ、Ⅲ、aVF、V_6～V_9 导联 ST 段压低。床旁肌钙蛋白 T 为 86ng/ml，给予肝素抗凝。虽然积极准备急诊 PCI，但患者再次发生心室颤动，虽经过电除颤、胸外按压、气管插管等抢救措施，患者仍无呼吸及自主心律恢复，最终死亡。

【思考题】

1. 如何通过心电图鉴别 STEMI 和其他胸痛相关疾病？
2. 疑似 STEMI 患者评估、诊断流程有哪些？

（刘丹平）

第二节　非 ST 段抬高心肌梗死和不稳定型心绞痛心电图表现

【本节精要】

● 非 ST 段抬高急性冠脉综合征的心电图变化包括暂时性 ST 段抬高、持续性或暂时性 ST 段压低、T 波倒置、T 波低平或 T 波伪正常化，甚至心电图可能正常。

- ST 段压低或低平以肢体导联压低 > 0.1mV（1mm），胸导联压低 > 0.2mV（2mm）为特征。
- ST 段压低的表现形式包括仅 J 点压低（上斜型 ST 段）、水平型 ST 段（ST-T 连接点尖锐）、ST 段水平压低（水平型 ST 段压低）和下斜型压低（"马鞍样"ST 段）。
- 疑似急性冠脉综合征患者在院前首次医疗接触 10min 内或患者自行到达急诊的 10min 内完成首份十八导联心电图。
- 首份心电图完成后 10～15min，若患者仍然有间断或持续疼痛，或疼痛阵发性加重，或疼痛未在休息后缓解，可再次复查心电图，必要时可多次复查。
- 注意非 ST 段抬高急性冠脉综合征心电图的判读原则。
- 当考虑非 ST 段抬高急性冠脉综合征时，需要评估患者的症状、很高危和高危因素。

急性冠脉综合征（ACS）的临床表现形式多样，包含心脏骤停、心源性休克导致的血流动力学和电生理不稳定；通常 ACS 分为 ST 段抬高 ACS（ST-segment elevation ACS，STE-ACS）（持续时间 > 20min）和非 ST 段抬高 ACS（non-ST-segment elevation ACS，NSTE-ACS）。NSTE-ACS 在临床上根据病理生理表现分为有心肌细胞坏死的 NSTEMI 和无心肌细胞坏死的不稳定型心绞痛。实际上 NSTE-ACS 在临床的占比较大，占临床 ACS 患者的 50%～60%，是急诊医师必须密切关注的疾病。

一、非 ST 段抬高急性冠脉综合征心电图 ST 段的表现形式

ST 段压低或低平是 NSTE-ACS 患者最常见的心电图表现，在心电图识别中也很容易被发现，以肢体导联压低 > 0.1mV（1mm），胸导联压低 > 0.2mV（2mm）为特征。

急性胸部不适患者被诊断为 NSTE-ACS 时，心电图可能的变化包括暂时性 ST 段抬高、持续性或暂时性 ST 段压低、T 波倒置或 T 波低平和 ST 段波假性正常化，甚至心电图可能正常。

1. 暂时性 ST 段抬高　指患者首诊或复查心电图时出现一过性 ST 段抬高，很快又恢复正常或 ST 段低平或降低的表现。

2. ST 段压低　指 ST 段水平低于基线水平。ST 段压低水平通常与冠状动脉病变的严重程度有相关性，当 ST 段水平压低超过 0.3mV（3mm）时，说明冠状动脉存在严重病变。ST 段压低通常表现为四种形式，见图 6-2-1。

在四种表现形式中，由于临床表现多样化，其中以上斜型 ST 段压低和下斜型 ST 段压低最容易出现误判和漏诊，急诊医师观察图形时要特别注意。

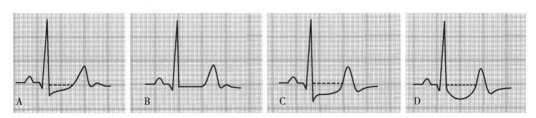

图 6-2-1　随心肌缺血程度加重 ST 段压低的各种表现

A. 上斜型压低（仅 J 点压低）；B. 水平型 ST 段（ST-T 连接点尖锐）；C. ST 段水平压低（水平型 ST 段压低）；D. 下斜型压低（"马鞍"样 ST 段）。

3. T波倒置或T波低平 见图6-2-2。

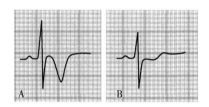

图6-2-2 T波倒置（A）和T波低平（B）

T波倒置或T波低平是NSTE-ACS的常见表现，常发生于AMI后24h、新发的心肌缺血、心肌缺血动态演变的过程、急性心包炎等，当然，T波倒置或T波低平也可表现为持续性，较为稳定，进行动态观察即可。

4. ST段假性正常化 也是临床常见的心电图。患者心电图正常，但患者以往心电图表现为ST段压低、低平或倒置。

5. 正常心电图 非ST段的改变在一份心电图中可出现多种表现（图6-2-3）。有30%的NSTE-ACS患者心电图可表现为正常。若疑似患者为NSTE-ACS，应多次复查心电图。

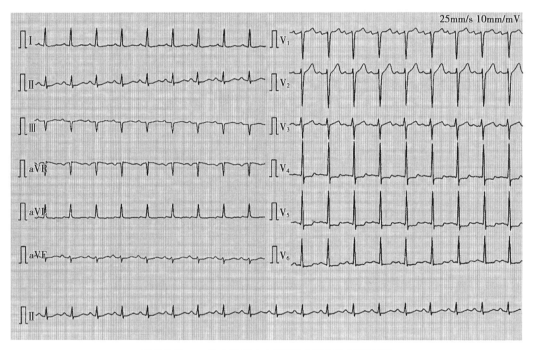

图6-2-3 一份心电图中NSTE-ACS的多种表现

Ⅰ、aVL导联ST段改变、T波消失，Ⅱ、Ⅲ、aVF导联ST段正常，$V_1 \sim V_3$导联ST段正常，$V_4 \sim V_6$导联ST段压低。

二、非ST段抬高急性冠脉综合征心电图在急诊的应用

1. 心电图在疑似NSTE-ACS患者的急诊时限 十八导联心电图是诊断ACS患者的首选工具，建议疑似ACS患者在院前首次医疗接触10min内或患者自行到达急诊的10min内完成首份心电图。

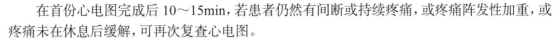

在首份心电图完成后 10~15min，若患者仍然有间断或持续疼痛，或疼痛阵发性加重，或疼痛未在休息后缓解，可再次复查心电图。

2. NSTE-ACS 心电图与病情的关系　NSTE-ACS 患者的心电图表现通常与病情有一定的关系，但随着病情的变化，ST 段也可以出现变化，在临床务必引起重视，以免引起突发心脏事件。

3. NSTE-ACS 心电图表现　NSTE-ACS 心电图表现多样，可表现为短暂的 ST 段抬高、持续 ST 段压低（持续时间 >20min）、短暂 ST 段压低、T 波倒置、T 波低平、T 波假性正常化、甚至部分患者表现为心电图完全正常。

在临床，NSTE-ACS 很容易造成漏诊和误诊，除上述 NSTE-ACS 心电图表现外，还可能有 aVR 导联抬高、病理性小 Q 波、Wellens 综合征、de Winter 综合征等，容易引起致命性心脏事件。

三、非 ST 段抬高急性冠脉综合征心电图的判读原则

1. 需要快速识别 ST 段压低和 T 波倒置或低平的表现形式。

2. 出现 ST 段压低和 T 波倒置或低平，动态观察患者心电图（15~30min）是必须的。

3. 除 ST 段压低和 T 波倒置或低平外，还应注意有无新发的右束支传导阻滞、新发左束支传导阻滞、类右束支、类左束支图形，如果有，要将此类患者等同于 ST 段抬高患者对待。

4. 当出现广泛 ST 段压低和 T 波倒置或低平，要密切关注 aVR 导联 ST 段变化，只要出现 aVR 导联 ST 段抬高、T 波变平或 T 波为正向，即应高度重视，将此类患者等同于 ST 段抬高患者对待。

5. 当出现广泛 ST 段压低和 T 波倒置或低平，必须辅以心肌标记物 [高敏肌钙蛋白 I（high sensitive cardiac troponin I，hs-cTnI）、肌酸激酶同工酶 MB（creatine kinase isoenzymes MB，CK-MB）] 和 D- 二聚体检测，并动态观察以协助诊断。

6. 当出现 ST 段压低和 T 波倒置或低平时，要密切评估患者的高危因素。

四、以非 ST 段抬高急性冠脉综合征心电图为依据的急诊临床评估决策

1. 患者症状　患者有明确的症状，包括：①有明确的胸部不适，表现为胸痛、胸闷；②胸部不适时伴有明显的冷汗、大汗；③患者症状反复发作，时间不定，尤其是夜间就诊患者；④休息或含服硝酸甘油等药物后不缓解。需要反复评估，并进行相应的心肌标记物检查，包括 CK-MB、hs-cTnI、肌红蛋白，并进行定期监测，随着目前现场快速检验（point of care testing，POCT）的开展，需要结合临床症状、生命体征、心电图表现综合判断。

2. 危险因素　分为很高危、高危和低危。

（1）很高危因素：①血流动力学不稳定；②心源性休克；③经过医学治疗仍然有胸痛的再发作；④致命性心律失常的出现；⑤出现心肌梗死的机械并发症；⑥出现与 NSTE-ACS 相关的急性心力衰竭；⑦6 个导联以上 ST 段压低超过 1mm，且合并有 aVR 导联和 / 或 V_1 导联 ST 段抬高。

（2）高危因素：①已经确定的 NSTEMI 患者；②ST 段在诊疗过程中不断变化（随着静息状态和症状而变化）；③无 ST 段抬高或心源性休克的心脏骤停复苏者；④GRACE 危险因素评分 >140 分。

（3）低危因素：缺乏高危和很高危所描述的因素，且患者的心肌标记物表现为持续低值。

临床决策：急诊针对疑似 NSTE-ACS 的患者应进行心电图和肌钙蛋白反复筛查，才可能作出正确的判断。临床评估与分诊决策见图 6-2-4。

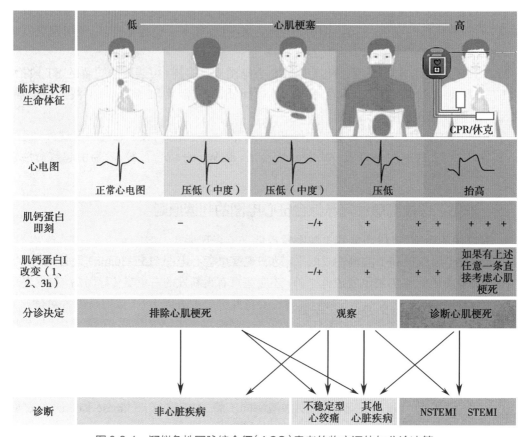

图 6-2-4　疑似急性冠脉综合征（ACS）患者的临床评估与分诊决策

最初评估是基于从临床环境中获得的症状和生命体征的低可能性和 / 或高可能性特征的综合评估。十二导联心电图中心脏血管对应位置的导联可能出现 ST 段或 T 波的改变。

五、典型案例

患者，男，43 岁。以"间断胸痛 30min"为主诉在凌晨 3 点于急诊科就诊。患者自诉半小时前无明显诱因出现前胸部疼痛，呈针刺样，时而可出现疼痛缓解，疼痛时伴有冷汗，否认胸闷、气短、呼吸困难，否认咳嗽、咳痰，否认反酸、嗳气。患者既往否认有任何疾病。

体格检查：体温 36.4℃，脉搏 97 次 /min，呼吸 17 次 /min，血压 130/70mmHg，一般情况尚可，急性面容，体型肥胖，BMI 为 29kg/m²，双肺呼吸音粗，双肺底未闻及湿啰音，心率 97 次 /min，各瓣膜未闻及杂音。腹部查体阴性。

诊疗经过：入院 5min 即查心电图为正常，窦性心律，$V_4 \sim V_6$ 导联 T 波低平（图 6-2-5），随即查心肌标记物、氨基末端 B 型脑钠肽前体（N-terminal B-type brain natriuretic peptide，NT-proBNP）、心脏超声等，并在门诊留观，于 15min 后再次复查心电图发现患者 Ⅰ、Ⅱ、Ⅲ、aVL、aVF、$V_2 \sim V_6$ 导联 ST 段下移，aVR 和 V_1 导联 ST 段抬高（图 6-2-6），考虑为 NSTE-ACS。因患者检查结果未出，但有大汗、冷汗，立刻转入急诊留观室，并给予拜阿司匹林 300mg，氯吡格雷 300mg，嚼服；阿托伐他汀 20mg，口服；硝酸甘油 5mg，静脉滴注。

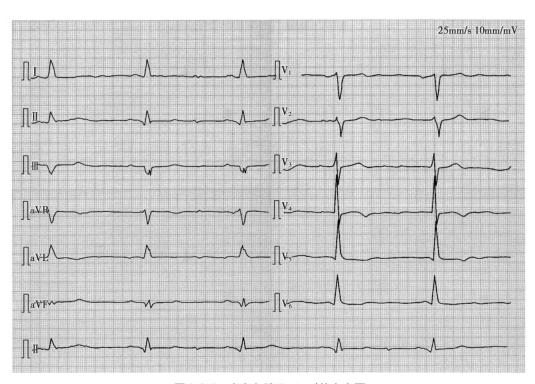

图 6-2-5　患者入院 5min 时的心电图

窦性心律，V_4～V_6 导联 T 波低平，部分 T 波双向或倒置，aVR 导联 T 波变平。

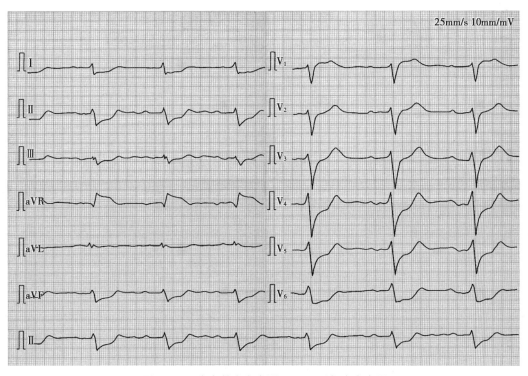

图 6-2-6　患者首次心电图 15min 后复查心电图

Ⅰ、Ⅱ、Ⅲ、aVL、aVF、V_2～V_6 导联 ST 段下移，aVR 和 V_1 导联 ST 段抬高。

检验结果回报：hs-cTnI 0.01ng/ml，CK-MB 20U/L。心脏超声未见明显异常。患者经冠状动脉造影确诊为左前降支近端狭窄 90%（图 6-2-7）。最终临床诊断为急性冠脉综合征、不稳定型心绞痛。

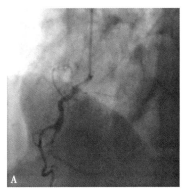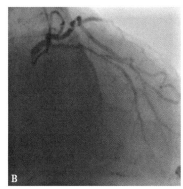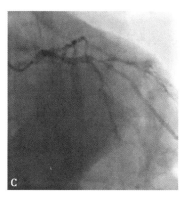

图 6-2-7　冠状动脉造影及支架植入后（A～C）

病例分析：该患者以间断胸痛为主要表现，第一份心电图在医疗接触 10min 内完成，表现为 V$_4$～V$_6$ 导联 T 波低平，V$_4$、V$_5$ 导联 T 波倒置，aVR 导联 T 波变平，患者有大汗、冷汗，夜间就诊；急诊复查心电图表现为 I、II、III、aVL、aVF、V$_2$～V$_6$ 导联 ST 段下移，aVR 和 V$_1$ 导联 ST 段抬高，可以确诊 NSTE-ACS。虽然该患者属于 NSTE-ACS，但由于具有很高危的因素，等同于 ST 段抬高心肌梗死，故给予 PCI 治疗，最终证实左前降支 90% 的狭窄。

【思考题】

1. NSTE-ACS 的心电图表现形式包括哪些？
2. NSTE-ACS 心电图的判读原则包括哪些？
3. 疑似 NSTE-ACS，从症状和高危因素方面考虑，评估决策包括哪些内容？

（杨建中）

推 荐 阅 读

[1] 张新超，于学忠，陈凤英. 中国医师协会急诊分会. 急性冠脉综合征急诊快速诊疗指南（2019）. 临床急诊杂志，2019，20（4）：253-262.

[2] BARBATO E，MEHILLI J，SIBBING D，et al. Questions and answers on antithrombotic therapy and revascularization strategies in non-ST-elevation acute coronary syndrome（NSTE-ACS）：a companion document of the 2020 ESC Guidelines for the management of acute coronary syndromes in patients presenting without persistent ST-segment elevation. Eur Heart J，2021，42（14）：1368-1378.

[3] COLLET J P，THIELE H，BARBATO E，et al. 2020 ESC Guidelines for the management of acute coronary syndromes in patients presenting without persistent ST-segment elevation. Rev Esp Cardiol（Engl Ed），2021，74（6）：544.

第三节　容易漏诊的急性心肌梗死心电图表现

【本节精要】

- 急性心肌梗死约 15% 的患者在第 1 次描记心电图时无改变，25% 的患者心电图改变不典型，因此常有漏诊甚至误诊发生。
- 临床常漏诊的急性心肌梗死可见于左主干闭塞、小 q 波、de Winter 综合征或 de Winter ST-T 改变、Wellens 综合征、R 波递增不良、巨 R 波综合征，要熟悉以上急性心肌梗死心电图的特点。
- 当疑似急性心肌梗死时应反复、系列描记心电图，仔细观察心电图是否有动态变化，识别一过性伪正常化。
- 必要时增加描记十八导联心电图，结合血清标志物进行综合分析。

AMI 是需要紧急干预的急危重症之一，但临床常有漏诊甚至误诊发生，原因在于约 15% 的 AMI 患者在第 1 次描记心电图时无改变，25% 的 AMI 心电图改变不典型。如果心肌梗死面积小于左心室心肌 3%，或梗死部位特殊如左回旋支闭塞，50% 病例常规十二导联心电图无改变。对于单纯后壁、右心室 AMI 常规十二导联心电图可无明显改变。而描记时间过早或描记时间不当如发病 12～24h 前后，AMI 由超急性期转为急性期，ST 段可降至基线，病理性 Q 波尚未出现，可出现一过性伪正常。特殊类型 AMI，如 ST 段不升反降、非 Q 波心肌梗死、多部位心肌梗死时，异常图形可相互抵消。心肌梗死伴左束支传导阻滞、合并预激综合征、合并左前分支阻滞时，心肌梗死图形会被掩盖。这些情况下都可能会造成漏诊或误诊。

一、临床常见漏诊心电图

1. 左主干闭塞　左主干闭塞非常凶险，常发生心源性猝死，应及时识别，并开通血管可以降低死亡率。急性左主干闭塞的心电图常表现为"6＋1"或"6＋2"，特点如下（图 6-3-1）。

（1）广泛导联的 ST 段压低：Ⅰ、Ⅱ、V_1～V_6 导联 ST 段压低，尤其以 V_4～V_6 导联压低更为明显，至少 2mV，如果 >4mV 更有意义。

（2）aVR 导联 ST 段抬高。

（3）aVR 和 V_1 导联 ST 段抬高，且 aVR 导联 ST 段抬高的幅度大于 V_1 导联 ST 段抬高的幅度，即 $ST_{aVR}\uparrow > ST_{V_1}\uparrow$。

急性左主干闭塞至少有 6 个导联的 ST 段压低，1 个导联（aVR）或 2 个导联（aVR、V_1）导联 ST 段抬高，如果为 2 个导联 ST 段抬高，则 $ST_{aVR}\uparrow > ST_{V_1}\uparrow$。

左主干病变常伴有多支冠状动脉病变，而多支冠状动脉病变也会出现"6＋2"，鉴别点在于多支病变不会出现 $ST_{aVR}\uparrow > ST_{V_1}\uparrow$。

2. 小 q 波　心电图特点如下（图 6-3-2）。

（1）左胸导联 q 波未达到病理性 Q 波标准，但宽度和深度超过下一个胸导联 q 波，即 $q_{V_3} > q_{V_4}$ 或 $q_{V_4} > q_{V_5}$ 或 $q_{V_5} > q_{V_6}$。

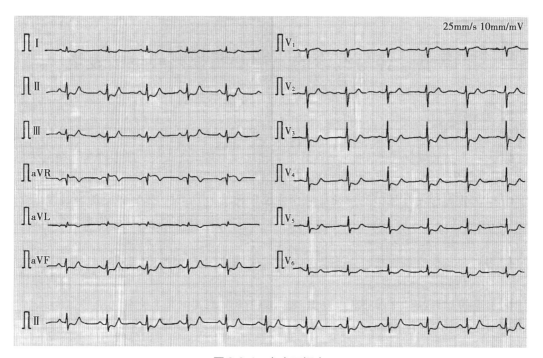

图 6-3-1　左主干闭塞

Ⅱ、Ⅲ、aVF、$V_2 \sim V_6$ 导联 ST 段均压低，aVR 导联 ST 段抬高。

（2）V_1、V_2 导联呈 QRS 或 $V_1 \sim V_3$ 导联均出现 q 波，当排除右心室肥厚、左前分支传导阻滞后，多提示前间壁 AMI。

鉴别要点：右心室肥厚 V_{3R}、V_{4R} 导联为 qR 型，且电轴右偏；左前分支传导阻滞第 3 肋间相当于 V_1、V_2 导联部位描记心电图 q 波更明显，低一肋间描记 q 波消失。

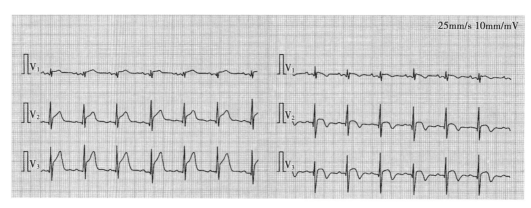

图 6-3-2　小 q 波，$q_{V_2} > q_{V_3}$

3. de Winter 综合征或 de Winter ST-T 改变　2008 年，荷兰鹿特丹心内科 de Winter 等首先描述。部分患者既往存在反复心肌缺血，心脏各冠状动脉之间已形成广泛的侧支循环，当发生前降支闭塞时不表现为 ST 段抬高而表现为特殊的 ST 段压低，并伴 T 波高尖，心电图特点见图 6-3-3。

（1）$V_1 \sim V_6$ 导联 ST 段呈上斜型下移≥0.1mV。

（2）T 波高尖且对称。

（3）aVR 导联 J 点抬高 0.2～2mV。

（4）下壁导联 ST 段中度压低。

（5）QRS 波时限正常或轻度延长。

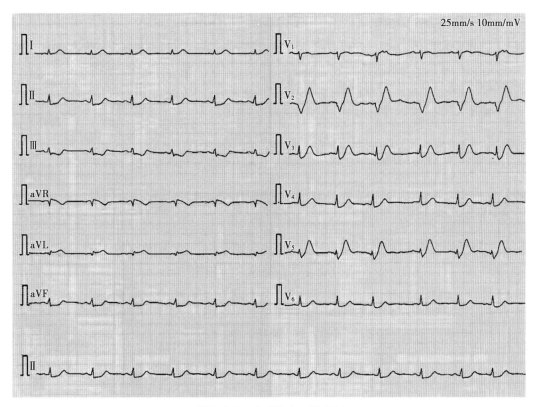

图 6-3-3　de Winter 综合征

$V_2 \sim V_5$ 导联 ST 段呈上斜型下移≥0.1mV，T 波高尖且对称，aVR 导联 J 点抬高 0.2mV，Ⅱ、Ⅲ、aVF 导联 ST 段中度压低，QRS 波时限轻度延长。

de Winter 综合征或 de Winter ST-T 改变发生的确切机制目前还不清楚，约占 ACS 患者的 2.0%，且多为男性及高胆固醇血症患者。de Winter 综合征或 de Winter ST-T 改变应视为 STEMI 等危急心电图，必须按照 STEMI 进行处理，急诊行介入治疗开通血管，溶栓治疗现阶段没有适应证。

4. Wellens 综合征　1982 年 Wellens 发现并提出，是一种左前降支近端严重狭窄，并以 T 波变化为特征的心电图，又称左前降支冠状动脉 T 波综合征。Wellens 综合征患者通常近期有心绞痛发作，心电图 T 波改变出现在胸痛的缓解期，即心绞痛的症状与心电图 T 波改变分离不同步，心电图特点见图 6-3-4、图 6-3-5。

（1）心电图主要变化出现在 V_2、V_3 导联（少数可扩延至 V_1、$V_4 \sim V_6$ 导联），T 波可呈双向对称性深倒置，也可呈 T 波双向。

（2）无病理性 Q 波及胸导联 R 波递增不良。

（3）无明显 ST 段偏移。

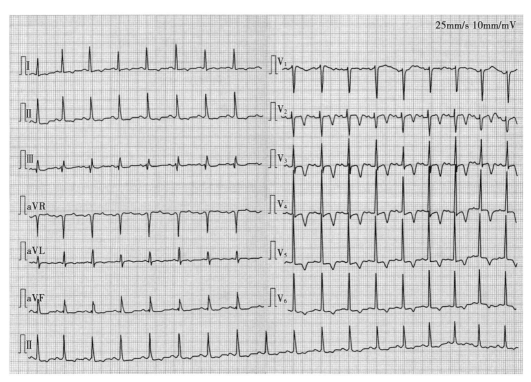

图 6-3-4　Wellens 综合征 I 型
$V_2 \sim V_6$ 导联 T 波呈双向对称性深倒置。

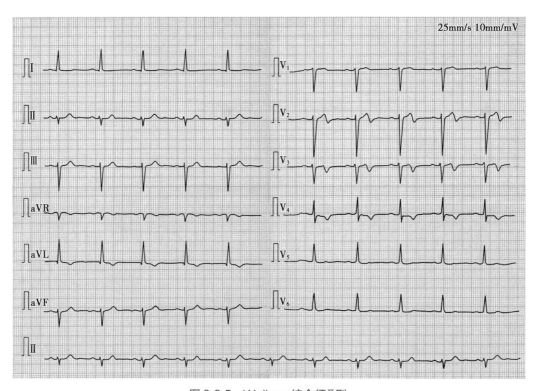

图 6-3-5　Wellens 综合征 II 型
V_2、V_3 导联 T 波呈双向倒置；V_4 导联 T 波倒置；V_2 和 V_3 导联 ST 段呈凹面型抬高。

（4）特征性 T 波的演变：患者心绞痛再发作时，T 波可发生三种类型变化。①已存在的 T 波倒置程度加深；②倒置的 T 波伪正常化；③进展为急性心肌梗死而出现 ST 段的显著抬高。

（5）若患者不再发生心绞痛，持续数小时至数周后，T 波倒置的程度逐渐减轻，直到恢复直立。

Wellens 综合征的发生机制目前尚不清楚，药物治疗疗效有限，行冠状动脉介入治疗或外科搭桥手术者预后较好；未行冠状动脉介入治疗的患者，短期内容易进展为急性广泛前壁心肌梗死，因此对此类患者应积极行冠状动脉介入治疗。

5. R 波递增不良　正常心电图 $V_1 \sim V_6$ 导联 R 波振幅逐渐增大，且 V_3 或 V_4 导联 R/S＝1，如果此特点消失即为 R 波递增不良，心电图特点见图 6-3-6。

（1）$V_1 \sim V_4$ 导联 R 波递增不良，除外极度顺钟向转位、右心室肥大及束支传导阻滞。

（2）两个连续胸导联 R 波振幅相差≥50%；如 $R_{V_3} > 1/2R_{V_4}$。

（3）同一导联 R 波振幅进行性下降。

（4）Ⅲ、aVF 导联 R 波振幅≤0.25mV，伴Ⅱ导联病理性 Q 波。

（5）V_1、V_2 导联 R 波振幅增高，同时伴 ST 段压低和 T 波高耸，提示急性正后壁 AMI。

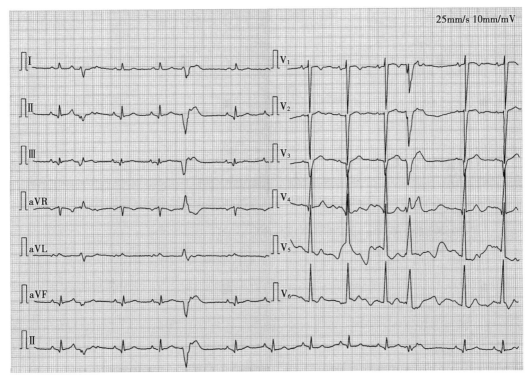

图 6-3-6　$V_1 \sim V_3$ 导联 R 波递增不良

6. 巨 R 波综合征　巨 R 波是较大的冠状动脉急性闭塞引起大面积心肌损伤的急性一过性表现，最常见于急性广泛前壁心肌梗死，易导致心源性休克，病情危重凶险，心电图特点见图 6-3-7。

（1）形态高大尖锐的 R 波，下降支与 ST 段融合，形成宽大基底的三角形 R 波。

（2）急性期巨 R 波综合征可见 q 波。

（3）在缺血导联 QRS 波时限增宽可达 0.12s，R 波高耸，对应导联可见宽大 S 波，其余导联 QRS 波变化则不明显。

（4）当心率增快时，P 波可不明显或融合在 T 波中，或融合在宽大的 QRS 波中。

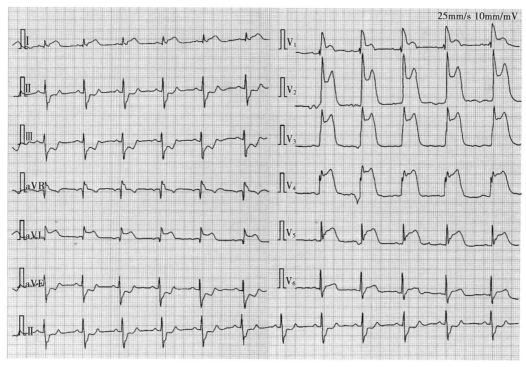

图 6-3-7　巨 R 波

$V_2 \sim V_4$ 导联 R 波形态高大尖锐，下降支与 ST 段融合，形成宽大基底的三角形"墓碑样"R 波；V_4 导联可见 q 波。

二、心电图漏诊急性心肌梗死的原因及防范

对于疑似 AMI 时应反复、系列描记心电图，仔细观察心电图是否有动态变化。必要时增加描记十八导联心电图，通过观察 $V_{3R} \sim V_{5R}$、$V_7 \sim V_9$ 导联，可使 ST 段抬高检出率增加。细致观察和前后对比，如是否有 Q 波进行性加宽或加深、ST 段进行性抬高等，即使不明显，也有诊断价值。通过多次复查心电图，连续对比，识别一过性伪正常化。应熟悉 AMI 的不典型心电图表现，结合血清标志物进行综合分析。总之，时刻警惕 AMI 的漏诊，仔细分析并多次对比，可降低对 AMI 的漏诊（图 6-3-8）。

三、典型案例

患者，女，67 岁。以"咳嗽、咳痰伴气喘 30 年，加重 3d"为主诉入院。既往因"慢性阻塞性肺疾病急性加重"反复住院治疗，否认心脏病、高血压病史，门诊血常规：白细胞计数 $9.2 \times 10^9/L$，中性粒细胞百分比 81%，血红蛋白 98g/L。心电图提示（图 6-3-9）：窦性心律，心率 104 次/min，$V_1 \sim V_4$ 导联 T 波对称倒置，$V_4 \sim V_6$ 导联 T 波低平。胸部 CT 提示：双肺渗出改变。入院初步诊断"慢性阻塞性肺疾病急性加重；冠心病？"

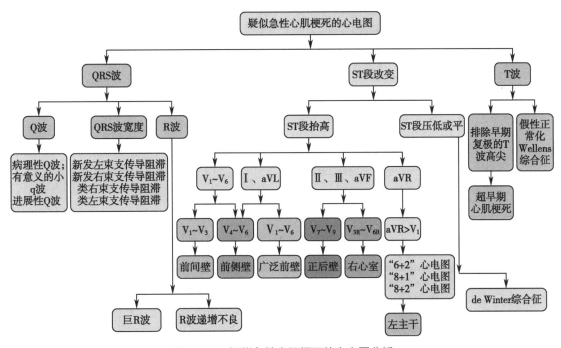

图 6-3-8　疑似急性心肌梗死的心电图分析

体格检查：脉搏 110 次 /min，呼吸 21 次 /min，血压 120/90mmHg，血氧饱和度 77%，神志清、精神差；听诊两下肺可闻及湿啰音和高调哮鸣音，无胸膜摩擦音；心界向左下扩大，各瓣膜听诊区未闻及病理性杂音。腹部查体无异常，双下肢轻度凹陷性水肿。

诊疗经过：入院给予一级护理，心电监护，给予平喘、止咳等对症、改善微循环治疗。当晚患者突然意识丧失，血压 80/50mmHg，血氧饱和度 77%，心电监护显示为尖端扭转型室性心动过速 - 心室颤动。立即胸外按压、电除颤 1 次、静脉推注硫酸镁后恢复为窦性心律。心电图提示（图 6-3-10）：窦性心律，心率 92 次 /min，V_2～V_6 导联 T 波对称倒置。床旁肌钙蛋白 T＜40ng/ml。患者躁动，Richmond 躁动 - 镇静评分（RASS）4 分，给予"咪达唑仑"持续静脉微量泵注，气管插管机械通气，家属拒绝 PCI。第 2 天心电图提示（图 6-3-11）："尼亚加拉瀑布样"T 波改变。床旁肌钙蛋白 T 780ng/ml。第 3 天心电图提示（图 6-3-12）：窦性心律，平均心率 102 次 /min，频发房性期前收缩，V_1～V_6 导联 T 波双向改变，床旁肌钙蛋白 T＞2 000ng/ml。

心脏超声：左心房和左心室大、左心室室壁搏幅减弱，左心室收缩功能减低，射血分数 39%；二尖瓣大量反流，三尖瓣及主动脉瓣少量反流。

检验结果回报：BNP 1 693pg/ml，纤维蛋白原降解产物（fibrinogen degradation products，FDP）66.37mg/L，D- 二聚体 9.897mg/L。

患者放弃治疗，自动出院。出院诊断：急性冠脉综合征 -Wellens 综合征 I 型，慢性阻塞性肺疾病急性加重期。

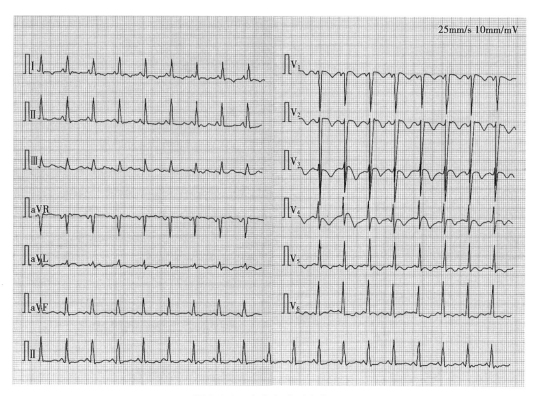

图 6-3-9　患者入院时心电图

窦性心律，心率 104 次 /min，V_1～V_4 导联 T 波对称倒置，V_4～V_6 导联 T 波低平。

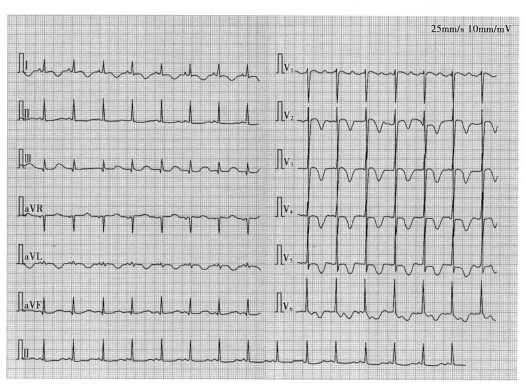

图 6-3-10　患者心室颤动复律后即刻心电图

窦性心律，心率 92 次 /min，V_2～V_6 导联 T 波对称倒置。

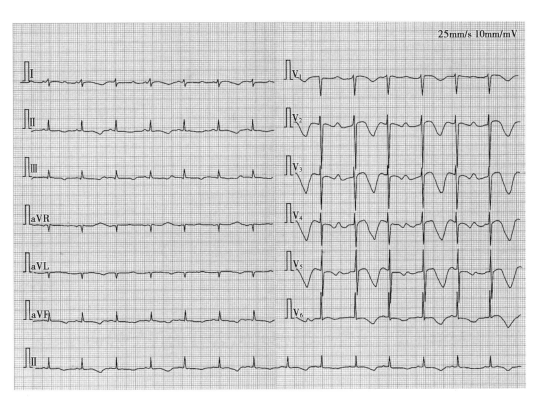

图 6-3-11　患者心室颤动复律后第 2 天心电图
"尼亚加拉瀑布样" T 波改变。

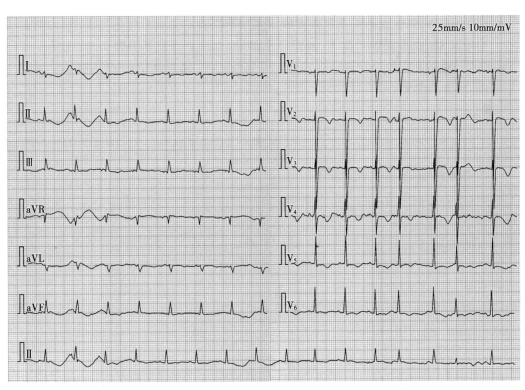

图 6-3-12　患者心室颤动复律后第 3 天心电图
窦性心律,平均心率 102 次 /min,频发房性期前收缩,$V_1 \sim V_6$ 导联 T 波双向改变。

病例分析：患者以咳、痰、喘 30 年加重 3d 后入院，既往多次住院均按"慢性阻塞性肺疾病急性加重"诊治。本次入院心电图提示：$V_1 \sim V_4$ 导联 T 波对称倒置，$V_4 \sim V_6$ 导联 T 波低平，不排除"冠心病"。入院当晚即出现心室颤动，复律后心电图提示：$V_2 \sim V_6$ 导联 T 波对称倒置，与入院时心电图相比较 T 波倒置程度加深。第 2 天心电图为典型"尼亚加拉瀑布样"T 波改变，T 波前后支对称，倒置程度进一步加深。第 3 天心电图提示 $V_1 \sim V_6$ 导联 T 波倒置的程度降低并呈双向改变，同时出现频发房性期前收缩。病变过程中的心电图为典型的 Wellens 综合征 I 型的动态演变。

【思考题】

除本节所列举内容外，容易漏诊的急性心肌梗死还有哪些？

（刘丹平　杨建中）

第四节　急性心肌梗死常合并的传导障碍

【本节精要】

- 电传导障碍是急性心肌梗死常见的并发症。
- 传导系统不同部位的供血冠状动脉闭塞可导致相应部位的传导异常，如右束支传导阻滞、左束支传导阻滞、房室传导阻滞，也可能导致各类室上性、室性心律失常，如心房扑动、心房颤动、室性期前收缩、加速性室性自主心律、室性心动过速、心室颤动等。

电传导障碍是 AMI 常见的并发症，由自主神经功能失调或传导系统缺血和坏死导致。

一、传导系统的冠状动脉血供

掌握传导系统不同部位的冠状动脉血供有利于充分理解不同部位的 AMI 与心律失常的关系。

（一）窦房结

60% 个体由右冠状动脉（right coronary artery，RCA）供血，其余 40% 由左回旋支（left circumflex artery，LCX）供血。

（二）房室结

90% 个体由 RCA 供血，10% 由 LCX 供血。

（三）希氏束

大部分由 RCA 供血，少部分由左前降支（left anterior descending artery，LAD）的穿隔支供血。

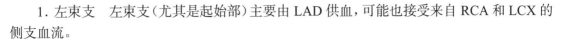

1. 左束支　左束支(尤其是起始部)主要由 LAD 供血,可能也接受来自 RCA 和 LCX 的侧支血流。

(1)左后分支:近端部分由房室结动脉供血,有时也由 LAD 室间隔支供血。远端部分接受前、后穿隔支双重血供。

(2)左前分支:左前分支及中隔支由 LAD 穿隔支供血,在约 50% 的个体中也接受房室结动脉供血。

2. 右束支　右束支(尤其是起始部)主要由 LAD 穿隔支供血。根据冠状动脉系统支配的不同,同时也接受自 RCA 或 LCX 的部分侧支血供。

二、电传导障碍的类型

电传导障碍最常见的类型是心动过缓,伴或不伴症状。AMI 也可能出现其他类型心律失常,但都通常难以区分心电图传导异常是由基础慢性疾病还是 AMI 相关的新发异常导致。

(一)心肌梗死后传导异常

心肌梗死后传导异常包括右束支传导阻滞(right bundle branch block,RBBB)、左束支传导阻滞(left bundle branch block,LBBB)、一度房室传导阻滞、二度房室传导阻滞和三度(完全性)房室传导阻滞。

心肌梗死后传导异常最常见的类型为缓慢性心律失常。多数研究显示,PCI 治疗后,高度房室传导阻滞的发生率降低为 1%～3%,STEMI 患者高于 NSTEMI 患者。AMI 并发新发束支传导阻滞的情况罕见,在心肌梗死发作后 60min 内分别有 0.73% 和 0.15% 的患者发生 RBBB、LBBB、类右束支传导阻滞或类左束支传导阻滞。

房室传导阻滞的治疗和预后取决于梗死部位。传导障碍可能出现在下壁心肌梗死发生时,或之后数小时或数天,由于窦房结、房室结及希氏束主要由 RCA 供血,所以下壁心肌梗死常并发窦性心动过缓、二度房室传导阻滞和三度房室传导阻滞。该型传导阻滞的 QRS 波通常为窄波,由一度进展为二度和三度,往往导致无症状、一过性心动过缓(40～60 次 /min),在 5～7d 内恢复。

前间壁心肌梗死并发的传导障碍较少,但更为严重。因为房室结通常由 RCA 或 LCX 供血,而多数前壁心肌梗死是由于 LAD 闭塞,所以房室结传导减慢导致的 PR 间期延长(一度房室传导阻滞)通常不会出现在前壁心肌梗死,少数情况下,前壁心肌梗死会引起房室结水平以下的一度房室传导阻滞,如果发生一度房室传导阻滞伴宽大 QRS 波,则应怀疑为这种情况。前壁心肌梗死导致的二度房室传导阻滞通常发生在房室结或以下水平,且几乎都是莫氏 Ⅱ型。前壁心肌梗死相关房室传导阻滞通常在 24h 内突发,发生前可以毫无征兆,也可以先出现 RBBB 伴左前分支传导阻滞(LAFB)或左后分支传导阻滞(LPFB)(双分支或三分支阻滞),此时逸搏心律不稳定,且 QRS 波宽大,患者因心律失常和泵衰竭死亡的风险较高,院内和 30d 死亡率高于下壁梗死患者。

(二)心肌梗死后室上性心律失常

除心房颤动和心房扑动外,围梗死期的其他室上性心律失常相对少见。

1. 心房颤动与心房扑动　围梗死期房性快速性心律失常的总发病率为 6%～20%,主要发生于梗死后 72h 内,仅 3% 见于极早期(<3～4h)。其中心房颤动最为常见,心房颤动的发生提示预后较差。AMI 期间心房颤动患病率增加归因于以下 1 个或多个因素:心房功能不全,交感神经受刺激,心包炎,窦房结、房室结、左心房的供血动脉粥样硬化性病变,以及医源

性因素（如正性肌力药）。其中，心房功能不全的原因包括心力衰竭引起左心房压力升高而牵拉心房（最常见的原因）、心房缺血（罕见）和梗死（罕见）。

2．窦性心动过速　窦性心动过速见于 30%～40% 的 AMI。持续窦性心动过速患者通常梗死面积更大，多位于前壁，左心室功能明显受损，提示并发症发生率高、早期死亡率高，30d 死亡率也升高。治疗策略以找到并纠正基础病因为主。大多数患者无论有无心动过速，都会接受 β 受体阻滞剂治疗，因为早期使用 β 受体阻滞剂是 AMI 的常规治疗之一。在梗死早期，尤其是有大面积前壁心肌梗死、低血压或肺循环淤血时，应慎用 β 受体阻滞剂。

3．窦性心动过缓　AMI 后 15%～25% 的患者会发生窦性心动过缓，常见于下壁心肌梗死，因为约 60% 的人窦房结由 RCA 供血。大多持续时间较短，尤其是心肌梗死后 6h 内发生的窦性心动过缓，通常在 24h 内缓解。窦性心动过缓也可以由迷走神经张力增高引起，常见于下壁心肌梗死。其他少见原因包括窦房结缺血和纤维蛋白溶解后的再灌注性心律失常，或由其他药物治疗导致，如 β 受体阻滞剂、钙通道阻滞剂或地高辛。如果 AMI 后的窦性心动过缓引起血流动力学不稳定而需要治疗，阿托品通常效果明显（对于大多数病例，通常给予 0.6～1.0mg）；如果静脉用阿托品后，患者仍持续存在心动过缓伴血流动力学不稳定，则需考虑临时心脏起搏，因心肌梗死后的窦性心动过缓大多是暂时的，所以一般不需要永久起搏。

4．阵发性室上性心动过速　在 AMI 后的发生率低于 10%，但常因心室率快而需积极处理。

5．非阵发性交界性心动过速　交界性心动过速也称加速性交界性心动过速，是一种起源于房室结或希氏束内离散点的心律失常，通常是暂时的，发生于心肌梗死后 48h 内，逐渐发生，也逐渐终止。不需要特别的抗心律失常治疗。

（三）急性心肌梗死后室性心律失常

室性心律失常在 AMI 后早期（即前 48h 内）常见，从孤立性室性期前收缩（premature ventricular contraction，PVC）到加速性室性自主心律（accelerated idioventricular rhythm，AIVR）、室性心动过速（ventricular tachycardia，VT）、心室颤动（ventricular fibrillation，VF）均可发生。危及生命的室性心动过速或心室颤动是急性 STEMI 不常见但严重的并发症，AMI 患者的心源性猝死大多是由于室性快速性心律失常所致，心肌梗死后发生室性心动过速或心室颤动的患者，院内死亡率可达到 20% 或更高，与 STEMI 患者相比，在急性 NSTEMI 或不稳定型心绞痛患者中，持续性室性心律失常较少出现。AMI 早期出现的室性心动过速或心室颤动，提示可能存在持续心肌缺血，致心律失常性心肌瘢痕组织形成，交感神经张力增加或循环儿茶酚胺浓度升高，或电解质紊乱（如低钾血症）。

三、典型病例

患者，男，38 岁。以"剑突下疼痛 3h"就诊。患者 3h 前静息抽烟时出现剑突下疼痛，起初为隐痛，后疼痛程度逐渐加重，转为绞痛，范围约手掌大小，呈持续性，不向周围放射，疼痛数字评估量表（NRS）评分 7～8 分，伴大汗，无心悸、胸闷、头晕、黑矇，自服"胃药"后胸痛仍逐渐加重。既往史：2 年前患者因胸痛就诊，诊断为 STEMI（前壁、高侧壁），未见束支传导阻滞；冠状动脉造影：LAD 中段局限性狭窄 90%～99%，RCA 后降支局限性狭窄 50%～70%，于 LAD 中段植入 1 枚支架。半年后自行停药，仅长期规律服用阿司匹林 0.1g（每天一次）。个人史：长期大量吸烟。

体格检查：脉搏 75 次 /min，血压 101/56mmHg，血氧饱和度 98%，心律齐，未及病理性杂音，双肺未及干、湿啰音，双下肢不肿。

诊疗经过：患者起病 3h 心电图示Ⅰ、aVL、$V_1 \sim V_5$ 导联病理性 Q 波形成，Ⅰ、aVL 导联 ST 段 J 点抬高 0.05～0.1mV，V_3、V_4 导联 ST 段 J 点抬高 0.1～0.2mV，$V_1 \sim V_3$ 导联 T 波倒置，Ⅱ、Ⅲ、aVF 导联镜像性压低，完全性右束支传导阻滞，可见成对房性期前收缩（图 6-4-1），考虑 STEMI，收入抢救室，给予负荷量替格瑞洛 180mg 口服（长期服用阿司匹林 0.1g，每天一次），硝酸甘油静脉泵入。入室检验结果：CK 1 337U/L，CK-MB-mass 84.8μg/L，cTnI 7.112μg/L，Myo 1 588μg/L。患者起病 4.5h 复查心电图示Ⅰ、aVL 导联 ST 段 J 点抬高 0.05mV，$V_3 \sim V_5$ 导联 ST 段 J 点抬高 0.05mV，原 V_4 导联 J 点稍回落伴 T 波倒置（图 6-4-2）。患者起病 6.5h 后行冠状动脉造影，术中见 LAD 近段支架内血栓形成、完全闭塞，TIMI 0 级；RCA 近中段 30%～50% 弥漫性狭窄，远段 50%～70% 管状性狭窄，TIMI Ⅲ级；LCX 近段 50%～70% 局限性狭窄，TIMI Ⅲ级，最终确诊为急性 ST 段抬高心肌梗死（广泛前壁、高侧壁），三支病变（累及 LAD、RCA、LCX），陈旧性心肌梗死（前壁、高侧壁）。

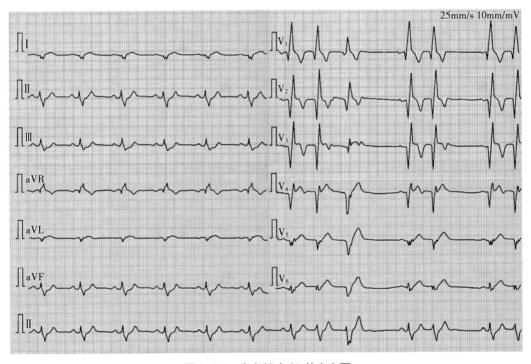

图 6-4-1　患者起病 3h 的心电图

窦性心律，可见成对房性期前收缩，完全性右束支传导阻滞。Ⅰ、aVL、$V_1 \sim V_5$ 导联病理性 Q 波形成，Ⅰ、aVL 导联 ST 段 J 点抬高 0.05～0.1mV，V_3、V_4 导联 ST 段 J 点抬高 0.1～0.2mV，$V_1 \sim V_3$ 导联 T 波倒置，Ⅱ、Ⅲ、aVF 导联镜像性压低。

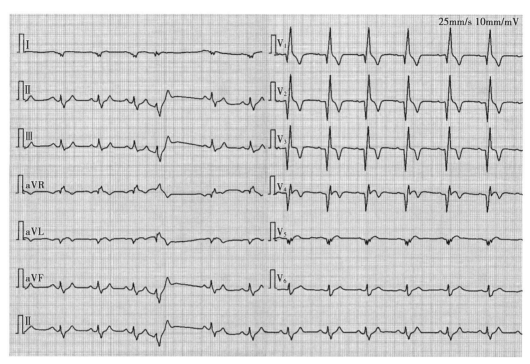

25mm/s 10mm/mV

图 6-4-2　患者起病 4.5h 后复查的心电图

窦性心律,室上性期前收缩,完全性右束支传导阻滞。I、aVL 导联 ST 段 J 点抬高 0.05mV,$V_3 \sim V_5$ 导联 ST 段 J 点抬高 0.05mV,原 V_4 导联 J 点稍回落伴 T 波倒置。

病例分析:该患者以剑突下疼痛起病,疼痛性质、心电图 ST-T 改变、心肌损伤标记物升高均符合 STEMI 诊断,从心电图符合 STEMI 的 ST-T 改变的导联可推断出此次梗死部位仍为广泛前壁、高侧壁,与前次 STEMI 遗留 Q 波形成的导联一致,可预测此次罪犯血管同前次罪犯血管,即 LAD。患者此次发病新发现 RBBB,由于缺少发病前的基础心电图,考虑 RBBB 可能与此次或前次心肌梗死有关。需要提示:当 AMI 合并束支传导阻滞时需警惕漏诊 AMI。

【思考题】

　　1. AMI 常导致哪些传导异常、心律失常?

　　2. AMI 导致的传导异常、心律失常的干预原则是什么?

（宋　晓）

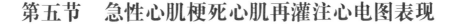

第五节　急性心肌梗死心肌再灌注心电图表现

【本节精要】

● AMI 再灌注治疗不成功的心电图符合 AMI 心电图常规演变规律,再灌注治疗成功的心电图可表现为 ST 段回落或再抬高、T 波演变加速、R 波再现或再升高、病理性 Q 波导联数不多于急性期高耸 T 波的导联数和出现再灌注心律失常。

● 再灌注心律失常多种多样,最有价值的是加速性室性自主心律,但敏感性和特异性并不高。

一、再灌注治疗后的心电图表现

AMI 的再灌注治疗策略包括药物溶栓治疗、直接经皮冠状动脉介入治疗及急诊外科冠状动脉旁路移植术,再灌注治疗不成功(再灌注治疗开始 2h 内罪犯冠状动脉未再通)的心电图符合 AMI 常规演变规律,而再灌注治疗成功的心电图应有以下一种或几种表现。

1. ST 段回落或再抬高　抬高的 ST 段迅速回落 ≥50% 或回落伴明显 T 波倒置;少数患者可出现反常性一过性 ST 段再抬高,随即回落,另有少数患者呈持续性(1h 以上)ST 段再抬高。

2. T 波演变加速　高耸 T 波的振幅骤降,或迅速出现双向 T 波、冠状 T 波。

3. 已消失的 R 波再出现或幅度减低的 R 波再升高。

4. 病理性 Q 波的导联数不多于超急性期高耸 T 波的导联数。

5. 出现再灌注心律失常　如加速性室性自主心律、室性心动过速甚至心室颤动、房室传导阻滞、束支传导阻滞突然改善或消失,或下壁心肌梗死出现一过性窦性心动过缓、窦房传导阻滞。其中最有价值的是加速性室性自主心律,但敏感性和特异性并不高。

二、典型病例

患者,男,36 岁。以"双下颌酸胀 1.5h,胸闷 1h"就诊。患者 1.5h 前静息时出现双侧颞下颌关节处酸胀感,范围约硬币大小,当时不伴胸闷、胸痛或其他部位疼痛,无心悸、黑矇,休息后无好转,持续 20min 后出现胸闷,部位位于胸骨下段,范围约拳头大小,无胸痛、心悸,无大汗、四肢冰冷,不伴濒死感。既往史:2012 年曾诊断为格林巴利综合征,表现为双手及双足麻木,给予激素治疗后好转。个人史:大量吸烟、饮酒史。婚育史无特殊。家族史:父亲患高血压,母亲患冠心病,舅舅患冠心病,其母和兄弟姐妹多人患高血压或糖尿病。

体格检查:脉搏 70 次 /min,血压 142/74mmHg,血氧饱和度 98%,心律齐,未闻及病理性杂音,双肺未闻及干、湿啰音,双下肢不肿。

诊疗经过:心电图(图 6-5-1)示 Ⅱ、Ⅲ、aVF、V₄～V₉ 导联 ST 段抬高 0.1～0.3mV,考虑 STEMI,收入抢救室,除外禁忌后,给予双抗负荷量抗血小板及重组人尿激酶原溶栓治疗。入室心肌损伤标记物结果均不高。溶栓后 30min 心电图(图 6-5-2)示相应导联 ST 段回落超过

50%。溶栓 1h 胸闷缓解 50%，溶栓 2h 胸闷症状完全缓解，未出现再灌注心律失常。心肌损伤标记物起病 8h cTnI 达峰值：CK 689U/L，CK-MB 34.5μg/L，cTnI 25.895μg/L。局部麻醉下行冠状动脉造影，术中见右优势型，左前降支近段 50%～70% 局限性狭窄，TIMI Ⅲ 级，回旋支远段 70%～90% 弥漫性狭窄（见血栓），TIMI Ⅲ 级，右冠状动脉中段 <30% 弥漫性狭窄，TIMI Ⅲ 级，后侧支 30%～50% 局限性狭窄，TIMI Ⅲ 级，于回旋支远段植入 1 枚支架。最终诊断为急性 ST 段抬高心肌梗死（下壁、后壁、侧壁），双支病变（累及 LAD、LCX）。

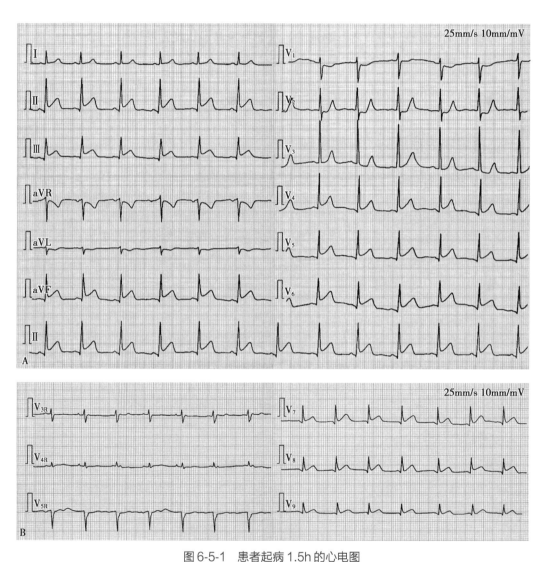

图 6-5-1　患者起病 1.5h 的心电图

窦性心律，Ⅱ、Ⅲ、aVF、V₄～V₉ 导联 ST 段抬高 0.1～0.3mV，aVL 导联 ST 段压低伴 T 波倒置。

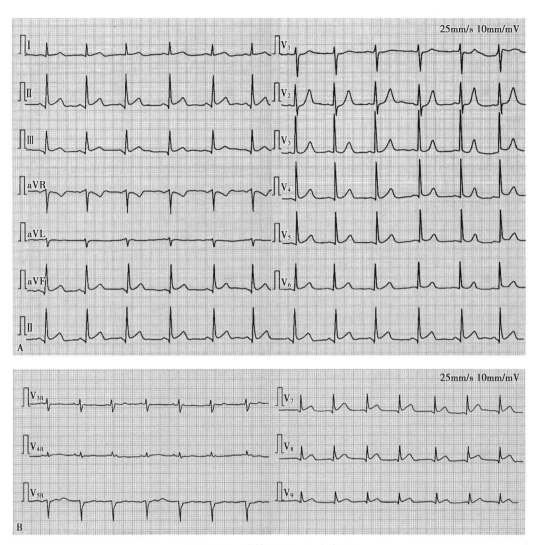

图 6-5-2　溶栓后 30min 心电图

窦性心律，Ⅱ、Ⅲ、aVF、V₄～V₉ 导联 ST 段回落超过 50%，正向 T 波，aVL 导联 ST 段无压低或抬高，T 波低平。

病例分析：该患者以双下颌酸胀、胸闷起病，结合临床表现、心电图 ST-T 改变、心肌损伤标记物升高、CAG 表现可明确诊断 STEMI。该患者初始再灌注治疗采用重组人尿激酶原溶栓，行冠状动脉造影前评估再灌注治疗效果，患者症状显著缓解，心电图 ST 段回落超过 50%，cTnI 提前达峰（8h），考虑溶栓成功。起病 15h 行冠状动脉造影进一步证实溶栓成功。

【思考题】

1. 如何评估再灌注治疗是否成功？

2. 通常而言，心肌下壁及后壁由 RCA 支配，而本例的犯罪血管为 LCX，不符合通常的表现，原因可能是什么？

（宋　晓）

第六节 急性 ST 段抬高心肌梗死心电图的鉴别诊断

【本节精要】

- 急性 ST 段抬高心肌梗死需与急性主动脉夹层、急性心包炎、急性肺栓塞、心绞痛和急性非 ST 段抬高心肌梗死鉴别。
- 急性主动脉夹层通常无特征性的心电图改变。
- 急性心包炎早期心电图表现为特征性的 PR 段偏移。
- 急性肺栓塞常有胸导联 T 波倒置，$S_I Q_{III} T_{III}$ 是最典型的急性肺栓塞心电图改变。
- 心绞痛心电图主要为缺血表现，表现在 ST 段、T 波、Q 波异常。
- 急性非 ST 段抬高心肌梗死常无 ST 段抬高，通常表现为 ST 段及 T 波的演变。

一、主动脉夹层

主动脉夹层是由于各种原因导致的主动脉内膜撕裂，血液流入动脉壁间，主动脉壁分层，临床症状表现为向背部放射的撕裂样疼痛，伴有呼吸困难、晕厥等症状。

主动脉夹层的常见病因为高血压、动脉粥样硬化等，患者多存在冠状动脉狭窄和左心室肥大，因而心电图表现（图 6-6-1）为心肌缺血和左心室高电压、肥大劳损等。主动脉夹层患者大多存在心电图的多种变化，有 ST 段改变、T 波低平或倒置等。

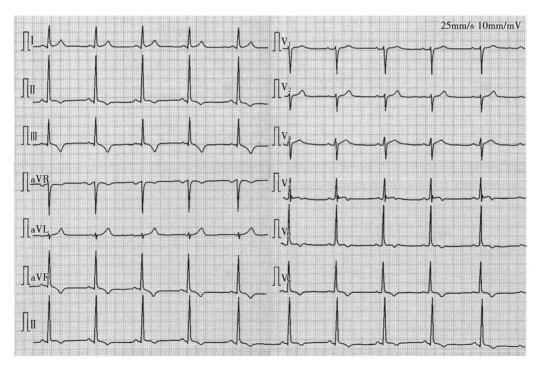

图 6-6-1 主动脉夹层的心电图表现

二、急性心包炎

急性心包炎是心包脏层和壁层的急性炎症，症状常表现为发热、胸膜刺激性疼痛，向肩部放射，前倾坐位时减轻，部分患者可闻及心包摩擦音。

心电图表现（图 6-6-2）：①一般为窦性心律或窦性心动过速；②急性心包炎早期心电图特征性改变表现为 PR 段偏移；③ ST 段为弓背向下抬高，T 波高；④ ST 段恢复到基线，T 波压低，变平；⑤ T 波倒置并达最大深度（除 aVR 和 V_1 导联直立外），常可持续数周、数个月或长期存在；⑥ T 波恢复直立，一般在 3 个月内；⑦急性心包炎时，由于心房、心室除极不受影响，故 P 波与 QRS 波正常，不出现异常 Q 波或 Qs 波。

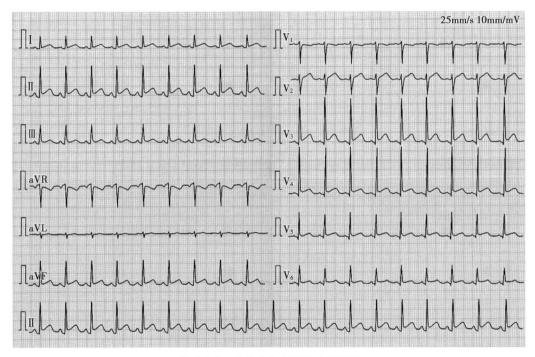

图 6-6-2　急性心包炎的心电图表现

三、急性脉栓塞

急性肺栓塞是内 / 外源性异常物质阻塞肺动脉及其分支造成的肺循环障碍，引起呼吸困难、咯血等症状，严重时导致患者死亡。

心电图表现（图 6-6-3）：①胸前 $V_1 \sim V_3$ 导联 T 波倒置，Ⅲ 导联常并存 T 波倒置；②$S_1Q_{Ⅲ}T_{Ⅲ}$ 是最典型的急性肺栓塞心电图改变（发生机制为急性右心室扩张使心脏发生顺钟向转位）；③可能会发生完全性或不完全性右束支传导阻滞；④aVR 导联振幅增大，常伴 ST 段抬高；⑤部分急性肺栓塞患者心电图可能出现肺性 P 波，P 波高尖，可能与急性肺栓塞导致的右心扩张有关；⑥急性肺栓塞患者中窦性心动过速、房性心律失常常见；⑦还有一部分急性肺栓塞患者心电图可表现为正常。

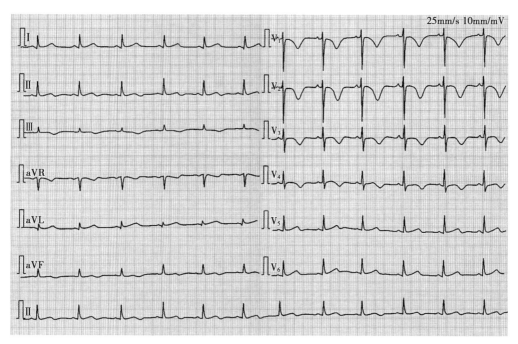

图 6-6-3 急性肺栓塞的心电图表现

四、心绞痛

心绞痛表现为中下段胸骨后压榨性或窒息性疼痛,持续时间较短,一般 1～5min,发作频繁,含服硝酸甘油可缓解。

心电图表现(图 6-6-4):①稳定型心绞痛,ST 段水平延长或缺血性压低,QRS 波通常无显著变化,T 波相对高耸且呈尖头状或双向、低平、倒置,心律失常发生较少;②变异型心绞痛,

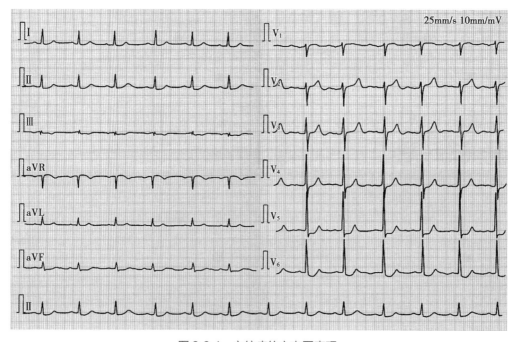

图 6-6-4 心绞痛的心电图表现

静息时约 1/3 患者的心电图正常，ST 段弓背向下呈暂时性抬高，并且对应导联的 ST 段压低；T 波增高，在症状轻时 T 波高尖；部分轻微发作患者心电图出现左侧导联 U 波倒置。

五、急性非 ST 段抬高心肌梗死

急性非 ST 段抬高心肌梗死临床症状主要表现为剧烈胸痛，与典型的稳定型心绞痛相似，但程度更重，患者会出现反复持续的胸痛、胸闷，伴有大汗等情况。

心电图表现（图 6-6-5）：无 ST 段抬高，通常是 ST 段压低，T 波直立 / 倒置及 QTc 的动态演变。可出现如下表现：① ST 段持续压低 >24h，压低幅度≥0.05mV；② ST 压低及 T 波倒置的演变，T 波演变持续 24h 以上。

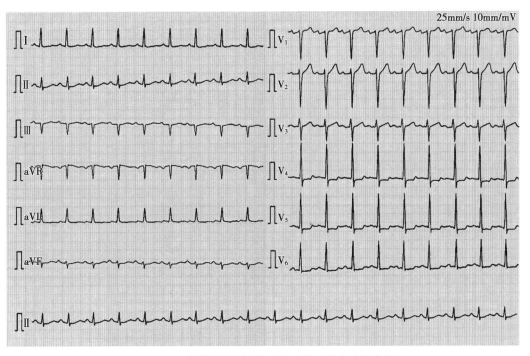

图 6-6-5　急性非 ST 段抬高心肌梗死的心电图表现

（徐　军）

推 荐 阅 读

[1] 刘汉钧. 稳定性心绞痛与变异性心绞痛的临床特点与心电图鉴别分析. 医药前沿, 2015, 5(32): 145-146.

[2] 田华, 张锋利, 黄毓娟. 急性心包炎的心电图诊断. 现代中西医结合杂志, 2009, 18(8): 906.

[3] KUKLA P, DŁUGOPOLSKI R, KRUPA E, et al. Electrocardiography and prognosis of patients with acute pulmonary embolism. Cardiol J, 2011, 18(6): 648-653.

第七节 急性冠脉综合征的危险分层和急诊处理策略

【本节精要】

- 对急性冠脉综合征需要运用 HEART 评分、GRACE 评分进行风险评估，并进行出血风险评估。
- 应根据 ST 段抬高心肌梗死发病的时间尽早再灌注治疗。非 ST 段抬高急性冠脉综合征表现多样，按照缺血危险因素进行危险分层，缺血危险越高，患者越需要尽早行冠状动脉介入治疗。
- 对急性冠脉综合征应评估出血危险，在标准抗栓的基础上，适当调整抗栓方案，降低出血危险。
- 综合评估缺血和出血危险，及时挽救缺血的心肌，恢复冠状动脉血供，减少严重出血事件，才能使急性冠脉综合征患者在最大程度上改善预后。

急性冠脉综合征（ACS）是指突然导致心肌冠状动脉供血需求不能得到满足的一系列疾病，原因多为冠状动脉内不稳定的粥样硬化斑块破裂、糜烂或侵蚀继发血栓形成所导致的心脏急性缺血，包括 ST 段抬高心肌梗死（STEMI）、非 ST 段抬高心肌梗死（NSTEMI）和不稳定型心绞痛（UA），其中 NSTEMI 和 UA 合称非 ST 段抬高急性冠脉综合征（NSTE-ACS）。ACS 是急诊科较为常见的危急重症，是冠心病的严重类型，可导致心功能不全、恶性心律失常、猝死等恶性心血管事件，影响患者的预后。不同的 ACS 患者存在不同的临床特征，对 ACS 患者进行早期识别、进行危险分层、及时经皮冠状动脉介入术（PCI）是诊疗的关键。

一、急性冠脉综合征的危险分层

1. 疑似 NSTE-ACS 患者最常用的风险评分及分层　病史（history）、心电图（electrocardiogram, ECG）、年龄（age）、危险因素（risk factors）、肌钙蛋白 I（troponin I）（HEART）评分是一个简单的五项风险评分，由根据临床经验和医学文献选择的变量组成。HEART 评分将 ACS 后6 周内发生重大心脏不良事件（major adverse cardiovascular events, MACE）的患者分为低、中或高风险，也可作为低风险早期出院患者的决策辅助。就 MACE 的预测而言，HEART 评分优于 UA/NSTEMI 的风险评分，但由于该评分基于旧的肌钙蛋白测试，不考虑连续肌钙蛋白测量，因此存在一定的局限性。修订后的 HEART 评分弥补了原始 HEART 评分的不足，并在前瞻性试验中显示出良好的结果。HEART 评分见表 6-7-1。

2. ACS 患者入院期间的风险评分

（1）缺血性危险分层：在美国和欧洲指南中，建议使用风险评分进行早期风险分层的预后评估，即入院开始时的缺血和出血风险评估。这些指南都建议使用 GRACE 评分（表 6-7-2）。国际 GRACE 注册中心已经开发了多种 GRACE 模型，但简化的 GRACE 评分已经被广泛应用于临床实践。GRACE 评分可评估住院期间和出院后 6 个月的单独死亡风险、死亡率和心肌梗死的综合风险。此外，更新后的 GRACE 2.0 评分预测了相同终点的 1～3 年风险。与 UA/NSTEMI

的 TIMI 评分相比,GRACE 评分在预测住院和长期心血管事件方面具有优越性。综合缺血危险评分体系分为 GRACE 评分和 TIMI 评分等评分系统,GRACE 评分在 STEMI 患者中评分指标与 NSTE-ACS 相同,优于 TIMI 评分,目前被推荐临床应用。GRACE 评分是目前国际公认的缺血危险评估指标,纳入的变量包括年龄、心率、收缩压、血清肌酐、初始心脏标志物阳

表 6-7-1　HEART 评分

项目	0分	1分	2分
病史(H)	轻度怀疑	中度怀疑	高度怀疑
心电图(E)	正常心电图	左心室肥厚或束支传导阻滞或非特异性复极异常	典型 ST 段抬高
年龄(A)	<45 岁	45～65 岁	>65 岁
危险因素(R)			>3 个或有冠状动脉重建史、心肌梗死、卒中史
肌钙蛋白(T)	≤标准值	1～2 倍标准值	>2 倍标准值

表 6-7-2　GRACE 评分

年龄/岁	得分	心率/(次·min⁻¹)	得分	收缩压/mmHg	得分	血清肌酐/(mg·dl⁻¹)	得分	危险因素	得分
<30		<50		<90	24		1	充血性心力衰竭病史	24
30～39	0	50～69	3	80～99	22			住院期间未行 PCI	14
40～49	18	70～89	9	100～119	18			心肌梗死既往史	12
50～59	36	90～109	14	120～139	14			心肌损伤标志物升高	15
60～69	55	110～149	23	140～159	10				
70～79	73	150～199	35	160～199	4				
80～89	91	≥200	43	≥200	0				
≥90	100					≥4	20		
患者得分		患者得分		患者得分		患者得分		患者得分	
患者合计得分:									

危险级别	GRACE 评分	出院后 6 个月死亡风险/%	患者分级(√)
低危	≤88	<3	
中危	89～188	3～8	
高危	>188	>8	

注:GRACE 评分来自 GRACE 研究,即全球冠状动脉时间登记研究,是世界上首个国家性的针对所有类型、未经筛选急性冠脉综合征(ACS)患者的前瞻性研究。研究于 1999 年 4 月启动,迄今全球共有 30 个国家 247 家医院参与,入选 ACS 患者 102 341 例。该评分目前临床应用广泛。GRACE 评分是患者入院和出院时进行危险分层评级的预测工具。

性、ST 段改变、就诊时心脏骤停和 Killip 分级。按 GRACE 评分将患者分为低危、中危、高危来预测院内死亡风险。

NSTE-ACS 与长期复发性缺血事件有关,基于病变及斑块形态学识别易损斑块及高危患者的概念可能会很有前景,如果将病变形态的腔内影像学增加到现有的危险评分模型中,可能会进一步改进危险分层,对远期预后有更好的预测价值。将来尚需要更多具有临床随访数据的前瞻性研究来验证这一策略。

(2)出血性危险分层:ACS 患者需积极抗栓治疗,有可能引起出血,严重大出血会影响预后,甚至危及生命。因此,对 ACS 患者均应评估出血风险。目前,CRUSADE 评分系统最为常用(表 6-7-3),对接受冠状动脉造影的 ACS 患者出血风险有一定的预测价值,CRUSADE 评分的预测价值最佳。CRUSADE 评分评估患者住院期间发生严重出血事件的可能性,包括入

表 6-7-3　CRUSADE 出血风险评分表

预测因子	评分	预测因子	评分
性别		血细胞比容 /%	
男性	0	<31	9
女性	8	31～33.9	7
充血性心力衰竭的体征		34～36.9	3
否	0	37～39.9	2
是	7	≥40	0
既往血管系统疾病病史[①]		肌酐清除率[②]/(ml·min⁻¹)	
否	0	≤15	39
是	6	>15～30	35
糖尿病		>30～60	28
否	0	>60～90	17
是	6	>90～120	7
收缩压 /mmHg		>120	0
≤90	10	心率 /(次·min⁻¹)	
90～100	8	≤70	0
101～120	5	70～80	1
121～180	1	81～90	3
180～200	3	91～100	6
≥200	5	101～110	8
		111～120	10
		≥121	11

①既往血管系统疾病病史定义为外周动脉疾病病史或卒中史。

②肌酐清除率按 Cockcroft-Gault 公式推算:$Ccr = \dfrac{(140 - 年龄) \times 体重}{72 \times Scr}$

女性按计算结果 ×0.85。Ccr,肌酐清除率(ml/min);Scr,血清肌酐(mg/dl);体重以千克(kg)为单位。

续表

风险分级	评分	出血风险 /%
极高危	>50	19.5
高危	41~50	11.9
中危	31~40	8.6
低危	21~30	5.5
极低危	≤20	3.1

院时的 8 个指标：性别（女性）、充血性心力衰竭的体征、既往血管系统疾病病史、糖尿病、收缩压、心率、血细胞比容和肌酐清除率。积分以 20 分、30 分、40 分、50 分为界，分为出血极低危、低危、中危、高危、极高危 5 类风险。

3. ACS 后的长期风险评分　与稳定型冠状动脉疾病患者相比，ACS 患者的死亡率及随后的缺血性和出血性事件风险更高。由于风险不是一成不变，建议在 ACS 的几个月或几年内重新评估风险。专门用于评估长期风险的是双重抗血小板治疗（dual antiplatelet therapy，DAPT）评分。DAPT 评分是少数几个将缺血和出血风险合并的评分系统之一。

二、急性冠脉综合征的临床决策

ACS 属于是急诊内科常见疾病，早发现、早诊断、早治疗并加强住院前的院前救治措施有利于提高患者的预后水平。STEMI 和 NSTE-ACS 发病机制不同，临床评估的侧重点和治疗策略也不一样。NSTE-ACS 的治疗以缓解心肌缺血缺氧、预防严重的心血管事件为主。STEMI 强调及早发现、及早住院，尽快开通梗死相关动脉，恢复心肌灌注，减少心源性猝死的发生，并且及时处理并发症。

综合考虑患者缺血和出血风险，NSTE-ACS 患者处理的策略应从以下两个方面考虑。一是保守治疗还是介入治疗，NSTE-ACS 患者冠状动脉缺血严重，PCI 是优选治疗方案，除非有绝对禁忌证、冠状动脉介入风险极大、预期寿命不长、患者或家属拒绝手术。保守治疗和介入治疗的药物选择无差别，抗血小板、抗凝、抗心肌缺血、抑制心肌重构是治疗的要点。对于出血高危的患者，抗血小板治疗可考虑使用出血风险小的药物，单药治疗或缩短药物使用的时间，特别是需要口服抗凝药物治疗的患者。二是考虑 PCI 的时机，NSTE-ACS 患者 PCI 的时机目前并没有统一标准，目前的研究支持根据缺血风险分层决定，高危患者应及早进行治疗。

对于有以下极高危标准之一的 NSTE-ACS 患者，建议 2h 内行 PCI：①血流动力学不稳定或心源性休克；②尽管接受了治疗，但仍有反复或顽固性胸痛发作；③危及生命的心律失常；④机械并发症；⑤急性心力衰竭；⑥心电图提示左主干或前降支近段或多支病变。对于有以下任一高危标准的患者，建议 24h 内行 PCI：①动态 ST-T 改变；②一过性 ST 段抬高；③心肺复苏后；④ GRACE 评分高危（>140 分）。对于其他患者，建议 72h 内行 PCI。低危患者亦可考虑先行无创检查评估后再按需行 PCI。

STEMI 患者冠状动脉闭塞后会导致心肌缺血，故针对发病时间的早期再灌注治疗是关键。①STEMI 患者发病 2h 内应行直接 PCI，如不能 2h 内手术，则立即静脉溶栓；②发病 12h 内的 STEMI 患者或发病超过 12h 但有进行性缺血证据、血流动力学不稳定或致命性心律失常的患者应行直接 PCI；③发病超过 48h，血流动力学和心电稳定、无心肌缺血表现的患者不推荐直接 PCI。溶栓成功的患者应在溶栓后 24h 内常规行冠状动脉造影评估冠状动脉病变情况；溶栓失败，或出现进行性缺血症状、血流动力学不稳定或致命性心律失常的患者，应立即行补救性 PCI；初始溶栓成功后缺血症状再发或冠状动脉再闭塞，应行急诊 PCI。

（徐　军）

推 荐 阅 读

[1]　常书福，钱菊英. 急性冠脉综合征的危险分层与处理. 中国实用内科杂志，2021，41（8）：649-652.

[2]　温小琴，黄奎，陈永利，等. 非 ST 段抬高型急性冠脉综合征早期诊断及危险分层的相关进展. 中国中西医结合急救杂志，2022，29（3）：376-378.

[3]　CHAN PIN YIN D, AZZAHHAFI J, JAMES S. Risk assessment using risk scores in patients with acute coronary syndrome. J Clin Med, 2020, 9（9）：3039.

[4]　LI YH, WANG YC, WANG YC, et al. 2018 Guidelines of the Taiwan Society of Cardiology, Taiwan Society of Emergency Medicine and Taiwan Society of Cardiovascular Interventions for the management of non ST-segment elevation acute coronary syndrome. J Formos Med Assoc，2018，117（9）：766-790.

第七章
窄 QRS 波心动过速的识别和急诊处理策略

第一节　窄 QRS 波心动过速的常见类型及急诊处理原则

【本节精要】

- 95% 的窄 QRS 波心动过速为室上性心动过速，少部分为室性心动过速。
- 根据心室率是否规则，可对窄 QRS 波心动过速进行初步分类。
- 急诊接诊窄 QRS 波心动过速患者，应首先评估血流动力学，必要时进行同步电复律。
- 急诊相关处理包括去除病因/诱因、窦性心律转复和心室率控制等。

一、窄 QRS 波心动过速的常见类型

窄 QRS 波心动过速（narrow QRS tachycardia，NQRST）指 QRS 波时限≤0.12s，心率 >100 次/min 的心动过速。其中 95% 以上为室上性心动过速（supraventricular tachycardia，SVT），起源于希氏束或希氏束以上；而 QRS 波时限≤0.12s 的室性心动过速（ventricular tachycardia，VT）少见，如儿童基底部起源或高位间隔起源的特发性室性心动过速。

基于心室率，可将 NQRST 分为规则的和不规则的。

常见心室率规则的 NQRST 包括：①窦性心动过速（sinus tachycardia，ST）；②房性心动过速（atrial tachycardia，AT）；③房室传导比例固定的心房扑动（atrial flutter，AFL）；④房室结折返性心动过速（atrioventricular nodal re-entrant tachycardia，AVNRT）；⑤房室折返性心动过速（atrioventricular re-entrant tachycardia，AVRT）；⑥特发性室性心动过速（idiopathic left ventricular tachycardia，ILVT），如儿童基底部起源或高位间隔起源的特发性室性心动过速。

常见心室率不规则的 NQRST 包括：①心房颤动（atrial fibrillation，AF）；②房室传导比例不等的房速或心房扑动；③多源性房性心动过速（multifocal atrial tachycardia，MAT）。其他如窦房折返性心动过速或交界性心动过速（junctional ectopic tachycardia，JET）临床少见，通常不易持续发作或需要电生理检查证实。

除 ILVT 外，其余均可称为室上性心动过速，但临床常将 AVNRT 和 AVRT 称为阵发性室上性心动过速（paroxysmal supraventricular tachycardia，PSVT）。

一般情况下，可根据患者临床表现、体表心电图及对药物干预（如腺苷）/迷走神经刺激的反应，诊断和鉴别诊断各型 NQRST。有时需行食管内心脏电生理检查、心脏电生理检查（electrophysiology study，EPS）以明确诊断。

二、窄 QRS 波心动过速的急诊处理原则

急诊接诊 NQRST 患者时,应遵循心律失常急诊处理的原则,首先评估是否存在血流动力学障碍和生命危险。

1. 血流动力学不稳定　表现为意识不清、低血压、休克、心肌缺血、急性心力衰竭时,应即刻给予同步电复律,以尽快终止心动过速。

2. 血流动力学稳定

(1)诊断和鉴别诊断:完善病史采集,了解患者是否存在器质性疾病,有无酸碱平衡及电解质紊乱等诱因,或药物、介入治疗等医源性因素。完善心动过速期间心电图,并参照发病前心电图,以明确诊断。

(2)急诊干预:可采用迷走神经刺激[瓦尔萨尔瓦动作(Valsalva 动作)、颈动脉窦按摩]、药物复律(β 受体阻滞剂、非二氢吡啶类钙通道阻滞剂)及电复律等方法转复,同时尽量纠正诱因,处理原发病。应权衡治疗措施的风险与效益比,室上性心动过速等心律失常较容易终止,而快速心房颤动、心房扑动等心律失常不易终止,可考虑降低心室率而不强求转复律。

(高　鹏)

第二节　窄 QRS 波心动过速的识别和急诊处理策略

【本节精要】

- 各型窄 QRS 波心动过速可有不同的临床表现,详细的病史和体格检查有助于诊断和鉴别。
- 心电图是诊断窄 QRS 波心动过速的主要依据,可根据 P 波位置、P/QRS 波的关系进行鉴别。
- 房性心动过速的 P′ 波形态单一且异于窦性 P 波,可表现为 1:1 或 n:1 传导,文氏传导也常见。
- 心房扑动的 F 波频率 250～350 次 /min,呈锯齿状,F 波间无等电位线;注意鉴别心房扑动 2:1 和室上性心动过速。
- 心房颤动的 f 波频率 350～600 次 /min,形态、振幅不一;RR 间期绝对不齐。
- 房室结折返性心动过速和房室折返性心动过速的心电图区别在于 P′ 波位置及 P′ 波与 QRS 波的关系。
- 急诊治疗包括电复律或药物复律、心室率控制等;长期治疗包括导管消融和药物治疗。

一、窄 QRS 波心动过速的临床表现

1. 病史　患者可有心悸、胸闷、头晕、乏力等症状,严重者可出现意识障碍、低血压等休克表现。快心室率导致心腔压力感受器激活分泌利钠肽,常表现出多尿。症状严重程度及持

续时间与患者的发病年龄、基础病有关。无基础病的年轻患者可耐受较快心率（200 次 /min）且无明显低血压，而老年患者易出现头晕、先兆晕厥或晕厥等。窦性心动过速多有运动、吸烟、饮酒、发热、贫血、甲状腺功能亢进等诱因 / 病因，或阿托品及氨茶碱等药物使用史。突发突止的发作模式提示折返机制，常见于 PSVT，但需要鉴别 AT。儿童或青少年起病者往往考虑 AT 或 PSVT，老年起病或合并器质性疾病如长期高血压或肥厚性心肌病等，提示房性快速性心律失常。既往史如房性期前收缩等，有助于诊断房性心律失常，但期前收缩也可能为 PSVT 发作的诱因。

2. **体格检查** 表现为脉率增快，可见到心尖或胸前区快速抖动。心房颤动患者多有典型的体征，包括：①第一心音强弱不等；②心律绝对不齐；③脉搏短绌。体格检查如发现快速的颈静脉搏动，多为心房扑动。

3. **辅助检查**

（1）体表心电图：心动过速时的心电图是诊断 NQRST 的主要依据（图 7-2-1），窦性心律下的心电图也可提供相关线索。十二导联或多导联同步心电图常能提供更多鉴别诊断信息，必要时可延长记录时间。

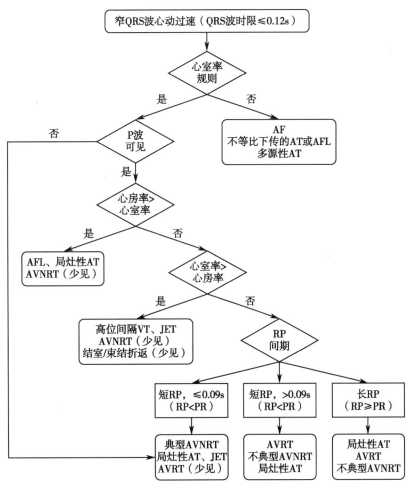

VT. 室性心动过速；JET. 交界性心动过速；AVNRT. 房室结折返性心动过速；
AT. 房性心动过速；AVRT. 房室折返性心动过速；AF. 心房颤动；AFL. 心房扑动。

图 7-2-1 窄 QRS 波心动过速心电图的鉴别诊断流程

1）P波位置：①RP＜PR，即短 RP，见于 AVRT、AVNRT、AT 等；典型 AVNRT 的 RP 间期≤0.09s，AVRT 的 RP 间期＞0.09s。②RP≥PR，即长 RP，见于 AT、AVRT、不典型 AVNRT、ST、SNRT 等。

2）P波与 QRS 波关系

①是否融合：P 波与 QRS 波融合产生假性 q 波、s 波或 r′ 波，常见于 AVNRT，也可见于 AT 等。

②数量关系：心房率＞心室率见于 AF、AFL 和 AT，偶可见于 AVNRT；心室率＞心房率见于 VT 和 JET，罕见于 AVNRT；心房率＝心室率可见于除 AF 以外的所有类型心动过速。

（2）食管内心脏电生理检查：食管内心脏电生理检查通过食管电极清楚记录到心房波来提高诊断准确性，并可通过间接的心房程序刺激，诱发心动过速及鉴别诊断。在实际应用中存在不足：多为心脏电生理检查的初步过程和补充，经食管心房调搏心电图在 NQRST 的鉴别上作用局限。心房程控刺激时，若文氏现象后出现房室结的跳跃现象（即轻度缩短起搏周期但 PR 间期显著延长 0.05s 以上），则提示该 NQRST 为 AVNRT，无跳跃现象诱发 1∶1 心动过速提示 AVRT 和 AT 可能性大。

（3）长程心电记录：频发的心动过速可通过动态心电图或更为长程的便携式心电记录仪，记录到心动过速的诱发、持续和终止过程，有利于诊断或鉴别诊断。

（4）心脏电生理检查：所得心内电图是鉴别 NQRST 的最佳、最准确的方法，且可通过射频消融根治大部分类型 NQRST。

4. 干预反应　刺激迷走神经（Valsalva 动作、颈动脉窦按摩）和注射腺苷有助于 NQRST 的诊断及鉴别诊断，可能出现房室结传导减慢和诱导间歇性房室传导阻滞、自律性心动过速的心房率暂时减低、心动过速终止或无效。近期有研究表明改良的 Valsalva 动作，敏感性、特异性更高（图 7-2-2）。其中，NQRST 突然终止多提示折返性心动过速，如 PSVT；NQRST 缓慢终止多提示窦性心动过速、局灶性 AT 和 JET。腺苷或三磷酸腺苷弹丸式注射后的心电图反应也可提供鉴别诊断依据，如果心动过速终止则提示为房室结依赖的心动过速，如 PSVT，只改变传导比例提示心房起源的心动过速，但少数 AT 也会被腺苷终止。

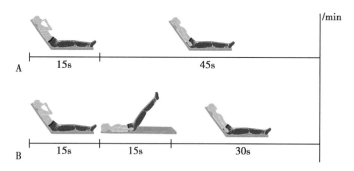

图 7-2-2　通过改良 Valsalva 动作有效鉴别和终止 NQRST

A．Valsalva 动作：患者 45° 半坐卧位，先缓慢深吸气，然后屏气的同时让腹部向下用力持续 15s，继而缓慢呼出气体（可尝试逆向吹 20ml 注射器）。B．改良的 Valsalva 动作：患者 45° 半坐卧位屏气 15s 后立即平卧，由他人抬高其双腿至 45°，并持续 15s 以增加回心血量，再回到 45° 半坐卧位持续 30s。

二、窄 QRS 波心动过速的识别与急诊系统治疗

1. 窦性心动过速

（1）心电图表现（图 7-2-3）：①窦性心律，心率>100 次/min；②窦性 P 波，P 波在 Ⅰ、Ⅱ、aVF 导联直立，在 V₁ 导联双相或倒置；③PR 间期 0.12～0.2s。

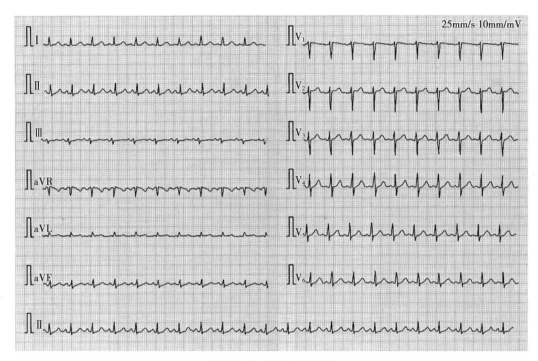

图 7-2-3 窦性心动过速

（2）窦性心动过速和室上性心动过速的鉴别：偶尔窦性心动过速时心率可>150 次/min，心率极快时 P 波显示不清而易与室上性心动过速混淆。但窦性心动过速特点为心率逐渐增快、逐渐减慢，刺激迷走神经或用药减慢心率后可明确显现 P 波。

（3）治疗：生理性窦性心动过速可通过查明，并消除病因/诱因治疗，如治疗甲状腺功能亢进、心力衰竭等。心率超过 120 次/min 的窦性心动过速需首先评估和干预可逆病因，并除外其他 NQRST 如 AT、SNRT。如存在明显症状，可考虑伊伐布雷定单药治疗或联合使用 β 受体阻滞剂。但在去除病因/诱因前，应避免过度降低心率，以防止出现严重的血流动力学障碍或药物副作用（严重窦性心动过缓、传导阻滞等）。

2. 局灶性房性心动过速

（1）心电图表现（图 7-2-4）：①P′ 波形态单一且异于窦性 P 波，心房率 150～200 次/min；②P′R 间期正常或延长；③心房率过快时可出现 2:1 或 3:1 传导。

（2）治疗

1）急诊治疗：①血流动力学不稳定，行同步电复律；②血流动力学稳定，可考虑静脉注射腺苷 6～18mg。如腺苷无效，可考虑静脉注射维拉帕米/地尔硫䓬或 β 受体阻滞剂。上述措施均无效时，可考虑静脉注射伊布利特、普罗帕酮或胺碘酮。药物复律失败时，可行同步电复律。刺激迷走神经不能终止心动过速，仅诱发或加重房室传导阻滞。

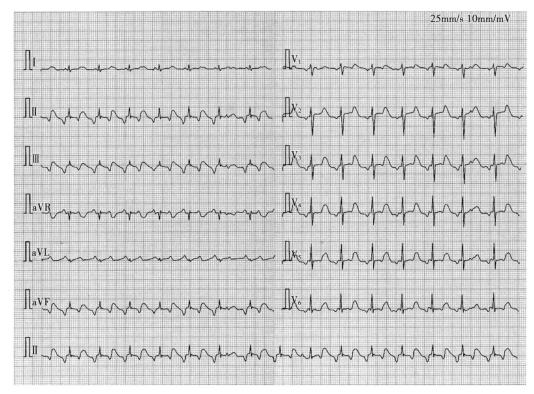

图 7-2-4　房性心动过速

房室 2∶1 传导。Ⅱ、Ⅲ、aVF 导联 P′波倒置，Ⅰ、aVL 导联 P′波直立，考虑右心房下部（冠状窦口起源）。

2）长期治疗：复发性局灶性 AT 首选导管消融术，或可考虑药物干预，如 β 受体阻滞剂、非二氢吡啶类钙通道阻滞剂及普罗帕酮等。

3．多源性房性心动过速

（1）心电图表现：①存在≥3 种不同形态的 P′波，心房率 > 100 次 /min；P′波之间存在明显的等电位线。②P′P′、P′R 和 RR 间期不等。

（2）治疗

1）急诊治疗：应首先治疗基础病，并可考虑静脉注射 β 受体阻滞剂或非二氢吡啶类钙通道阻滞剂。

2）长期治疗：复发性症状性患者，应首先考虑药物干预，如 β 受体阻滞剂、非二氢吡啶类钙通道阻滞剂；如药物无效，且出现左心室功能不全时，可考虑房室结消融 + 心脏起搏（双心室起搏或希氏束起搏）。

4．心房扑动

（1）经典心房扑动心电图表现

1）正常的窦性 P 波消失。

2）出现心房扑动波（F 波）：① F 波频率 250～350 次 /min；②形态呈锯齿状，F 波间无等电位线，Ⅱ、Ⅲ、aVF 导联多为负向，V₁ 导联多为正向。

3）心室表现：①心室率快而整齐，房室传导比例 2∶1，心室率约 150 次 /min（图 7-2-5）；②交感神经张力增高或使用普罗帕酮减慢心房扑动传导速度后，偶见 1∶1 房室传导，心室率可高达 240～260 次 /min，常伴有差异传导，需要和室性心动过速相鉴别；③心室率缓慢而整齐,此时房室传导呈 3:1、4:1 或 5:1 传导。4:1 以上传导提示可能合并房室传导障碍;④心室率不规则,多见于伴隐匿性传导,此时 F-QRS 波可呈 2:1～5:1 传导(图 7-2-6)。经典心房扑动从机制上为经过三尖瓣峡部的右心房逆钟向折返(图 7-2-7),也可能为顺钟向折返,下壁导联锯齿波为正向,V_1 导联多为双向。

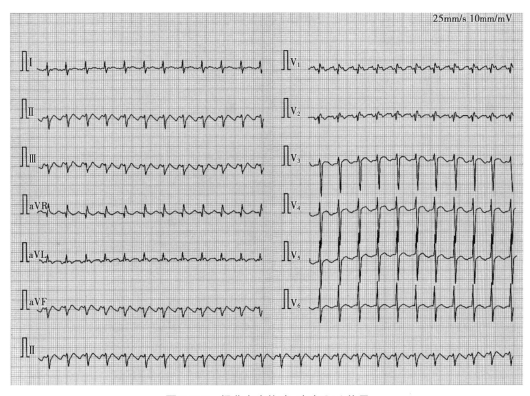

图 7-2-5　经典心房扑动,房室 2:1 传导

Ⅱ、Ⅲ、aVF 导联可见锯齿状 F 波,F 波间无等电位线;心室率规则,F-R 固定。

(2)非经典心房扑动心电图表现:为围绕其他心房传导障碍(如心肌瘢痕)形成折返,常无典型锯齿波(图 7-2-8)。

(3)心房扑动 2:1 和室上性心动过速的鉴别

1)Bix 法则:当 NQRST 心室率恒定为 150 次/min 时,应首先考虑心房扑动 2:1 传导。因为 2:1 心房扑动常呈规律的 2:1 传导,常有一个 F 波与 QRS 波(R)部分重叠不易辨别,另一个 F 波位于两个 RR 中间形成"长 RP′ 间期"。心电图表现为:①节律规整的 NQRST,心室率约 150 次/min;②两个 QRS 波间可见 P(或 F)波,可直立或倒置;③因 QRS 波内重叠有 P 波(或 F 波),故 QRS 波形态可能与窦性或房室传导比例不同时略存在差异(在终末部或起始部);④房室传导时间或比例改变可能显露隐藏在 QRS 波内的心房波。

2)比较多导联心电图。

3)通过 Valsalva 动作、腺苷注射等改变房室传导比例,显露隐藏的 P(或 F)波。

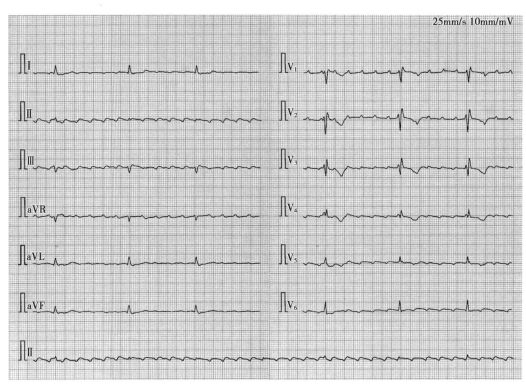

图 7-2-6　经典心房扑动，房室 4:1~5:1 传导

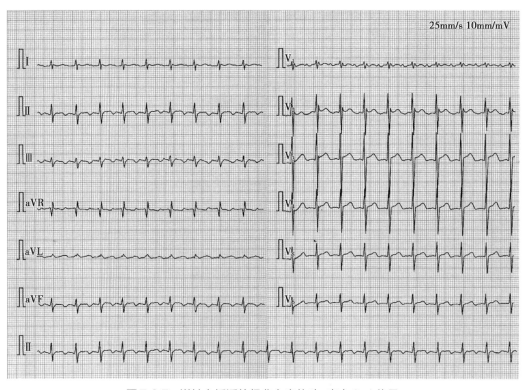

图 7-2-7　逆钟向折返的经典心房扑动，房室 2:1 传导
下壁导联锯齿波为负向，V_1 导联为双向。

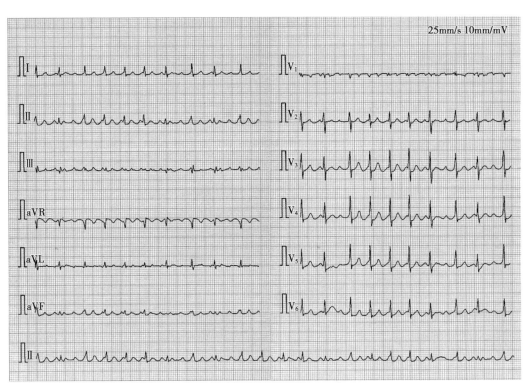

图 7-2-8　非经典心房扑动

下壁导联 P′ 波为高振幅正向波，V_1 导联为双向。电生理检查证实为围绕上腔静脉瘢痕的折返机制。

（4）治疗

1）急诊治疗：与心房颤动类似，也分为心律转复和心室率控制两部分。①血流动力学不稳定，特别出现心房扑动 1∶1 传导时，行同步电复律（起步使用能量 <100J，双相）。②血流动力学稳定，可考虑药物复律，首选静脉注射伊布利特；胺碘酮临床也常使用，但起效较为缓慢。普罗帕酮也可使用，但要警惕该药可减慢心房扑动传导速度，出现 1∶1 房室传导，反而增加心室率。复律失败者可考虑静脉注射 β 受体阻滞剂或非二氢吡啶类钙通道阻滞剂减少房室传导比例，控制心室率。

2）长期治疗：对于复发性症状性患者，首先考虑导管消融。存在消融禁忌时，可考虑 β 受体阻滞剂或非二氢吡啶类钙通道阻滞剂控制心室率、胺碘酮维持窦性心律等。如上述治疗均无效，且患者存在快心室率且伴明显症状，可考虑行房室结消融和起搏治疗（双心室起搏或希氏束起搏）。

3）心房扑动抗凝原则同心房颤动，详见本章第三节。

5. 房室结折返性心动过速

（1）心电图

1）典型 AVNRT（慢 - 快型）：①逆行 P′ 波，可被 QRS 波掩盖而无法辨认，或在Ⅱ、Ⅲ、aVF 导联出现假性 q 波或 s 波，以及 V_1 导联出现假性 r 波而呈 rSr′ 型；② P′ 波与 QRS 波相关，RP′ 间期≤0.09s（图 7-2-9）。因心室不是折返的必经途径，出现 2∶1 房室传导而减慢心率罕见，但这种情况基本可以除外 AVRT（图 7-2-10）。

2）不典型 AVNRT（快 - 慢型、慢 - 慢型）：①逆行 P′ 波，QRS 波前清晰可见 P′ 波，在Ⅱ、Ⅲ、aVF 导联中倒置，在 V_1 导联中为正向波；② RP′ 间期 >0.09s，RP′>P′R。非典型 AVNRT 可能需要电生理检查确诊（图 7-2-11）。

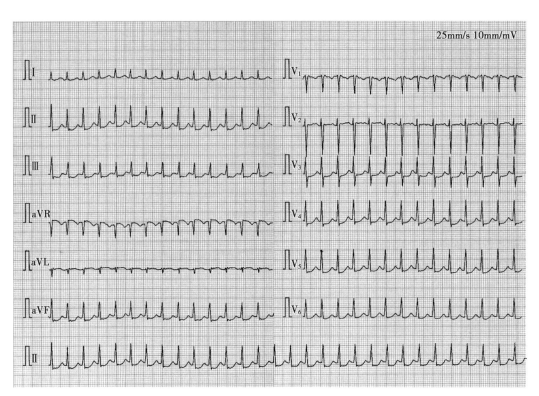

图 7-2-9　慢 - 快型房室结折返性心动过速

Ⅱ、Ⅲ、aVF 导联可见逆行 P′ 波，V₁ 导联出现 rSr′ 波，RP′ 间期≤0.09s。

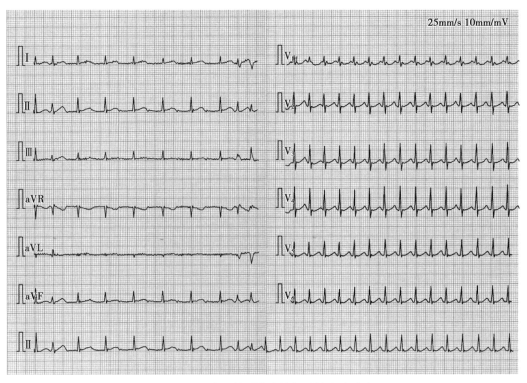

图 7-2-10　慢 - 快型房室结折返性心动过速

记录到 2∶1 到 1∶1 房室传导变化。

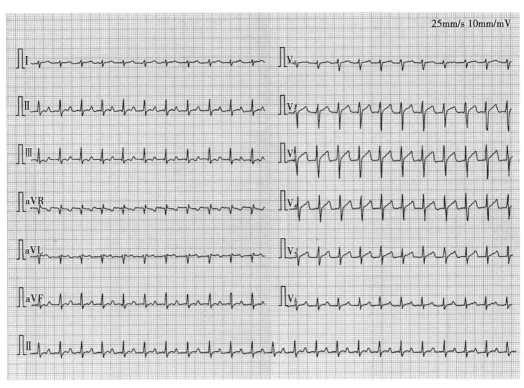

25mm/s 10mm/mV

图 7-2-11　不典型房室结折返性心动过速

P′R 间期 ≈ RP′ 间期，电生理检查证实为慢 - 慢型房室结折返性心动过速。

（2）治疗

1）急诊治疗：①血流动力学不稳定者，行同步电复律；②血流动力学稳定者，首先考虑迷走神经刺激。刺激无效可考虑弹丸式静脉注射腺苷，未终止者可考虑静脉注射 β 受体阻滞剂或非二氢吡啶类钙通道阻滞剂，最后考虑同步电复律。

2）长期治疗：复发性症状性患者，应首先考虑导管消融。存在消融禁忌时，可考虑 β 受体阻滞剂或非二氢吡啶类钙通道阻滞剂控制心室率。

6. 房室折返性心动过速

（1）心电图表现

1）窦性心律时，可表现为：①预激综合征（Wolff-Parkinson-White syndrome，WPW），即存在显性旁路；PR 间期 < 0.12s，QRS 波时限 > 0.12s，可见预激波（δ 波）（图 7-2-12）；②正常心电图，但存在隐性旁路。

2）心动过速时，可表现为：①顺向型 AVRT，即房室结前传 - 旁路逆传，心率 150～250 次 /min，P′ 波形态与旁路位置相关，RP′ < P′R，QRS 波呈室上性型，且可见 QRS 波的电交替（图 7-2-13）；②逆向型 AVRT，即旁路前传 - 房室结逆传，表现为宽 QRS 波心动过速，QRS 波宽大畸形，时限多 ≥ 0.14s。

（2）治疗

1）急诊治疗：①血流动力学不稳定者，行同步电复律；②血流动力学稳定者，首先行迷走神经刺激。刺激无效时可考虑弹丸式静脉注射腺苷或三磷酸腺苷，静脉注射 β 受体阻滞剂、非二氢吡啶类钙通道阻滞剂或普罗帕酮。上述措施均无效时，可行同步电复律。

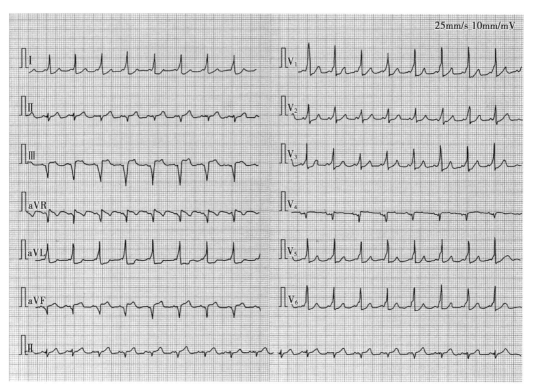

图 7-2-12　预激综合征

窦性心律，PR 间期＜0.12s，QRS 波时限＞0.12s；Ⅰ、aVL、V₁～V₆ 导联均可见 δ 波。

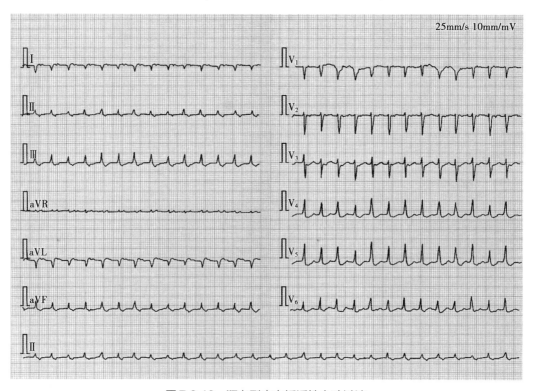

图 7-2-13　顺向型房室折返性心动过速

Ⅱ、Ⅲ、aVF 及 V₁ 导联可见逆行 P′ 波，RP′ 间期＞0.09s；电生理检查证实为希氏束旁 - 旁路。

2）长期治疗：对于复发性症状性患者，应首先考虑导管消融。存在消融禁忌时，可考虑 β 受体阻滞剂、非二氢吡啶类钙通道阻滞剂或普罗帕酮等。预激伴心房颤动患者禁用地高辛、β 受体阻滞剂、非二氢吡啶类钙通道阻滞剂及胺碘酮。

7. 心房颤动

（1）心电图：①P 波消失，代以心房颤动波（f 波），f 波大小不等、形态不同，在 Ⅱ、Ⅲ、aVF、V₁ 导联明显。f 波振幅多为 0.1～0.5mV，V_1 导联 f 波 >0.1mV 者为粗颤，V_1 导联 f 波 ≤0.1mV 为细颤（图 7-2-14）；②f 波频率 350～600 次/min，f 波间无等电位线；③RR 间期绝对不齐；④慢速型心房颤动心室率 ≤100 次/min，一般为 60～100 次/min；快速型心房颤动心室率 100～180 次/min，甚至更高。

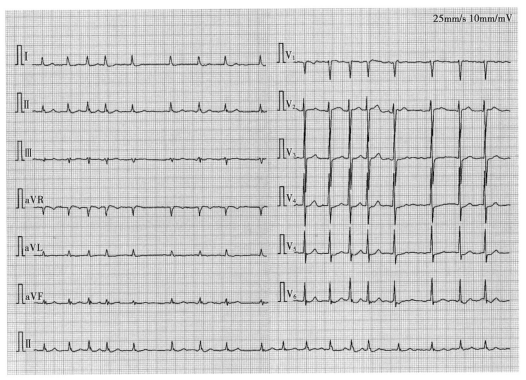

图 7-2-14　心房颤动

未见 P 波，f 波 ≤0.1mV；RR 间期绝对不齐；心室率 100 次/min。

（2）治疗：包括抗凝治疗、控制心室率 / 控制节律、导管消融复律（冷冻球囊、射频消融），危险因素及合并症的管理。详见本章第三节。

【思考题】

1. 窄 QRS 波心动过速的常见类型包括哪些？
2. 窄 QRS 波心动过速的急诊处理原则包括哪些？
3. 窄 QRS 波心动过速的心电图特点包括哪些？

（高　鹏）

推 荐 阅 读

BRUGADA J, KATRITSIS DG, ARBELO E, et al. 2019 ESC Guidelines for the management of patients with supraventricular tachycardia. The Task Force for the management of patients with supraventricular tachycardia of the European Society of Cardiology(ESC). Eur Heart J, 2020, 41(5): 655-720.

第三节　心房颤动的急诊处理策略

【本节精要】

- 建议心房颤动合并血流动力学不稳定者行紧急电复律。
- 心房颤动作为孤立原因导致血流动力学不稳定的情况较为罕见，如条件允许，应立刻评估是否存在其他原因导致的血流动力学不稳定的情况，并尽早对引起血流动力学不稳定的根本原因进行治疗。
- 心房颤动伴预激的患者，禁用非二氢吡啶类钙通道阻滞剂和洋地黄类药物。

急性心房颤动包括心房颤动首次发作、阵发性心房颤动发作期及持续性或永久性心房颤动发生快速心室率和/或症状加重。常由于心室率过快和不规则，出现症状突然明显加重，包括心悸、气短、乏力、头晕、活动耐量下降。严重者包括静息状态下呼吸困难、胸痛、晕厥前兆或晕厥等。急性心房颤动发作心电图见图 7-3-1。

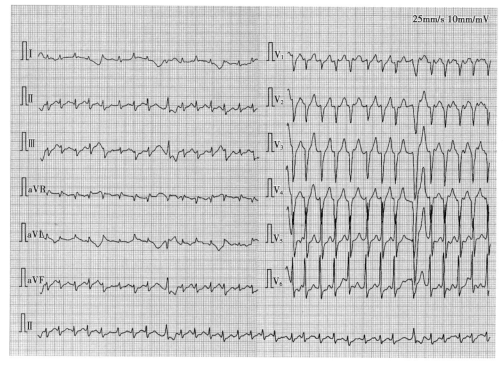

图 7-3-1　急性心房颤动发作心电图

急性心房颤动需尽快明确诊断并启动治疗。心房颤动的急诊处理相对复杂，需要依据心房颤动时伴发症状轻重、生命体征稳定与否、持续时间长短及伴发基础疾病等进行个体化治疗。治疗原则和目标为：维持血流动力学稳定，纠正急性心房颤动的病因和诱因；转复窦性心律、控制心室率和预防卒中；改善生活质量和远期预后。

病情不稳定的患者如存在可疑心房颤动的临床表现，在紧急处理的同时需尽快完善心电检查明确是否存在心房颤动。急诊检查手段主要为心电图和实时心电监护。一旦发现存在心房颤动（特别是合并快速心室率）需按急诊流程进行评估诊治。

一、血流动力学不稳定心房颤动患者的急诊临床决策

1. 血流动力学评估及病因处理　心房颤动合并血流动力学不稳定者应行紧急电复律，但心房颤动作为孤立原因导致血流动力学不稳定的情况较为罕见，所以需要引起注意的是，如条件允许，应立刻评估是否存在其他原因导致的血流动力学不稳定（如败血症、消化道出血、肺栓塞、中毒等情况），并尽早对引起血流动力学不稳定的根本原因进行治疗。如无条件评估其他病情，应对血流动力学不稳定的患者行紧急电复律。积极地复律将会缩短患者住院时间，复律的方法包括药物复律和同步电复律。据统计，在急诊行电复律，24h 后的窦性心律维持率为 90%～93%，而单独药物复律者仅为 51%～63%。

2. 紧急同步电复律　流程：了解患者的危险因素和禁忌证（如地高辛中毒或严重低钾血症）；患者家属签署知情同意书；确保场地安全，患者吸氧，静脉给予地西泮 20～30mg 镇静；准备除颤仪，检查配件是否齐备，电极板涂布导电糊；选择同步模式，能量（单相仪选择 200～300J，双相仪选择 150～200J）；患者镇静、确保无误后进行电复律。电复律后，若复律成功，则监护至患者复苏；若复律失败，可再次进行第二次电复律；若仍失败，则收入院进行抗心律失常治疗，择期重复电复律。

3. 抗凝治疗　如果无卒中或出血，急诊电复律前可给予患者肝素、低分子量肝素，或直接口服抗凝药（direct acting oral anticoagulants，DOACs）进行短期抗凝，然后再行电复律治疗。但如果遇紧急情况，可先电复律，随后立即启动抗凝治疗。

4. 药物治疗　对血流动力学欠稳定，但拒绝电复律者或电复律失败者，可考虑在药物维持血流动力学基本稳定的情况下，给予药物复律。

二、血流动力学稳定的心房颤动患者急诊处理策略

1. 特征评估

①症状特征评估：对于任何心房颤动患者，询问病史都应作为第一步，包含询问症状开始和持续时间，完善欧洲心律协会（European Society of Cardiology，EHRA）EHRA 症状评分（表 7-3-1）。对于虽然血流动力学稳定但症状却不能耐受的心房颤动患者，需要评估诱因，包括某些急性、暂时性的诱因，如劳累、睡眠、咖啡因、过量饮酒、外科手术、心功能不全发生或加重、急性心肌缺血、急性心包炎、急性心肌炎、急性肺栓塞、肺部感染和电击等。同时，高龄、心力衰竭、高血压、糖尿病、左心房扩大、左心室功能障碍等均是心房颤动复发的危险因素。急诊接诊心房颤动患者须行 CT 检查评价有无急性脑卒中；监测血电解质、肝肾功能、凝血功能、甲状腺功能、肌钙蛋白（怀疑 ACS 者）等，以确定患者是否存在心房颤动引起的卒中、心力衰竭等并发症，是否存在除高血压、糖尿病外的肾功能不全、睡眠呼吸暂停等其他合并症等。

表 7-3-1　欧洲心律协会（EHRA）症状评分用以量化心房颤动的相关症状

改良 EHRA 症状评分	描述
1	无任何症状
2a	日常生活不受影响
2b	日常生活虽不受限，但受心房颤动症状困扰
3	日常生活受限于心房颤动症状
4	日常生活因心房颤动症状而终止

②心脏负荷评估：对于血流动力学稳定的患者，尽可能完善所有必要的检查。除随时检查心率、血压、呼吸频率、血氧饱和度、神志等外还需确认有无合并左心室肥大、病理性 Q 波、δ 波或短 PR 间期、束支传导阻滞、QT 间期延长等情况。心房颤动初次发生时，心脏超声为常规检查，可以评估瓣膜性心脏病、心房和心室大小、室壁厚度和运动幅度、心脏功能、肺动脉压及心包疾病。

③血栓及出血风险评估：如非紧急情况，所有非瓣膜性心房颤动患者必须行心房颤动血栓危险度评分（$CHA_2DS_2\text{-}VASc$ 评分）（表 7-3-2）和出血风险评估（HAS-BLED 评分）（表 7-3-3），评估卒中和出血风险。常规情况下，如果无急性卒中或出血表现，急诊电复律前可使用肝素、低分子量肝素或直接口服抗凝药（DOACs）进行短期抗凝，然后再考虑复律治疗。

表 7-3-2　非瓣膜病性心房颤动患者脑卒中危险 $CHA_2DS_2\text{-}VASc$ 评分

危险因素	积分 / 分
充血性心力衰竭 / 左心室功能障碍（C）	1
高血压 /mmHg（H）	1
年龄≥75 岁（A）	2
糖尿病（D）	1
脑卒中 / 短暂性脑缺血发作 / 血栓栓塞病史（S）	2
血管疾病（V）	1
年龄 65～74 岁（A）	1
性别（女性）（Sc）	1
总分	9

2. 抗凝方案　由于心房颤动复律伴系统性血栓栓塞风险升高，转复后的第一个 72h 是卒中及血栓栓塞高风险的时间，约 98% 的血栓事件发生于恢复窦性心律的 10d 内。

无论哪种方式复律，无论卒中风险高低，即使心房颤动持续时间 <48h，心房颤动复律后均要抗凝治疗 4 周，然后根据 $CHA_2DS_2\text{-}VASc$ 评分决定是否长期抗凝治疗。如果心房颤动持续 >48h，应常规接受抗凝治疗 3 周后再复律，或必须经食管超声检查后才能转复，复律后抗凝至少 4 周。如果患者存在急性卒中的症状和体征，应在保证维持血流动力学稳定的情况下尽快联系神经内科，先经神经内科评估溶栓适应证后再考虑抗凝治疗。急性心房颤动抗凝方案见图 7-3-2。

表 7-3-3 出血风险评估：HAS-BLED 评分

危险因素	评分
高血压 /mmHg（H）	1
肝肾功能异常（各 1 分）（A）	1 或 2
脑卒中（S）	1
出血（B）	1
INR 易波动（L）	1
老年（如年龄 >65 岁）（E）	1
药物或嗜酒（各 1 分）（D）	1 或 2
最高值	9

注：高血压定义为收缩压 >160mmHg（1mmHg=0.133kPa）；肝功能异常定义为慢性肝病（如肝纤维化）或胆红素 >2 倍正常值上限，丙氨酸转氨酶 >3 倍正常值上限；肾功能异常定义为慢性透析或肾移植或血清肌酐≥200μmol/L；出血指既往出血史和 / 或出血倾向；国际标准化比值（INR）易波动指 INR 不稳定，在治疗窗内 <60%；药物指合并应用抗血小板药物或非甾体抗炎药。

（1）心房颤动持续时间 <48h 的患者不需要常规经食管心脏超声检查，预先抗凝可直接复律。复律后仍需要 4 周的抗凝，4 周后是否需要长期服用抗凝药物需要根据 CHA$_2$DS$_2$-VASc 评分决定。对于心房颤动持续时间≤24h 且中风险低危的患者，发生脑卒中 / 血栓栓塞的风险非常低。此类患者复律后 4 周抗凝治疗的获益尚不明确，抗凝药物的使用可根据具体情况进行选择。围复律期可应用肝素或低分子量肝素或使用 NOAC 抗凝。

（2）当心房颤动持续时间不明或≥48h，心脏复律前抗凝治疗 3 周，复律后仍需要 4 周的抗凝，4 周后是否需要长期抗凝需根据 CHA$_2$DS$_2$-VASc 评分决定，需要早期复律时，通过经食管心脏超声排除左心房血栓后，可行即刻电复律；如经食管心脏超声证实有血栓，应再进行≥3 周抗凝，之后通过经食管心脏超声复查，确保血栓消失后行电复律；若仍存在血栓，不建议复律。

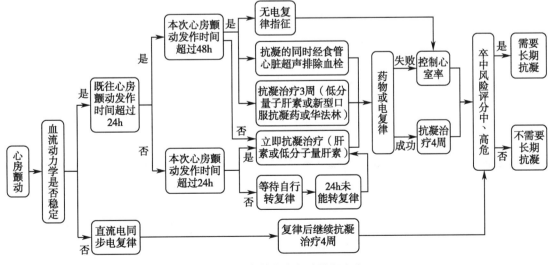

图 7-3-2 急性心房颤动抗凝方案

（3）对血流动力学不稳定需紧急复律的心房颤动患者，不应因启动抗凝而延误复律时间。如无禁忌，应尽早在应用肝素或低分子量肝素或新型口服抗凝药（NOACs）的同时进行复律治疗。

如果患者合并出血的危急情况，应尽快评估出血部位，如颅内出血、消化道出血等。凡出现失血引起的血流动力学不稳定和失血性休克等情况，应即刻停用抗血小板及抗凝药物。如果患者使用华法林，则给予维生素K拮抗剂。如果使用DOACs，有相应拮抗剂的，需要使用拮抗剂，并且邀请相关科室如消化科、神经外科等协助止血。

3. 控制心室率　目前，心室率控制可作为心房颤动急性发作的初始治疗策略。对于新发心房颤动、持续时间≥48h或时间不明、永久性心房颤动、合并冠心病、抗心律失常药物有禁忌、老年患者（年龄>65岁）、不适合复律或合并有结构性心脏病已不考虑长期维持窦性心律、存在既往复律失败等情况者，均可将控制心室率作为首选。

血流动力学稳定、症状可耐受的心房颤动患者，应首选以控制心室率为主的临床决策。心室率控制是管理心房颤动患者不可或缺的部分，药物控制心室率的成功率在80%左右，通过控制心室率可改善症状，更可使部分患者心功能明显改善。对于判断症状较重、有自发复律可能性患者的初始治疗均可选择控制心室率的方案以缓解症状。控制心室率方案见图7-3-3。

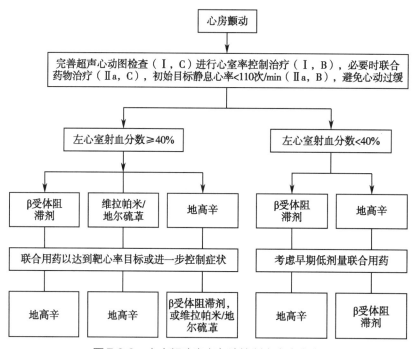

图7-3-3　心房颤动患者急诊控制心室率方案

控制心房颤动患者心室率的药物包含洋地黄类药物、β受体阻滞剂、非二氢吡啶类钙通道阻滞剂、胺碘酮等，临床使用方法见表7-3-4。其中，应用β受体阻滞剂有更好的心率控制效果（静息和活动时更低的心率），但是运动耐量没有改善，甚至降低。应用非二氢吡啶类钙通道阻滞剂（尤其是地尔硫䓬）的心率控制效果不如β受体阻滞剂（活动时心率降低少），但是运动耐量可以增加或不改变。洋地黄类药物起效相对慢，常需要40～50min后起效。β受体阻滞剂临床常用药物有美托洛尔、艾司洛尔、比索洛尔、卡维地洛，常适用于交感兴奋、围手术期、感染、发热等情况。非二氢吡啶类钙通道阻滞剂常用药物包括地尔硫草、维拉帕米,适用于交感神经占优势或肺心病、哮喘、围手术危重急症、无心功能不全者。洋地黄类药物有西地兰、地高辛,适用于合并有心功能不全的患者,或用于控制静息和睡眠时心房颤动心室率的患者。当患者有明显的心功能不全且使用其他药物效果不佳时,可选择使用胺碘酮控制心室率。需要注意的是,预激伴心房颤动患者禁用地高辛、β 受体阻滞剂、非二氢吡啶类钙通道阻滞剂及胺碘酮。

表 7-3-4　控制心房颤动患者心室率药物的使用方法

药物	急性心率控制		急慢性心率控制
	首剂量	后续剂量	
非二氢吡啶类			
地尔硫草	0.25mg/kg 静脉推注（3～5min）	0.25～0.35mg/kg 静脉推注,15～20min 可以重复 1 次,心率控制后以 5～15mg/h 维持静脉滴注	60mg,每天三次 120～360mg,每天一次
维拉帕米	2.5～10mg 静脉推注（3～5min）	必要时重复	40～120mg,每天三次 120～480mg,每天一次
β 受体阻滞剂			
美托洛尔	2.5～5mg 静脉推注（5～10min）	每 15～20min 可以重复,最多 3 次	25～10mg,每天两次
艾司洛尔	0.5mg/kg 静脉推注（2～5min）,后 0.05～0.25mg/（kg·min）静脉滴注	—	不适用
比索洛尔	不适用	不适用	1.25～20mg,每天一次或两次
卡维地洛	不适用	不适用	3.125～25mg,每天两次
强心苷			
西地兰	0.2～0.4mg 静脉推注（>5min）	30～60min 可以重复,24h 重复 0.8～1.2mg	地高辛 0.125～0.25mg,每天一次
其他			
胺碘酮（作为最后方案）	300mg 放入 250ml 的 5% 葡萄糖溶液静脉滴注（>30～60min）	—	100～200mg,每天一次

4. 复律　急诊心房颤动的复律方案选择见图 7-3-4。

（1）同步电复律:除血流动力学不稳定的患者首选电复律外,以下几种情况亦可根据情况考虑在急诊行电复律:心房颤动伴预激综合征快心室率（>200 次 /min,尤其是 >250 次 /min）;心房颤动相关症状明显;伴有新发的充血性心力衰竭及心动过速心肌病;首次发作的心房颤动;年轻患者;患者意愿;继发于其他可纠正 / 治疗的因素。

（2）药物复律:急诊可结合患者具体情况选择不同药物,急诊心房颤动的药物治疗选择见表 7-3-5。胺碘酮:5% 葡萄糖稀释后 300mg 维持 0.5～1h;必要时可继之 300mg 维持 5～6h,

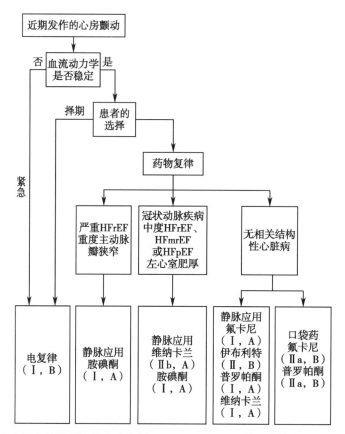

HFrEF. 左心室射血分数下降的心力衰竭；HFmrEF. 左心室射血分数中间状态的心力衰竭；
HFpEF. 左心室射血分数保留的心力衰竭。

图 7-3-4　急诊心房颤动的复律方案选择

再继之 300mg 维持 10h。一般不建议静脉滴注超过 48h。普罗帕酮：70mg（1.5～2mg/kg）稀释
后缓慢静脉注射 10min，或顿服 450～600mg。伊布利特：缓慢静脉注射 1mg，10min 以上，之
后可再缓慢静脉注射 1mg，10min 以上。如经过尝试，复律仍然失败、心室率 >110 次 /min、血
流动力学欠稳定，应选药物控制心室率。心室率控制目标应为 <110 次 /min。如果仍有临床
症状，则还需进一步控制心室率。控制心室率常用的药物有 β 受体阻滞剂、非二氢吡啶类钙
通道阻滞剂、洋地黄类药物或胺碘酮。但需注意：心房颤动伴预激的患者，禁用非二氢吡啶类
钙通道阻滞剂和洋地黄类药物。当然，如果电复律前加用抗心律失常药物，也可以提高短期
及长期的复律成功率，如胺碘酮、普罗帕酮、伊布利特、索他洛尔等。

（3）导管消融及外科治疗：导管消融包括射频消融、冷冻球囊、脉冲消融等技术。是否进
行导管消融或外科治疗，应根据患者具体情况由有经验的心脏专科医师评估利弊。术前应完
善经食管心脏超声，完善左心房、肺静脉 CTA 了解左心房、肺静脉解剖结构。排除左心房、心
耳内血栓等禁忌后进行治疗。

术后应警惕导管消融相关并发症，包括：①血管并发症，术后严密观察穿刺点处有无假性
动脉瘤、动静脉瘘等；②肺静脉狭窄，嘱患者关注是否合并胸闷、气短不适，术后 3 个月完善
肺静脉 CTA 查看是否存在相关问题；③心房食管瘘，术前 24h 至术后 1 个月给予质子泵抑制
剂，同时嘱患者避免摄入过烫、坚硬的食物；④栓塞，术后持续抗凝至少 2 个月，2 个月后动态

表 7-3-5　急诊心房颤动转复律药物

药物	预先处理	首次剂量	后续剂量	可能出现的风险及禁忌
普罗帕酮	地尔硫草 30mg 口服或美托洛尔 25mg 口服	450～600mg 口服	不适用	低血压、1∶1 的心房扑动、心动过缓；避免用于缺血性心脏病或器质性心脏病的患者，转复时间延迟
胺碘酮	—	5～7mg/kg（0.5～1h）或 150～300mg 静脉滴注（>30min），继之 1mg/min 维持 6h，或 0.5mg/min 维持 18h	5.0mg/h 或 0.5mg/min 持续静脉滴注维持 2～3d 后分次口服，直至总量达到 10g	低血压、心动过缓、窦房传导阻滞导致心动过缓、静脉炎；需 8～12h 方可能转复，避免应用于低血钾患者
伊布利特	硫酸镁 2～4mg 静脉推注	1mg 静脉推注（>10min）	如果需要，10min 后重复给予 1mg	2%～3% 尖端扭转型室性心动过速，避免用于血钾<4mmol/L，重度左心室肥厚患者；输注后心电监测 4～6h
维纳卡兰特	—	3mg 静脉推注（>10min）	15min 后，2mg/kg（>10min）	低血压、QT 间期和 QRS 间期延长、非持续性室性心律失常；避免用于收缩压<100mmHg、新发急性冠脉综合征、纽约心功能分级 Ⅲ/Ⅳ 的心力衰竭、QT 间期延长的患者

评估 CHA$_2$DS$_2$-VASc 评分，根据复查结果调整方案；⑤膈神经麻痹，术后关注患者是否存在相关不适；⑥心脏压塞，术后进行心电监护，监测血压，术后 24h 内完善床旁心脏超声查看心包内情况。

（4）并发症及危险因素管理：控制血压、血糖，戒烟、戒酒，去除危险因素。

需要注意的是当心房颤动合并快慢综合征时，心电图表现为快速型房性心律失常突然终止后，恢复窦性心律之前有一段长间歇，即窦性停搏，患者出现头晕、胸闷、黑矇甚至晕厥等。

（5）阵发性心房颤动伴快慢综合征：发生机制尚不十分清楚，普遍认为有以下几点。①快速型房性心律失常发作时快速的心房率对窦房结的自律性有直接抑制作用（超速抑制）；②快速心室率导致窦房结动脉供血不足，同时影响其自律性；③阵发性心房颤动或慢性心房扑动终止后可出现窦房结功能重构，且这个过程可逆。

（6）快慢综合征特点：①对抗心律失常药物敏感，部分患者应用低剂量抗心律失常药物即可出现严重窦性心动过缓和使心房颤动发作后的窦性停搏时间延长，从而使治疗更加困难；②心电生理标测证实，心房颤动等房性心律失常多由肺静脉或上腔静脉内肌袖的电活动驱动和触发心房引起；③导管消融对触发灶起源的大静脉电隔离后使大静脉与心房间的电连接消除，心房颤动能得到有效控制，窦性停搏现象可随之消失。

（7）快慢综合征治疗原则：快慢综合征是由"快"引起"慢"，因此，治"快"是关键。相关治疗包括导管消融、导管消融＋起搏器。阵发性心房颤动患者首选导管消融，总成功率>90%，目前已成为主要治疗手段。消融成功后大多数患者不需植入起搏器。但对于极少数消融后仍有症状性缓慢性心律失常者,应评估是否存在窦房结功能障碍,心房颤动复发不愿再次消融者也可行起搏器植入治疗。

5. 复律后随访 心房颤动复律后的随访内容包括:①复律后通过心电图早期识别心房颤动复发;②通过症状评估节律控制的疗效;③通过定期监测应用Ⅰ类或Ⅲ类抗心律失常药物(AAD)患者的 PR 间期、QRS 间期和 QTc 间期来评估致心律失常的风险;④通过考虑生活质量和症状控制进行药物有效性和安全性之间的平衡;⑤评估心房颤动发作状况和 AAD 的不良反应对心血管合并症和左心室功能的影响;⑥优化维持性窦性心律的条件,包括心血管风险管理(血压管理、心力衰竭治疗、提高心肺功能、改善睡眠呼吸暂停和不良方式等)。

当评估节律控制策略的有效性时,平衡患者的症状和 AAD 的不良反应至关重要。复律后应对患者定期复查,以确定是否需要调整节律控制策略,包括心房颤动导管消融或心室率控制策略。

三、典型案例

案例 1 患者,女,60 岁。因"反复心悸 1 年,加重 2 周"入院。患者于 1 年前无明显诱因出现心悸,表现为自觉心率加快,心脏搏动感增强,持续数十分钟后可自行缓解,每个月发作数次,发作时就诊于当地医院,心电图提示心房颤动,给予利伐沙班 10mg/d,美托洛尔片 25mg/d,服药后患者上述症状仍反复发作,未予以重视,未接受诊疗。近 2 周患者自觉症状无明显诱因加重,表现为发作较前频繁,心悸程度较前显著,故以"心房颤动"收住入院。既往高血压病史 10 年、糖尿病病史 5 年。

体格检查:体温 36.5℃,脉搏 82 次/min,呼吸 16 次/min,血压 130/80mmHg;心尖搏动正常,心率 132 次/min,第一心音强弱不等,心律绝对不齐,各瓣膜听诊区未闻及病理性杂音,腹部检查阴性;脉搏短绌。

诊疗经过:入院心电图示心房颤动心律,给予口服利伐沙班 20mg/d,入院当天由于患者症状明显,故先给予艾司洛尔静脉泵入,维持心室率在 100 次/min,后改为美托洛尔缓释片 47.5mg/d 口服维持,进行健康宣教,严格控制血压、血糖。

辅助检查:氨基末端 B 型脑钠肽前体(NT-proBNP)820pg/ml。心脏超声示左心房内径 40mm,轻度二尖瓣关闭不全,左心室射血分数(LVEF)65%。动态心电图为持续性心房颤动。冠状动脉 CT 血管造影(CTA)未见明显血管异常。最后诊断为"持续性心房颤动"。给予射频消融治疗,术后心电图见图 7-3-5。

病例分析:该患者需要进行规范化诊疗。

1. 诊断心房颤动 患者心电图表现符合心房颤动,即 P 波消失,取而代之的是细小、不规则、快速的 f 波,f 波振幅大小不等;RR 间期绝对不等,f 波频率达 450~600 次/min,由于房室延搁作用,快速的心房波并未全部下传至心室,因而可见心室率显著小于心房率。目前需进一步明确心房颤动分类及原因。

2. 心房颤动特征评估。

3. 临床评估

(1)症状特征评估:根据动态心电图及入院后持续心电监测结果考虑患者为持续性心房颤动。评估患者心房颤动发作心电图 f 波振幅 >1.0mm,考虑为"粗颤",提示患者心房纤维化程度尚可,复律机会较大。完善肝肾功能、头颅磁共振成像(MRI)、睡眠呼吸监测等检查,未发现相关合并症。根据 EHRA 评分,该患者症状评估为 2b。患者高龄、高血压、糖尿病可能是潜在病因。

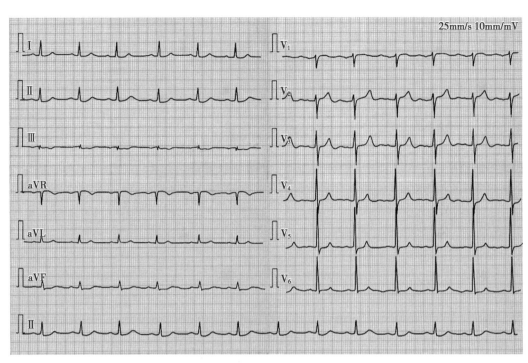

图 7-3-5 射频消融术后心电图

（2）心脏负荷评估：心脏超声示左心房内径 40mm，轻度二尖瓣关闭不全，左心室射血分数（LVEF）65%。动态心电图为持续性心房颤动。冠状动脉 CTA 未见明显血管异常。

（3）卒中风险评估：通过 CHA_2DS_2-VASc 评分进行评估，该患者卒中评分为 3 分。女性 ≥3 分考虑卒中高危，需启动抗凝治疗。

4. 处理策略

（1）抗凝治疗：该患者 CHA_2DS_2-VASc 评分 3 分，HAS-BLED 评分 0 分。女性 ≥3 分，需启动抗凝治疗。首选非维生素 K 新型口服抗凝药（NOACs）作为首选抗凝药物，故给予利伐沙班 20mg/d，并强调此后随访中需动态评估卒中风险。

（2）心室率控制：考虑患者心房颤动持续时间 >48h 或时间不明，急诊可将控制心室率作为首选。入院后先静脉给予艾司洛尔针剂维持，控制心室率在 100 次/min 以改善患者症状，随后口服美托洛尔缓释片 47.5mg/d 维持。

（3）复律治疗：患者目前为持续性心房颤动，需在复律治疗前接受 3 周正规抗凝治疗，故建议患者 3 周后复诊。完善经食管心脏超声，未见心房、心耳内血栓等异常。完善左心房、肺静脉 CTA 了解左心房、肺静脉解剖结构。排除禁忌后安排行射频消融治疗。

（4）优化心血管合并症和危险因素的管理：严格控制血压、血糖，加强生活方式的管理，适当运动。

5. 术后监测及随访

（1）术后警惕导管消融相关并发症。

（2）术后维持窦性心律治疗：选用胺碘酮维持窦性心律，建议服用至术后 3 个月，复查时根据动态心电图等检查调整用药方案，服用胺碘酮期间需严密监测甲状腺功能、肺部 CT、QT 间期等。

117

案例 2 患者，女，65 岁。因"阵发性心悸 8 年，加重伴胸闷气短 4h"入院。患者 8 年前无明显诱因出现心悸症状，有乏力，伴有胸闷、胸痛，可自行缓解，曾就诊于当地医院，诊断为"心房颤动、冠心病"。近年多次因"心房颤动"住院治疗，病情平稳后出院，平素为持续性心房颤动，口服"利伐沙班片、美托洛尔、拜阿司匹林、阿托伐他汀钙片"及降压药物（具体药名不详），活动后心悸症状加重，偶伴有胸痛。4h 前患者活动后突然出现心悸、胸闷、气促症状，伴有头晕、乏力，在家中自测心率为 200 次 /min，持续性不缓解，为进一步诊治就诊于急诊。既往：高血压病史 10 年，血压最高 200/105mmHg，口服多种降压药（具体名称不详），血压控制可；冠心病病史 8 年。

体格检查：体温 36.5℃，脉搏 100 次 /min，呼吸 20 次 /min，血压 87/58mmHg；神志清，精神差，口唇无发绀，双肺听诊呼吸音清，心率 219 次 /min，心律绝对不齐，腹软，无压痛及反跳痛，肝脾肋下未及，双下肢无水肿，四肢肌力 5 级，病理反射未引出。

急诊心电图：心房颤动伴快速心室率，ST 段压低改变；急诊血常规、肝肾功能、电解质、肌钙蛋白等检查结果均在正常范围；心脏超声显示左心房扩大，左心室收缩功能正常。

诊疗经过：入院急诊床旁心电图（图 7-3-6）为心房颤动伴快速心室率。患者血压低，血流动力学不稳定，平素规律服用抗凝药物，排除禁忌证，给予同步电复律治疗终止心房颤动。同时建立静脉通道补液，复律后患者恢复窦性心律（图 7-3-7），转入心内科进一步治疗。

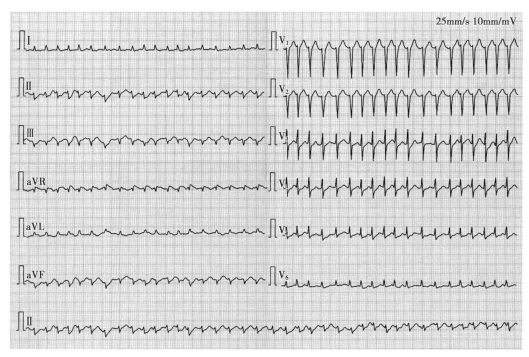

图 7-3-6 急诊床旁心电图

病例分析：该患者需要进行规范化诊疗。

1. 诊断心房颤动 患者床旁心电图提示心房颤动，即 P 波消失，取而代之的是细小、不规则、快速的心房颤动波 f 波，f 波振幅大小不等；RR 间期绝对不等，f 波频率达 450～600 次 /min，脉搏短绌。

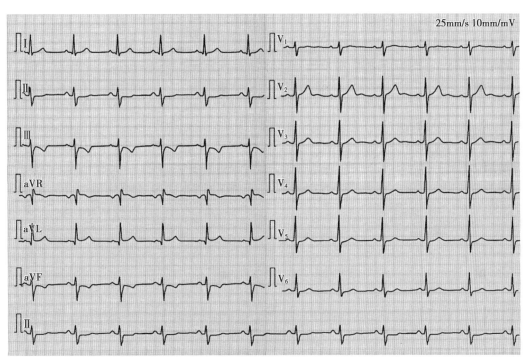

图 7-3-7 复律后心电图

2. 心房颤动特征评估

(1) 症状特征评估：患者心房颤动诊断明确，血流动力学不稳定。根据患者既往心电图及床旁心电图结果考虑为持续性心房颤动。心脏超声显示左心房扩大，左心室收缩功能正常。根据 EHRA 评分，该患者症状评估为 2b。针对该患者，高龄、高血压、冠心病、体力活动可能是潜在病因。

(2) 心脏负荷评估：患者血流动力学不平稳，心脏彩超显示左心房扩大，左心室收缩功能正常。

(3) 卒中风险评估：通过 CHA_2DS_2-VASc 评分进行评估，该患者卒中评分为 3 分，女性≥3分考虑卒中高危，需启动抗凝治疗。

3. 处理策略

(1) 抗凝治疗：该患者 CHA_2DS_2-VASc 评分为 3 分，HAS-BLED 评分为 1 分。女性≥3 分，需启动抗凝治疗。首选非维生素 K NOACs 作为首选抗凝药物，故给予利伐沙班 20mg/d，并强调此后随访中需动态评估患者的卒中风险。

(2) 复律治疗：该患者血流动力学不稳定，心房颤动病史 8 年、症状明显，既往规律服用抗凝药物，故直接给予同步电复律治疗，同时开通静脉通道补液维持血容量。

(3) 心室率控制：患者心房颤动持续时间 >48h，血流动力学不稳定，控制心室率作为次选。

(4) 优化心血管合并症和危险因素的管理：控制血压、血脂，加强生活方式的管理，适当运动。

4. 电复律 该患者血流动力学不稳定，无电复律禁忌证，故首选电复律治疗。

5. 复律后随访 患者出院持续服用抗凝药物 3 周后于我科复诊。

6. 复律前后的抗凝治疗 对血流动力学不稳定需紧急复律的心房颤动患者，不应因启动抗凝而延误复律时间。该患者既往已规律服用抗凝药物,心律转复后应继续服用。

案例 3 患者,女,66 岁。因"间断心悸 2 年,加重伴晕厥 2 次"入院。患者 2 年前无明显原因出现心悸,自数脉搏约 110 次 /min,持续数分钟至数小时不等,可自行缓解,否认突发突止,发作时于当地医院就诊,完善心电图,诊断为"心房颤动",给予华法林、胺碘酮口服,此后每个月均有数次发作,未规律服药。2 个月来患者心悸症状加重,伴头晕、黑矇,随后意识丧失,晕倒在地,持续时间不详,自行苏醒,无抽搐、无肢体活动障碍、无大小便失禁。近 1 个月晕厥发作 2 次,故就诊于门诊,以"晕厥待查"收住入院。既往无高血压、糖尿病、冠心病病史,无手术史。

体格检查: 体温 36.7℃,脉搏 63 次 /min,呼吸 18 次 /min,血压 116/72mmHg;心尖搏动正常,心率 63 次 /min,各瓣膜听诊区未闻及病理性杂音,肺部呼吸音清晰,腹部平坦,肝脾未触及,双下肢无水肿。

诊疗经过: 患者入院床旁心电图(图 7-3-8)提示窦性心律,考虑阵发性心房颤动,给予口服利伐沙班 20mg/d,动态心电图示心房颤动伴长 RR 间歇。经食管心脏超声未见血栓。排除禁忌后行射频消融治疗。

入院血常规、肝肾功能、电解质等检查结果均在正常范围;心脏彩超未见异常;头颅 CT 检查未见异常;行 24h 动态心电图示阵发性心房颤动伴长 RR 间歇达 10.85s。

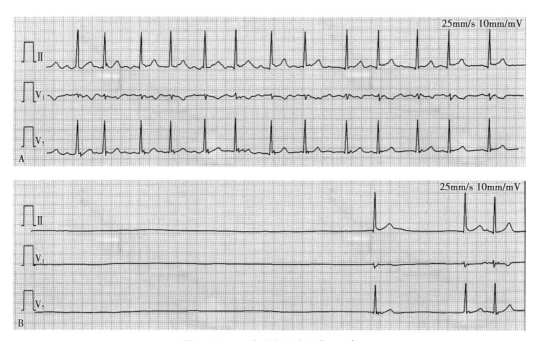

图 7-3-8 入院动态心电图(A、B)

病例分析: 该患者需要进行规范化诊疗。

1. **诊断心房颤动** 该患者动态心电图符合心房颤动表现,即 P 波消失,取而代之的是细小、不规则、快速的心房颤动波 f 波,f 波振幅大小不等;RR 间期绝对不等,f 波频率达 450~600 次 /min,并且在心房颤动突然终止后,恢复窦性心律之前有一段长间歇,目前需进一步明确心房颤动分类及心房颤动原因和窦房结、房室交界区功能。诊断为阵发性心房颤动伴快慢综合征。

2．心房颤动特征评估

（1）症状特征评估：患者心房颤动发作心电图 f 波振幅＞1.0mm，考虑为"粗颤"，提示患者心房纤维化程度尚可。完善肝肾功能、头颅 CT、睡眠呼吸监测等检查，未发现相关合并症。根据 EHRA 评分，该患者症状评估为 2b。

（2）心脏负荷评估：患者血流动力学平稳，心脏超声未见明显异常，左心室射血分数 61%。

（3）卒中风险评估：通过 CHA_2DS_2-VASc 评分进行评估，该患者卒中评分为 2 分，可以考虑抗凝治疗。

3．处理策略

（1）抗凝治疗：该患者 CHA_2DS_2-VASc 评分 2 分，HAS-BLED 评分 1 分。可以考虑口服抗凝治疗，首选非维生素 K NOACs 作为首选抗凝药物，患者既往未规律服用华法林及监测凝血功能，故给予利伐沙班 20mg/d，并强调此后随访中需动态评估患者的卒中风险。

（2）心室率控制：考虑患者心房颤动持续时间＞48h 或时间不明，急诊可选择控制心室率作为首选。目标为静息心率＜110 次 /min。但患者为阵发性心房颤动，入院非发作期心率 60～70 次 /min，故暂不给予控制心室率的药物。

（3）复律治疗：该患者一般情况尚可，无血流动力学不稳定，心房颤动病史 2 年、症状明显，考虑为症状性心房颤动合并快慢综合征，抗凝治疗不规范，经食管心脏超声未见血栓。选择行导管消融作为合理的治疗选择。

（4）优化心血管合并症和危险因素的管理：监测血压、血糖、血脂等，加强生活方式的管理，适当运动。

4．术后随访　术后维持窦性心律治疗，该患者无相关禁忌，选用胺碘酮维持窦性心律，建议服用至术后 3 个月，复查时根据患者动态心电图等检查调整药物使用方案，服用胺碘酮期间需严密监测甲状腺功能、肺部 CT、QT 间期等。患者术后无心房颤动、心房扑动、房性心动过速复发，未再出现黑矇、晕厥等症状。每个月复查一次 24h 动态心电图，至术后 6 个月未发现房性心律失常及继发的长 RR 间歇。

【思考题】

1．心房颤动合并血流动力学不稳定者急诊处理策略是什么？

2．非瓣膜性心房颤动 CHA_2DS_2-VASc 评分的具体内容是什么？

（芦颜美）

推荐阅读

[1] ANDRADE J G，AGUILAR M，ATZEMA C，et al. The 2020 Canadian Cardiovascular Society/Canadian Heart Rhythm Society Comprehensive Guidelines for the management of atrial fibrillation. Can J Cardiol，2020，36（12）：1847-1948.

[2] CHEUNG C C，NATTEL S，MACLE L，et al. Management of atrial fibrillation in 2021：an updated comparison of the current CCS/CHRS，ESC，and AHA/ACC/HRS Guidelines. Can J Cardiol，2021，37（10）：1607-1618.

[3] HINDRICKS G，POTPARA T，DAGRES N，et al. 2020 ESC Guidelines for the diagnosis and management of atrial fibrillation developed in collaboration with the European Association for Cardio-Thoracic Surgery

（EACTS）: the task force for the diagnosis and management of atrial fibrillation of the European Society of Cardiology（ESC）Developed with the special contribution of the European Heart Rhythm Association（EHRA）of the ESC. Eur Heart J, 2021, 42（5）: 373-498.

[4] KUMBHANI DJ, CANNON C P, BEAVERS C J, et al. 2020 ACC expert consensus decision pathway for anticoagulant and antiplatelet therapy in patients with atrial fibrillation or venous thromboembolism undergoing percutaneous coronary intervention or with atherosclerotic cardiovascular disease: a report of the American College of Cardiology Solution Set Oversight Committee. J Am Coll Cardiol, 2021, 77（5）: 629-658.

[5] OKUTUCU S, GORENEK B. Current recommendations on atrial fibrillation: a comparison of the recent European and Canadian Guidelines. Cardiology, 2022, 147（1）: 81-89.

第八章
宽 QRS 波心动过速的识别和急诊处理策略

【本章精要】

- 积极询问病史、体格检查寻找心脏基础疾病的证据,尽可能获取既往心电图用于对比参考。
- 尽可能描记较长的多导联心电图,并仔细分析每个波形。
- 寻找房室分离的证据,若发现房室分离即可确诊室性心动过速。
- 若发现电轴极度右偏、心室夺获、室性融合波或胸导联同向性,基本可诊断为室性心动过速。
- 部分血流动力学稳定的宽 QRS 波心动过速患者,可尝试刺激迷走神经或腺苷注射帮助鉴别诊断。
- 如果诊断不明确,可考虑按照室性心动过速的治疗原则进行处理。
- 宽 QRS 波心动过速以室性心动过速多见,但仍有部分为室上性心动过速或预激伴旁路传导,鉴别诊断困难且往往需要快速处置。
- 急诊宽 QRS 波心动过速一定要以血流动力学是否稳定为最高处置原则,而不是一味追求明确诊断而延误早期急诊处置。
- 宽 QRS 波心动过速一旦出现血流动力学不稳定,需第一时间进行电复律(同步/非同步)或电除颤治疗,必要时直接进入心肺复苏程序(包括基础生命支持及高级心脏生命支持)。
- 如确实不能在短期内明确心律失常类型,可按照室性心动过速先行处置。
- 急诊抢救性处置中需注意病史和体格检查,这对于宽 QRS 波心动过速的病因及处置选择非常重要。
- 对于各种急性心律失常,应该常规寻找诱因或基础心脏病病因,尤其在初始治疗效果不佳的情况下。不能单纯重复或更改治疗方案而忽略诱因。

第一节 宽 QRS 波心动过速的诊断和鉴别诊断

根据心电图上 QRS 波的宽度,可以将心动过速大致分为两大类:窄 QRS 波(时限 < 0.12s)和宽 QRS 波(时限 ≥ 0.12s),后者提示心动过速存在心室异常缓慢激活,常见机制包括室性心动过速(VT)、SVT 伴差异性传导及 SVT 合并预激综合征且沿旁路顺行传导(图 8-1-1)。心动过速(尤其是 VT 或 SVT > 200 次/min)的患者可能存在病情不稳定,甚至随时恶化的风险,导致宽 QRS 波心动过速(wide QRS complex tachycardia, WCT)的诊治成为急诊科和心内科医师经常面临的难题。本节主要介绍对 WCT 的鉴别诊断,尤其着重于心电图的快速识别和解读。

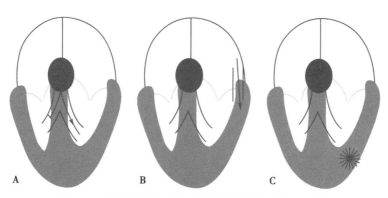

图 8-1-1　宽 QRS 波心动过速(WCT)常见的三种机制
A. SVT 伴差异性传导(15%~20%); B. SVT 沿旁路顺行传导(1%~5%);
C. 室性心动过速(80%)。

一、强烈提示室性心动过速的心电图表现

(一)房室分离

心电图上出现房室分离时可确诊 VT,特异性为 100%。房室分离的特征是心房活动独立于心室活动,心室率常超过心房率(图 8-1-2)。应注意在 Ⅱ、Ⅲ、aVF 和 V₁ 导联仔细寻找房室分离的证据;由于心电向量投影的原因,P 波振幅在这些导联较为高大,因此容易识别,特别应该强调的是有时 ST-T 形态的不规整往往是由于房室分离所致。虽然房室分离强烈支持诊断,但未出现房室分离也不能排除室性心动过速。

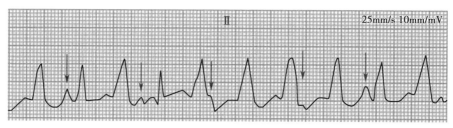

图 8-1-2　室性心动过速(房室分离)
红色箭头所示为 P 波。

(二)电轴极度/异常偏转

电轴极度右偏或"西北"电轴(−90°~±180°)在 SVT 中罕见,强烈提示为 VT。若有既往心电图,对比窦性心律时的电轴,WCT 期间电轴偏移超过 40°提示为 VT。右束支传导阻滞(RBBB)样 WCT,QRS 电轴左偏至 −30°,提示为 VT;左束支传导阻滞(LBBB)样 WCT,QRS 电轴右偏至 +90°,提示为 VT。

（三）心室夺获和室性融合波

正常传导系统暂时"夺获"VT 起源的心室激动被称为心室夺获；当心室起源的冲动和另一个室上性起源的冲动同时激活心室时会出现融合搏动，导致 QRS 波形态介于窦性搏动和单纯心室除极之间，称为室性融合波（图 8-1-3）。心室夺获和室性融合波更常出现于心室率较慢的心动过速，有时表现很不明显，应逐个分析每个波形。当 WCT 患者的体表心电图上出现心室夺获和/或室性融合波时，基本可诊断为 VT。

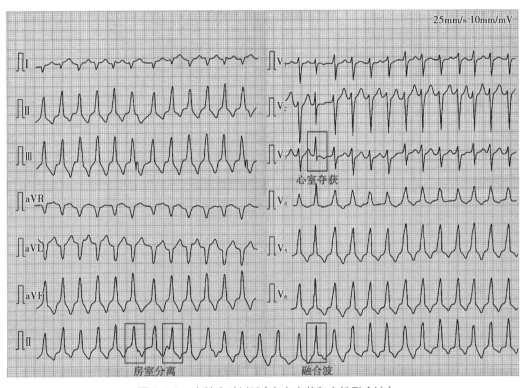

图 8-1-3 室性心动过速（心室夺获和室性融合波）

（四）胸导联 QRS 波同向性

同向性是指 6 个胸导联（$V_1 \sim V_6$ 导联）的 QRS 波单相同向，同向性通常与 VT 相关。若任一胸导联出现双相 QRS 波（qR 或 RS 型），则不存在同向性。如果是负向同向性（图 8-1-4），一般可以肯定为 VT。如果是正向同向性（图 8-1-5），绝大多数为 VT，少部分为 SVT 伴旁路前传，但这部分患者窦性心律时常可以见到预激的表现。同向性高度提示 VT（特异性＞90%），但不存在同向性不能排除诊断（敏感性约为 20%）。

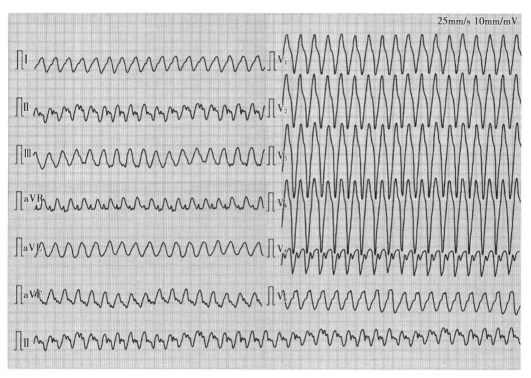

图 8-1-4　室性心动过速：可见胸导联负向同向性

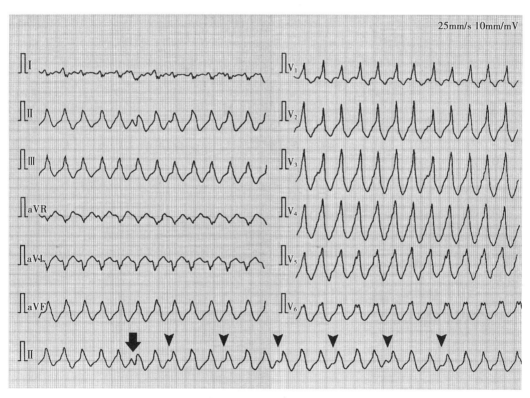

图 8-1-5　室性心动过速：胸导联正向同向性
长Ⅱ导联可见 P 波，提示房室分离；最左粗黑箭头所示为干扰伪差。

（五）重点关注 V₁ 和 V₆ 导联

6 个胸导联中，V₁ 和 V₆ 导联对 WCT 的鉴别有重要意义。V₁ 导联：左束支传导阻滞型的 R 波时限 >0.03s，S 波降支顿挫和 RS 时限 >0.07s，符合上述任何一条均提示 VT（图 8-1-6）；右束支阻滞型的单相 R 波或 R 波为主的双相波形均提示 VT。V₆ 导联：如果出现 q 波、Q 波或 QS 波均提示 VT（前壁心肌梗死时例外）。

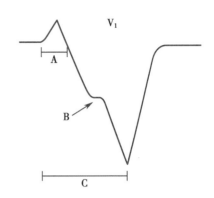

图 8-1-6　室性心动过速（左束支传导阻滞型，V₁ 导联）

A 为 R 波时限 >0.03s；B 为 S 波降支顿挫；C 为 RS 时限 >0.07s。

二、强烈提示 SVT 的心电图表现

1. 心动过速的节律紊乱　这种情况往往见于心房颤动伴旁路前传；此时心动过速的频率很快，常 >220 次 /min，QRS 波时限常 >0.14s。

2. 窦性心律时 QRS 波增宽　形态与心动过速时接近。

三、可供参考的临床因素

1. 病史　急诊科就诊的 35 岁以上、存在结构性心脏病及合并室性心律失常或早发性心脏性猝死家族史的患者 WCT 为 VT 可能性更大。持续性心房颤动患者出现规则的 WCT 可能由 VT 引起，但应注意心房扑动时是例外。

2. 体格检查　重点寻找 WCT 患者潜在的心血管疾病证据（包括但不限于急性或慢性心力衰竭的体征、愈合的胸骨切口、外周动脉疾病或脑卒中后遗症等），存在这类疾病会增加 WCT 是 VT 的可能性。

3. QRS 波宽度　一般情况下，较宽的 QRS 波倾向于 VT。RBBB 样 WCT 患者中，QRS 波时限 >0.14s 提示为 VT；而在 LBBB 样 WCT 患者中，QRS 波时限 >0.16s 提示为 VT。

4. 刺激迷走神经或腺苷　对部分血流动力学稳定的 WCT 患者，若诊断不明确，可考虑尝试刺激迷走神经或弹丸式注射腺苷。如果心室率和节律未改变，WCT 很可能是 VT；如果心室活动暂时减慢或停止（5~10s），常易在心电图上发现心房活动，对其分析有助于确定 WCT 的病因。

四、常用诊断策略

目前没有单一或组合标准可准确评估 WCT 的病因，因此诊断策略通常需要包含多个心电图表现。在现有的几种诊断策略中，Brugada 法最广为人知且最常用，但操作流程相对复杂。因本书主要针对急诊医师，仅列出操作性较强且相对便于记忆的 aVR 单导联诊断新流程（图 8-1-7）。

需要强调的是，临床上处理 WCT 时常比较紧急，但仍建议尽可能描记较长时间的心电图；因为房室分离、心室夺获、室性融合波等有重要诊断价值的心电图表现常"一闪即逝"，因此描记较长时间心电图有助于发现这些心电现象。另外，对于部分当时诊断不明确的患者，应注意随访，特别是最终接受心脏电生理检查或射频消融的患者，将手术结果进行反证，对于提高 WCT 的诊断水平将有极大的帮助。80% 接受心脏电生理检查的 WCT 患者为 VT，临床

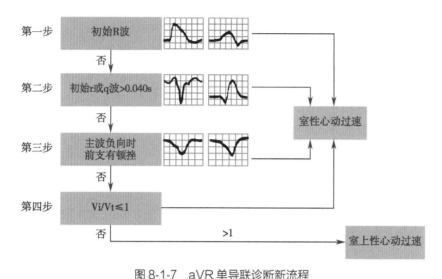

图 8-1-7　aVR 单导联诊断新流程

QRS 波初始点后移 0.04s 处电压绝对值为 Vi, QRS 波终点前移 0.04s 处电压绝对值为 Vt。

上处理的 90% WCT 患者为 VT, 且若 SVT 按 VT 处理, 一般不会造成严重后果, 反之则不然。因此, 对于 WCT 患者如果诊断不明确, 按照 VT 的治疗原则进行处理比较合适。

五、典型病例

患者, 男, 34 岁。因"突发心悸、黑矇 1h"于急诊就诊。

患者打羽毛球时突发黑矇, 伴心悸、大汗, 无意识丧失、胸闷、胸痛、呼吸困难等, 自行物理刺激迷走神经无明显缓解。就诊急诊后血压 92/73mmHg; 心电图提示宽 QRS 波心动过速, 心率 221 次 /min（图 8-1-8）; 血气分析: pH 7.54, 二氧化碳分压 17mmHg, 氧分压 114mmHg, 血钾 3.3mmol/L, 乳酸 5.5mmol/L, 碱剩余 −5.7mmol/L, 碳酸氢根 19.8mmol/L。静脉推注三磷酸腺苷 20mg 无反应, 遂静脉注射咪达唑仑 5mg 后同步电复律 100J 一次, 恢复窦性心律（图 8-1-9）。之后转入病房诊治。

既往史: 既往体健, 否认高血压、冠心病、糖尿病等慢性病病史, 否认肝炎、结核、伤寒、疟疾等传染病病史, 否认重大手术、外伤及输血史, 自诉"磺胺"过敏, 否认食物过敏史。

个人、婚育史无特殊。否认猝死、心肌病等遗传性疾病家族史。

体格检查: 神志清楚, 血压 116/83mmHg, 心率 93 次 /min, 双肺呼吸音清, 未闻及干、湿啰音, 听诊心律齐, 各瓣膜区未闻及杂音, 腹部无压痛及反跳痛, 双下肢无水肿。

诊治经过: 入院后复查乳酸 1.9mmol/L; 钙离子 2.08mmol/L, 血肌酐 53μmol/L, 血钠 143mmol/L, 血钾 3.7mmol/L; 超声心动图: 左心房轻度增大（左心房上下径 57mm, 左右径 46mm）, 余未见明显异常。完善评估后行心脏电生理检查 + 射频消融术: 术中程序刺激诱发室性期前收缩, 形态符合临床室性心动过速心电图, 以该室性期前收缩为靶点起搏标测定位至左心室 - 左后乳头肌, 局部消融成功。

术后恢复可, 出院后随访未再发作心悸、黑矇。

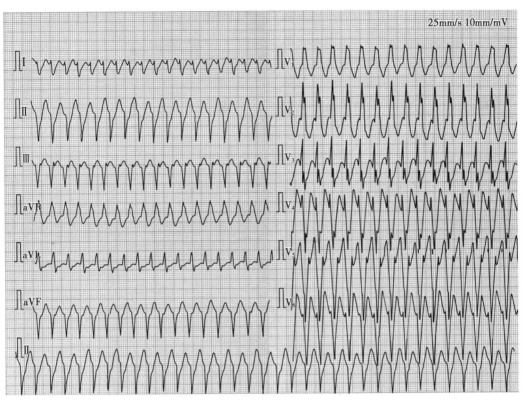

图 8-1-8　发作时心电图

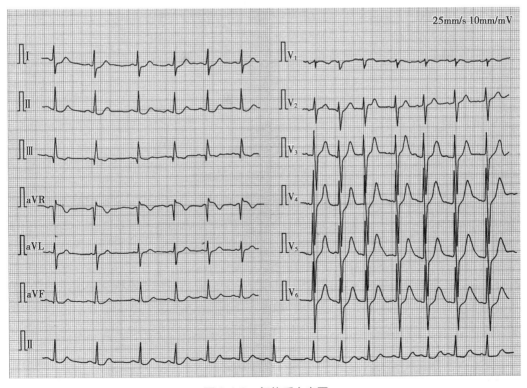

图 8-1-9　复律后心电图

病例分析：该患者为青年男性，急性病程，临床表现为心悸、黑矇，心电图明确为 WCT。结合病史仔细分析发作心电图：①支持 VT 的表现，包括电轴极度右偏（−99°）、aVR 导联初始 R 波；②不支持 VT 的表现，包括青年男性、无基础心脏病、未观察到明确房室分离 / 心室夺获 / 室性融合波等。因此虽然倾向 VT，但也有不典型之处；鉴于血流动力学相对稳定，于是尝试腺苷注射，但无效，进一步支持 VT，遂以电复律。最终经电生理检查确定为左心室 - 左后乳头肌来源的室性心动过速，行射频消融成功。

【思考题】

1. 宽 QRS 波心动过速的常见机制包括哪些？
2. 房室分离、电轴极度右偏、心室夺获及室性融合波的概念是指什么？
3. 刺激迷走神经或腺苷注射为何有助于 WCT 的鉴别诊断？

（钱　浩）

推 荐 阅 读

[1] AL-KHATIB S M，STEVENSON W G，ACKERMAN M J，et al. 2017 AHA/ACC/HRS Guideline for management of patients with ventricular arrhythmias and the prevention of sudden cardiac death：a report of the American College of Cardiology/American Heart Association Task Force on Clinical Practice Guidelines and the Heart Rhythm Society. J Am Coll Cardiol，2018，72：e91.

[2] BRUGADA J，KATRITSIS D G，ARBELO E，et al. 2019 ESC Guidelines for the management of patients with supraventricular tachycardia. The task force for the management of patients with supraventricular tachycardia of the European Society of Cardiology（ESC）. Eur Heart J，2020，41（5）：655-720.

[3] KAISER E，DARRIEUX F C，BARBOSA S A，et al. Differential diagnosis of wide QRS tachycardias：comparison of two electrocardiographic algorithms. Europace，2015，17（9）：1422-1427.

[4] MILLER J M，DAS M K. Differential diagnosis of narrow and wide complex tachycardias//ZIPES D P，JALIFE J，STEVENSON W G. Cardiac electrophysiology from cell to bedside. 7th ed. Philadelphia：Elsevier，2017.

第二节　宽 QRS 波心动过速的紧急处理与后续治疗

WCT 是临床上常见的心律失常类型。WCT 通常代表异常缓慢的心室激动过程，一般分为以下几大原因：室性心动过速（VT），室上性心动过速（SVT）伴差异性传导，预激伴旁路前传型室上性心动过速。

WCT 在临床上存在两大难题：①诊断困难，大多数 WCT 原因是 VT，但少数 VT 不会引起 WCT；②往往需要快速处理，因为 WCT 容易出现不稳定的情况，使病情快速恶化，尤其是 VT 或心率过快时。

发生 WCT 时，一般的临床医师容易陷入一个误区，即一定要区别 WCT 属于哪一种心动过速，起源于心室还是心室以上，是否为其他特殊原因所引发的 WCT。作为急诊医师，如果在短时间内通过临床资料和心电图可以明确 WCT 的类型,就可以结合不同类型的心动过速处理原则进行相应处理。但如果不能快速明确心动过速的类型,则不能一味追求明确病因和诊断而延误处理。本节主要讨论 WCT 的处置,包括紧急处置及后续处理。

一、宽QRS波心动过速的处理原则

WCT 时需首先明确血流动力学是否稳定,且需在进一步检查评估之前完成。在评估血流动力学稳定与否的同时,应该按照急诊"OMI"(判断是否需要氧疗,连接心电及多参数监护,建立静脉通路)的处置原则,并尽快获取十二导联或十八导联心电图,如可能需要进一步处置及查寻原因,需同时留取相应的血液或进行其他检查。

血流动力学稳定性评估需要即刻检查患者有无血流动力学受损的表现,如低血压、神志改变、胸痛或心力衰竭。需注意血流动力学不稳定不只是表现为昏迷或大动脉搏动消失。

(一)宽QRS波心动过速伴任何血流动力学不稳定

1. 患者神志尚清楚,动脉搏动可触及,且心电监护或心电图可以区分出 QRS 波和 T 波,首选的治疗是同步电复律(简称"电复律");如不能准确区分 QRS 波和 T 波,则无法行电复律,应给予非同步电复律(简称"电除颤")。

2. 如患者出现意识丧失或无脉搏,应按照心脏骤停处理,根据标准心肺复苏流程进一步处置。如果血流动力学恢复稳定,可以进一步评估以尽量明确心律失常的类型,以便下一步处置。但评估过程中需注意如心率过快或心律失常持续时间过长,血流动力学仍然有随时恶化的可能,需密切观察,反复评估血流动力学稳定性。

(二)宽QRS波心动过速伴血流动力学稳定

心电图呈单形性 WCT 且病因尚未明确,急诊处理见图 8-2-1。

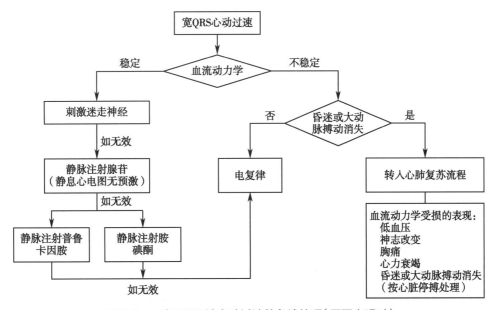

图 8-2-1　宽QRS波心动过速的急诊处理(原因未明时)

1. 刺激迷走神经(Valsalva 动作、按摩一侧颈动脉窦等)　可减慢房室结传导,延长不应期,诱导一过性房室传导阻滞。由于 SVT 多依赖房室结传导,而 VT 则与房室结无关联,一过性房室传导阻滞可以终止大多数 SVT，使房性心动过速或心房扑动被暴露出来，而真正的 VT 则不会受到影响，从而鉴别 VT，同时治疗 SVT。

2．腺苷　在 2019 年欧洲心脏病学会（European Society of Cardiology，ESC）的 SVT 患者管理指南中关于 WCT 的急诊治疗，静脉给予腺苷从Ⅱb 类升为Ⅱa 类适应证。静脉推注腺苷与迷走神经刺激类似，且可终止某些特发性 VT，如右心室流出道（RVOT）型 VT。腺苷偶可诱发血流动力学不稳定，尤其是患者存在预激综合征（WPW）的情况下，可诱发快心室率甚至心室颤动，故需至少除外基础静息心电图预激的存在，且需准备急救设备和抢救药物等。腺苷代谢极快，正确用法为外周静脉给药，初始剂量 6mg，如无效可追加 12mg，应用时需 1～2s 快速弹丸式推注，并立即用生理盐水冲洗，否则腺苷不能发挥应有的作用。

3．避免使用其他类药物　如 β 受体阻滞剂、钙通道阻滞剂、地高辛。这些药物对于 VT 很可能无效，且可引发低血压使原本稳定的血流动力学恶化。

4．对刺激迷走神经、腺苷治疗的反应可初步鉴别 SVT 与 VT，并有利于下一步的药物或其他治疗。如果应用上述方法后 WCT 持续存在且病因仍不能确定，则应按照 VT 治疗。

（三）血流动力学稳定的宽 QRS 波心动过速明确诊断为室性心动过速

对于此类情况的患者应尽快给予针对性治疗。血流动力学稳定的单形性 VT 根据伴或不伴结构性心脏病制定相应治疗策略，可首先使用抗心律失常药，也可电复律。由于 VT 患者往往伴有器质性心脏病，需尽快针对病因（如心肌缺血、心力衰竭等）进行治疗，或在明确其他临床情况（如电解质紊乱、中毒等）时尽快给予相应治疗。如果明确无器质性心脏病或心脏结构异常，且既往曾经应用 β 受体阻滞剂或钙通道阻滞剂治疗成功，可以试用这两类药物。如不能明确，可使用普鲁卡因胺（Ⅱa）或胺碘酮或索他洛尔（Ⅱb），但急诊对于普鲁卡因胺（20～50mg/min；直至心律失常终止或达到最大剂量 17mg/kg）的使用经验一般很少，且国内目前不能获得，推荐使用胺碘酮（150mg，静脉注射，1mg/min，6h），用药过程中需注意血压，如出现血流动力学不稳定则应及时选择电复律或电除颤。

血流动力学稳定的多形性 VT 可根据 QT 间期的不同，分为 QT 间期延长、QT 间期正常和短 QT 间期三种情况，应分别鉴别病因并处理。

单形性 VT、多形性 VT 处理流程分别见图 8-2-2、图 8-2-3。

（四）血流动力学稳定的宽 QRS 波心动过速明确诊断为室上性心动过速

可进一步分为如下几类情况处理。

1．SVT 很可能是房室折返性心动过速（AVRT）或房室结折返性心动过速（AVNRT），或不确定的 SVT 类型。推荐治疗为：①迷走神经刺激法。②腺苷。③如采用前两种方法后 SVT 仍持续存在，可以给予非二氢砒啶类钙通道阻滞剂或 β 受体阻滞剂。具体用法：一般静脉给予维拉帕米 2～2.5mg 或地尔硫䓬 15～20mg；或倍他乐克（国内无静脉剂型）2～2.5mg，2～5min 内静脉给予，可重复给药，最大不超过 15mg；或艾司洛尔，0.5mg/（kg•min）负荷剂量，然后给予 0.05～0.2mg/（kg•min）维持静脉滴注，效果不佳可重复负荷剂量后加量。④电复律，一般血流动力学稳定的 SVT 很少需要电复律，但如果上述方法皆不能复律且患者有血流动力学恶化的风险，可考虑在适当镇静后给予 50～100J（双相波）的电复律治疗。

2．确定 SVT 为心房颤动、心房扑动或 VT，请参照本书第七章相关内容处理。

3．对于植入起搏器的患者通常无须特殊处理。罕见情况下可由于起搏器跟踪不恰当的房性心律失常或起搏器介导的心动过速（pacemaker-mediated tachycardia，PMT）引发 WCT。多数起搏器相关的 WCT 血流动力学稳定，除非心动过速加重了心脏基础疾病。

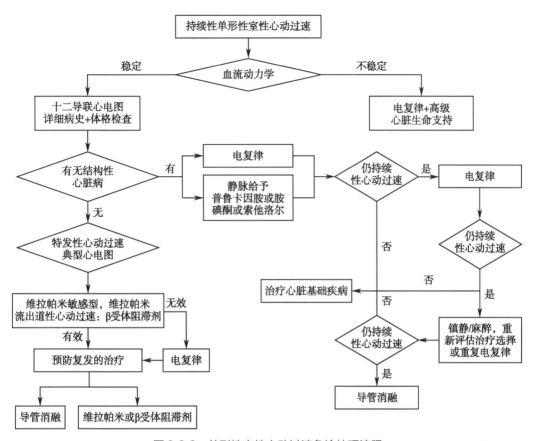

图 8-2-2　单形性室性心动过速急诊处理流程

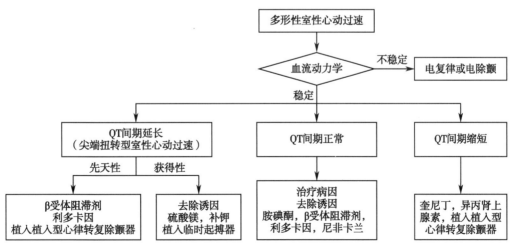

图 8-2-3　多形性室性心动过速急诊处理流程

（1）如果怀疑 WCT 与起搏器直接相关，可以在起搏器上放置一块磁铁，使起搏器失去所有感知功能，仅以非同步的固定频率运行。如为 PMT，则放置磁铁终止 WCT，并且移开磁铁后将恢复窦性心律或此前正常的起搏心律；如为不恰当跟踪房性心律失常引起，磁铁移开后可能再次出现此前的心律失常。

（2）ICD 植入者一般为特定人群，VT 高危，WCT 的 VT 可能性极大。所有植入 ICD 在证明 WCT 不是 VT 前，均应按照 VT 治疗。如植入 ICD 仍发生 WCT，须尽早请心内科会诊。

（五）心房颤动伴预激综合征

顺向传导的旁路合并心房颤动时，激动信号会沿正常传导路径经房室结和旁路共同传导至心室。一般来讲，大多数旁路的不应期较房室结短，如果阻断了房室结传导，会使得信号优先沿快速旁路下传，使心室率更快，所以不可以进行房室结阻滞。

心房颤动伴预激综合征如血流动力学不稳定，应及时给予电复律治疗，如血流动力学稳定可以尝试药物控制节律或心室率。根据《2015 美国成人室上性心动过速管理指南》的推荐，对于血流动力学稳定的患者，优选节律控制。药物可选择伊布利特来延长房室结、希氏束、浦肯野纤维及旁路的不应期。如无条件使用伊布利特或担心 QT 间期延长的问题，可以选用普鲁卡因胺。此外，国内应用最广泛的是普罗帕酮。需要注意的是一般不宜应用常规房室结阻滞药物，如 β 受体阻滞剂、非二氢砒啶类钙通道阻滞剂、地高辛、腺苷和胺碘酮。阻断房室结后旁路下传可引起心率进一步增快，甚至影响血流动力学稳定性。

（六）电风暴

电风暴又称心律失常风暴，指短时间内多次发生室性心律失常。这是一种心脏电活动的不稳定状态，表现为 24h 以内发生多次 VT 或 VF。对于未植入 ICD 的患者，电风暴可定义为：24h 以内发生至少 3 次血流动力学稳定的快速性室性心律失常，每次间隔至少 5min；或 VT 终止后很快复发；或 24h 内来自持续或非持续性 VT 的心搏总数超过窦性心搏。而对于植入 ICD 的患者，24h 内至少 3 次对快速性室性心律失常给予适当治疗（药物或 ICD 放电）即可称为电风暴。多数电风暴患者存在器质性心脏病，少数患者存在诱因，尤其是可逆性诱因，对此类患者应仔细评估，并积极逆转可逆诱因，如药物中毒、电解质紊乱（低钾血症和低镁血症）、新发或加重的心力衰竭、急性心肌缺血、甲状腺毒症及各种原因引起的 QT 间期延长。

对于电风暴患者的初始治疗遵循急诊一般原则，即首先考虑血流动力学是否稳定，然后尽快寻找病因和诱因，并在血流动力学稳定后尽快针对性治疗。如血流动力学不稳定，参照高级心脏生命支持流程实施电复律。对于可逆病因所致的顽固电风暴甚至持续心室颤动，可以考虑在体外膜肺氧合（ECMO）的支持下去除病因。血流动力学稳定的电风暴，应给予静脉抗心律失常药物，并给予 β 受体阻滞剂。推荐应用胺碘酮（150mg，静脉注射，1mg/min，6h，或 0.5mg/min，18h）。盐酸尼非卡兰作为一种新型 Ⅲ 类抗心律失常药物，目前有研究认为可作为备选方案，用于电风暴的治疗。同时由于频繁的室性心律失常和电击、肾上腺素应用，会导致肾上腺素受体活性增强和严重的低钾血症，需注意监测电解质情况，推荐加用 β 受体阻滞剂。通常给予非选择性 β 受体阻滞剂，如普萘洛尔（40mg，6h 一次，共 48h），病情稳定后长期口服。如果采用药物治疗后电风暴或无休止性 VT 仍持续或复发，应考虑联系电生理专业医师行导管消融术（图 8-2-4）。

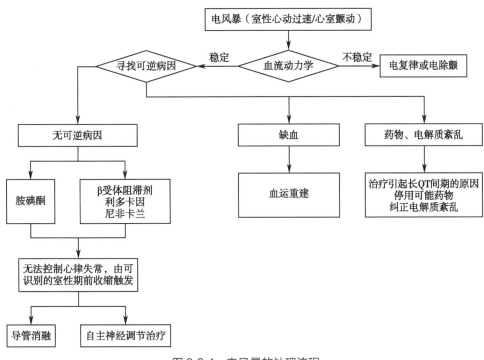

图 8-2-4　电风暴的处理流程

二、宽 QRS 波心动过速的后续治疗

初步和早期评估处理后一般已基本明确 WCT 的类型,后续除病因治疗外,主要根据心律失常的类型来决定。

1. 室性心动过速　除特发性室性心动过速外,包括电风暴,首选 ICD 治疗,或在植入 ICD 前行射频消融及应用抗心律失常药物以降低 VT 的发作频率。对于特发性 VT 则主要采用射频消融和药物治疗。

2. 室上性心动过速　需明确 SVT 的具体病因进行相应处理,具体参见相应章节。①AVNRT 或 AVRT:病情观察、迷走神经刺激、药物治疗或射频消融;②显性旁路相关 AVRT 或预激合并心房扑动 / 心房颤动:电生理检查和射频消融;③心房颤动伴心室内差异性传导:控制心室率、恢复窦性心律或导管消融。

3. 其他治疗　针对原发病的长期治疗,如心肌病、慢性心力衰竭的治疗;缺血性心脏病的长期抗血小板及抗缺血治疗;纠正明确的诱因,包括致心律失常药物的停用、电解质紊乱的纠正等。

三、典型案例

患者,男,75 岁。因"心悸 4d"入院。患者主要症状为心悸、乏力、食欲减退,自服硝酸甘油、速效救心丸后稍缓解,发病次日出现胃灼热,遂就诊于急诊。心电图示:室上性心动过速?心率 177 次 /min,QRS 波时限 0.122s(图 8-2-5)。肌钙蛋白 I(cTnI)0.149ng/ml。给予胺碘酮后效果不佳,后给予艾司洛尔,约 3h 后转为窦性心律,心电图示:窦性心律,频发室性期前收缩,RBBB,QRS 波时限 0.132s,V$_3$～V$_6$ 导联 ST 段下移 0.1～0.2mV,Ⅲ、aVF 导联 ST 段水平抬高 0.1mV(图 8-2-6)。复查 cTnI 0.3ng/ml,考虑"急性冠脉综合征",收入冠心病重症监

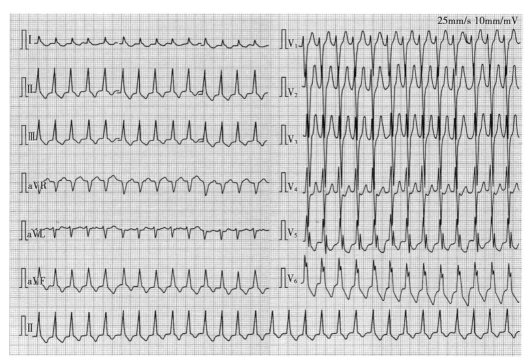

图 8-2-5　急诊心电图

心率 177 次 /min，QRS 波时限 0.122s，单形性宽 QRS 波心动过速。

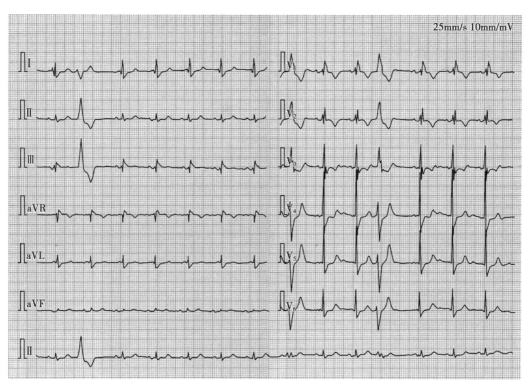

图 8-2-6　心律转复后心电图

窦性心律，频发室性期前收缩，RBBB，QRS 波时限 0.132s，V_3～V_6 导联 ST 段下移 0.1～0.2mV，Ⅲ、aVF 导联 ST 段水平抬高 0.1mV。

护病房。患者 5 年前冠状动脉造影示 D$_1$ 分支局限 90% 狭窄，诊断为"冠心病"，未植入支架，规律二级预防治疗。患者糖尿病 20 年，利拉鲁肽治疗，控制可；有胃溃疡病史，未规律复查，无明确复发；有阑尾切除病史。

入院查体：体温 36.5℃，脉搏 89 次 /min，呼吸 15 次 /min，血压 128/82mmHg，血氧饱和度 99%；一般情况可，神清语利，双肺呼吸音清，未及干、湿啰音；心律齐，未闻及杂音；腹部查体阴性；双下肢无水肿。

诊疗经过：入院后复查心电图示室性期前收缩减少，余基本同前（图 8-2-7）。

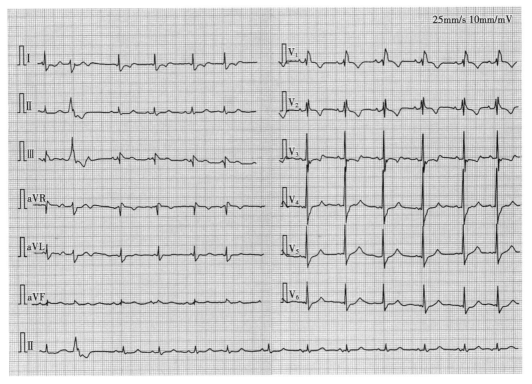

图 8-2-7　入院后心电图

窦性心律，可见室性期前收缩，RBBB，QRS 波时限 0.122s，V$_3$～V$_6$ 导联 ST 段下移 0.1～0.2mV，Ⅲ、aVF 导联 ST 段水平抬高 0.1mV。

入院后给予抗血小板、抗凝、降脂、控制心室率等治疗后，于次日行冠状动脉造影：D1 分支 50% 狭窄，左前降支主干、左回旋支、右冠状动脉未见明显异常。考虑不是原发血管病变所致，而是心律失常所致心肌氧供需失衡，择期行心脏电生理检查及射频消融治疗。电生理检查提示：右心室流出道刺激可诱发 WCT，腔内心电图提示房室分离，诊断持续性室性心动过速（右心室流出道起源），后行射频消融，术中判断反复诱发不能，达到消融终点。于术后次日夜间再发两次室性心动过速，此次 QRS 时限不足 0.12s，但可见夺获波（图 8-2-8），基于患者血流动力学稳定，先后给予胺碘酮、利多卡因后心律转复。患者行心脏 MRI 检查见室间隔基底段心肌中层及室间隔插入部延迟强化，可能为瘢痕，考虑为室性心动过速反复发作的原因，射频消融根治存在很大困难，与患者及家属商讨后，择期植入 ICD 后长期随诊。

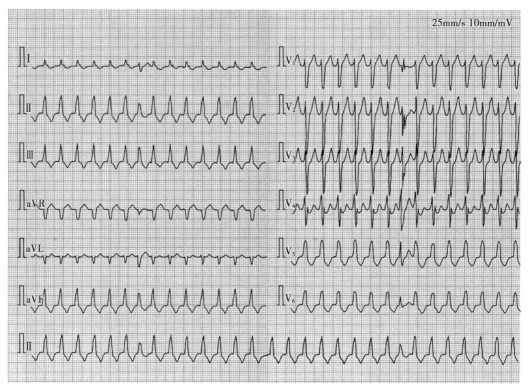

图 8-2-8　射频消融后心电图
可见夺获波。

病例分析：该患者为老年男性，以心悸为主要症状，根据入院前心电图提示 WCT，QRS 波时限 0.122s，综合电轴、心电向量等考虑室上性心动过速伴差异传导可能性大。但 RBBB 伴窦性心律与 WCT 时 QRS 波形态差异过大（图 8-2-6），不能除外室性心动过速。电生理检查确认为右心室流出道室性心动过速（特发性室性心动过速的一种），起源于希氏束旁，QRS 波增宽不是特别明显，与室上性心动过速鉴别相对困难。对于 WCT 的用药，有器质性心脏病的患者首选胺碘酮，无器质性心脏病的患者首选普鲁卡因胺，但国内目前不可获得，基于胺碘酮的副作用，有时会选择利多卡因。对于 β 受体阻滞剂，在特定情况下可以应用于室性心动过速，尤其电风暴时，但更多是一种辅助或二线治疗。对该患者给予射频消融治疗，术中判断消融终点，后再发心动过速，虽然 QRS 波时限不足 0.12s，但基于夺获波及心电图的前后变化，考虑仍为室性心动过速，经 MRI 检查判断室间隔瘢痕可能为室性心动过速反复发作的原因，这种瘢痕机制的心律失常，很容易复发，是植入 ICD 的指征，向患者及家属交代病情后植入 ICD，随访复查患者状态良好。

【思考题】

1. WCT 处置的第一原则是什么？

2. 对于 WCT，什么情况下考虑使用维拉帕米？

3. 血流动力学稳定的电风暴，用药效果不佳时应重点注意什么？

（郑亮亮）

推 荐 阅 读

[1] 中华医学会心电生理和起搏分会，中国医师协会心律学专业委员会. 2020 室性心律失常中国专家共识（2016 共识升级版）. 中国心脏起搏与心电生理杂志，2020，34（3）：189-253.

[2] AL-KHATIB SM，STEVENSON WG，ACKERMAN MJ，et al. 2017 AHA/ACC/HRS Guideline for management of patients with ventricular arrhythmias and the prevention of sudden cardiac death: a report of the American College of Cardiology/American Heart Association Task Force on Clinical Practice Guidelines and the Heart Rhythm Society. Heart Rhythm，2018，15（10）：e73-e189.

[3] BRUGADA J，KATRITSIS DG，ARBELO E，et al. 2019 ESC Guidelines for the management of patients with supraventricular tachycardia. The task force for the management of patients with supraventricular tachycardia of the European Society of Cardiology（ESC）. Eur Heart J，2020，41（5）：655-720.

[4] HAEGELI LM，DELLA BELLA P，BRUNCKHORST CB. Management of a patient with electrical storm: role of epicardial catheter ablation. Circulation，2016，133（7）：672-676.

[5] PAGE R L，JOGLAR J A，CALDWELL M A，et al. 2015 ACC/AHA/HRS guideline for the management of adult patients with supraventricular tachycardia: a report of the American College of Cardiology/American Heart Association Task Force on Clinical Practice Guidelines and the Heart Rhythm Society. Heart Rhythm，2016，13（4）：e136-221.

第九章
缓慢性心律失常的心电图表现和急诊处理策略

第一节 窦房传导阻滞的心电图表现和急诊处理策略

【本节精要】

- 窦房传导阻滞时,可根据阻滞程度分为一度、二度、三度。
- PP间期异常,提示窦房结和心房电活动异常,可为窦房传导阻滞提供诊断线索。
- 关注长PP间期和基础心律PP间期的倍数关系,对窦房传导阻滞的分析和鉴别有重要作用。
- 注意窦房传导阻滞心电图的判读原则。
- 当患者心电图显示窦房传导阻滞时,首先要评估患者的血流动力学稳定性。
- 当考虑患者窦房传导阻滞且伴有血流动力学不稳定时,起搏器治疗是较好的选择。

窦房结位于上腔静脉与右心房交界处,多呈长梭形,也可呈椭圆形或半月形。窦房结长轴与界沟平行,紧贴在心内膜下,头端与心外膜靠近,约1mm。窦房结主要由起搏细胞、移行细胞和少量浦肯野纤维及细胞之间的纤维支架构成。在窦房结中部及周围有许多交感神经与迷走神经纤维分布。在安静状态时,迷走神经占主导作用,心率减慢;当运动或处于紧张状态时,交感神经占据优势,自律性增强,心率加快。窦房结的激动频率约70次/min,房室结为40~50次/min,希氏束以下多低于40次/min。当窦房结功能减退或受抑制时,潜在起搏点即能产生激动,出现逸搏或逸搏心律。

窦房传导阻滞指窦房结冲动传导至心房时发生延缓或阻滞。

一、窦房传导阻滞的心电图表现形式

根据阻滞程度及心电图的表现形式可分为3度:①一度窦房传导阻滞;②二度窦房传导阻滞,分为两型,分别为二度Ⅰ型和二度Ⅱ型;③三度窦房传导阻滞,此型与窦性停搏鉴别困难,尤其在发生窦性心律不齐时。

（一）一度窦房传导阻滞
由于体表心电图不能直接显示窦房结电活动,因而心电图无法诊断一度窦房传导阻滞。

（二）二度窦房传导阻滞
二度窦房传导阻滞分为两型:二度Ⅰ型(文氏阻滞)和二度Ⅱ型。

1. 二度Ⅰ型窦房传导阻滞　心电图特点见图9-1-1。

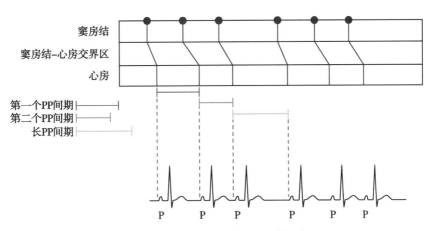

图 9-1-1 二度 I 型窦房传导阻滞示意图

窦性 P 波，PP 间期进行性缩短；出现一次长 PP 间期；长 PP 间期短于基础心律 PP 间期的 2 倍；窦房传导比例常为 2:1、3:2、4:3、5:4，可固定，也可不固定。

2. 二度 II 型窦房传导阻滞

（1）心电图特点见图 9-1-2。当持续性 2:1 窦房传导阻滞出现时，心电图表现与窦性心动过缓极其相似，但 P 波频率一般 <40 次 /min，运动或注射阿托品可使心率突然加倍。

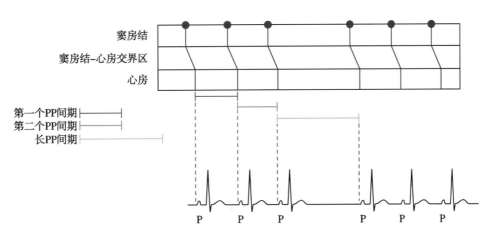

图 9-1-2 二度 II 型窦房传导阻滞示意图

窦性 P 波，PP 间期基本均匀；出现一次长 PP 间期；长 PP 间期等于基础心律 PP 间期的整数倍；窦房传导比例常为 2:1、3:2、4:3、5:4，可固定，也可不固定

（2）典型病例：患者，女，61 岁。因"心慌 2 年"就诊。心电图见图 9-1-3。

（三）三度窦房传导阻滞和窦性停搏

三度窦房传导阻滞是窦性激动在窦房交界区内完全受阻滞而不能将激动下传，心电图上表现为无窦性 P 波，与窦性停搏很难进行鉴别。但如果出现房性逸搏心律，则多倾向于三度窦房传导阻滞，因为一般情况下，窦性停搏时，心房内起搏点同时受抑制，无房性逸搏发生。

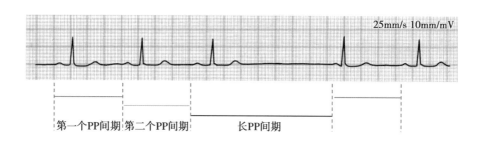

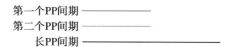

图 9-1-3 二度Ⅱ型窦房传导阻滞心电图

窦性 P 波；PP 间期基本均匀；窦房 4 : 3 比例传导；出现一次长 PP 间期；长 PP 期等于基础心律
PP 间期的 2 倍。

（四）病态窦房结综合征

病态窦房结综合征是由于窦房结本身的器质性病变或邻近组织的病变，导致窦房结起搏或传导功能障碍，而引起的一系列心律失常，并由此引发头晕、心悸、黑矇、心绞痛等症状。合并心房自律性异常时，多表现为心动过缓 - 心动过速综合征，称为慢快综合征。

（1）窦性心动过缓：心率常低至 30～40 分 /min，且不因发热、活动及药物增加。

（2）窦房传导阻滞：以二度窦房传导阻滞最为常见。

（3）窦性停搏：表现为 P 波脱落和较长时间的窦性静止，间歇时间与基础窦性间期无倍数关系。

（4）双结病变：表现为在窦性心动过缓、窦房传导阻滞及窦性停搏基础上，出现交界区逸搏（逸搏周期 > 1.5s）或逸搏频率 < 40 次 /min。

（5）慢快综合征：是指在窦性心动过缓、窦房传导阻滞及窦性停搏基础上反复出现阵发性室上性心动过速、心房扑动或心房颤动。

（6）全传导系统病变：病变累及多个传导系统时表现为窦房结传导阻滞、房室结传导阻滞及心室内传导阻滞。

二、窦房传导阻滞心电图在急诊的应用

心电图在疑似窦房传导阻滞的急诊应用时限：接诊患者后，无论患者症状存在与否，急诊医师需尽快完成十二导联心电图。对心电图特点进行分析，如果分析结果可解释患者发病时的症状且血流动力学稳定暂不威胁患者生命时，可继续寻找病因，以便后续规范治疗。如果未能捕捉到发病时的异常心电图，可多次行心电图检查，尤其当患者出现临床症状时。必要时，可行持续心电监护或动态心电图来观察患者是否存在异常心电活动。

三、窦房传导阻滞心电图的判读原则

1. 快速识别心房电活动，连续出现窦性 P 波后，跟随一个 P 波消失，缺失一段心电活动，随后再次出现窦性 P 波，以此循环。

2. 快速识别 PP 间期变化的规律，连续出现基础心律 PP 间期后，PP 间期基本均匀，跟随一段长 PP 间期，且长 PP 间期约为基础 PP 间期的整数倍，随后再次出现基础 PP 间期，以此循环。

3. 快速识别 P 波与 QRS 波的关系，即窦性 P 波，跟随正常 QRS 波，窦性 P 波消失后，无 QRS 波。长 PP 间期，即心房无电活动，提示窦房结或窦房传导病变，导致心房无电活动。

4. 当仅用窦房传导阻滞无法解释患者临床症状时，需考虑合并其他类型缓慢性心律失常。

四、以窦房传导阻滞心电图为依据的急诊临床评估和诊疗决策

1. 部分窦房传导阻滞患者有明确的病因，详细询问病史，可为窦房传导阻滞的诊断提供线索。窦房结受到多种因素影响，引起冲动传导至心房时发生延缓或阻滞。常见病因如下。

（1）急性心肌损伤：AMI、心脏手术、心脏受到放射线照射、急性心肌炎导致窦房结功能受到抑制，均可引起急性窦房传导阻滞。

（2）慢性心肌损伤：冠心病、原发性心肌病、心脏瓣膜病、窦房结及周围退行性病变导致窦房结发生缺血、退行性病变及功能受限，使窦性激动向心房传导延迟或受阻，引起慢性窦房传导阻滞。

（3）药物中毒：多为暂时性的，如洋地黄类药物、奎尼丁、维拉帕米、胺碘酮、β 受体阻滞剂等。

（4）电解质紊乱：高钾血症、高碳酸血症、静脉推注硫酸镁速度过快、低钾血症等均可引起窦房传导阻滞。

（5）其他：神经张力增高、颈动脉窦过敏。

2. 针对窦房传导阻滞的急诊临床评估

（1）首先判断患者血流动力学是否稳定，如果血流动力学不稳定，需立即抢救。

（2）心电图在发现持续存在的缓慢性心律失常的同时，也可检测到其他异常，如 AMI、高钾血症及地高辛中毒等典型的心电图改变。

（3）除常规心电图外，动态心电图检查可长时间连续记录，并分析人体心脏在活动和安静状态下心电图变化，对于间歇性二度窦房传导阻滞的患者，动态心电图检查对检出和诊断均有帮助。

（4）当患者血流动力学稳定时，其他辅助检查对诊断和临床评估同样具有一定作用。

1）心脏超声：对于心动过缓，怀疑有器质性心脏病但未确诊者，可行心脏超声检查，明确心脏有无结构性和功能性异常。

2）心脏 MRI：对于心动过缓，怀疑有器质性心脏病但未确诊者，可行心脏 MRI 检查，以确定有无浸润性疾病，包括结节病、血色素沉着病、淀粉样变、心内膜炎、主动脉夹层、动脉窦瘤等。

3）生化检查：血钾、血镁、碳酸盐等指标，明确有无电解质紊乱导致的传导阻滞。

4）阿托品试验：静脉注射阿托品 0.03mg/kg，在用药的即刻、1min、3min、5min、7min、10min、15min、20min、30min 时描记心电图。若心率不能达到 90 次 /min 为阿托品试验阳性。当迷走神经张力过高导致心动过缓时，在应用阿托品后心率可增加至 90 次 /min 以上。

5）异丙肾上腺素试验：用于鉴别交感神经兴奋性不足或窦房结器质性病变导致窦房传导阻滞。静脉滴注异丙肾上腺素 1～4mg/min，若心率 >100 次 /min 提示交感神经兴奋性不足导致传导阻滞，反之传导阻滞可能来自窦房结器质性病变。因该试验安全性和可信性因素，临床应用目前仍有争议。

3. 以窦房传导阻滞心电图为依据的急诊临床治疗决策

（1）病因治疗：对于症状性患者，推荐评估和治疗可逆病因，去除病因。

（2）药物治疗：①对于症状性或血流动力学不稳定性的患者，应口服阿托品 0.3～0.6mg；口服异丙肾上腺素 10mg，严重病例可静脉滴注异丙肾上腺素（用 5% 葡萄糖液稀释），1～3μg/min，亦可静脉注射阿托品。②药物过量导致的心动过缓，如过量使用钙通道阻滞剂，可静脉注射钙剂增加心率；如过量使用 β 受体阻滞剂，可使用胰高血糖素增加心率或高剂量胰岛素治疗心率增加；地高辛毒性中毒患者，可使用地高辛 Fab 抗体片段增加心率，不推荐应用透析去除地高辛。通过上述治疗，可增加心率，改善症状。

（3）临时起搏治疗：对于药物难治性、有严重症状或持续血流动力学不稳定的患者，在植入永久起搏器或纠正心动过缓前，可选择临时起搏增加心率和改善症状。

（4）永久起搏治疗：①明确症状由窦房结功能障碍导致，推荐永久起搏治疗。②当某些疾病必须应用可引起或加重窦性心动过缓，并产生临床症状的药物时，推荐永久起搏治疗。③慢快综合征患者，因心动过缓引起临床症状，植入永久起搏器也是合理的选择。④无症状的窦房结功能障碍，不建议永久起搏治疗；睡眠相关性窦性心动过缓或睡眠中出现短暂性窦性停搏的患者，除非有其他适应证，否则不应植入永久起搏器。

五、典型病例

患者，女，87岁。以"心悸、头晕 2 月余，加重 1d"就诊。患者 2 个月前无明显诱因自觉心悸，伴头晕，伴一过性黑矇。无头痛，无胸闷、胸痛，无恶心、呕吐，多发生于白天，每次持续 2～4min 后自行缓解。2d 前入院查 24h 心电图示（图 9-1-4～图 9-1-6）窦性心动过缓合并心律不齐，窦性停搏，交界性逸搏合并逸搏心律（最长 5.6s），房性期前收缩，多形性室性期前收缩，

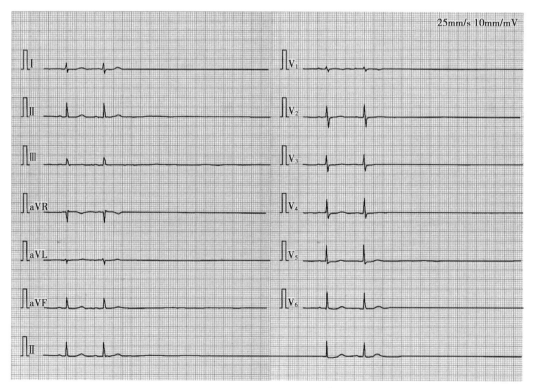

图 9-1-4　患者就诊前动态心电图

窦性停搏：P 波脱落和较长时间的窦性静止，间歇时间与基础窦性间期无倍数关系。

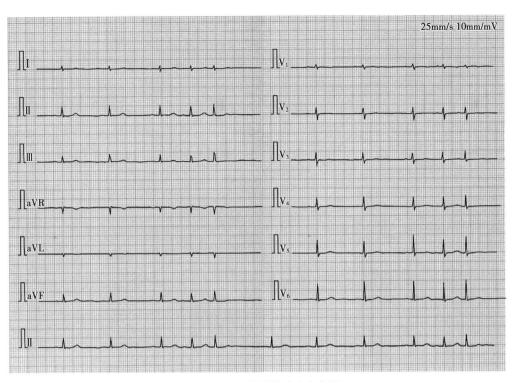

图 9-1-5　患者就诊前动态心电图 1

房性期前收缩：期前收缩的 P′ 波，形态与窦性 P 波不同；房性期前收缩的 P′R 间期正常；房性期前收缩 P′ 波跟随的 QRS 波正常。

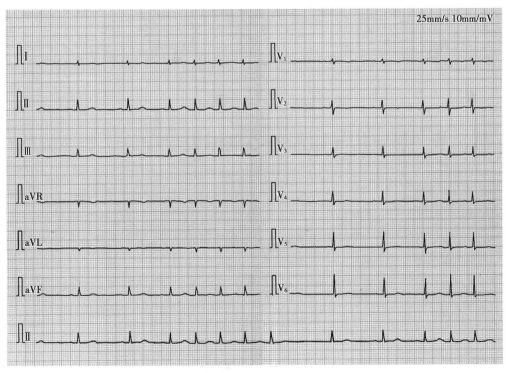

图 9-1-6　患者就诊前动态心电图 2

房性心动过速：连续 3 个以上异位 P′ 波连续出现；P′ 波可以辨认，跟随的 QRS 波形态正常。

部分时段 ST-T 改变。心脏超声示左心房、左心室轻度增大，节段性室壁运动不良，主动脉瓣退行性变且少量反流；左心室射血分数 60%。1d 前患者再次出现心悸，伴头晕，持续时间较前增加，故于医院就诊。患者既往高血压病史 5 年，自述最高收缩压为 160mmHg，口服利血平治疗，现停用 10 余天，平日未监测血压。否认其他病史。

体格检查：体温 36.2℃，脉搏 59 次 /min，呼吸 19 次 /min，血压 150/82mmHg；神志清楚，精神可，发育正常，查体合作；双侧呼吸动度均等，双肺呼吸音清，未闻及干、湿啰音，无胸膜摩擦音；心前区无隆起，心界不大，心音低钝，心率 59 次 /min，律不齐，各瓣膜听诊区未闻及明显病理性杂音，无心包摩擦音；腹部查体阴性。

诊疗经过：患者就诊后立即行心电图检查，发现窦性心动过缓合并心律不齐；血钙 2.25mmol/L，血磷 1.47mmol/L，血镁 0.91mmol/L，血钾 4.2mmol/L。结合患者动态心电图表现及临床出现心悸、头晕、黑矇等心排血量不足表现，将患者收治入院。检验结果回报：N 端脑钠肽前体 235.00pg/ml，心肌酶谱未见异常。结合患者临床表现及心电图特点最终确诊为病态窦房结综合征。排除禁忌后给予永久性人工心脏单腔起搏器植入治疗。

【思考题】

1. 二度窦房传导阻滞心电图特点有哪些？
2. 窦房传导阻滞可能的病因有哪些？
3. 窦房传导阻滞的急诊临床治疗决策是什么？

（周　轶）

推 荐 阅 读

GRUNE J，YAMAZOE M，NAHRENDORF M. Electroimmunology and cardiac arrhythmia. Nat Rev Cardiol，2021，18（8）：547-564.

第二节　房室传导阻滞的心电图表现和急诊处理策略

【本节精要】

- 房室传导阻滞时，一度房室传导阻滞多为生理因素导致，二度及以上房室传导阻滞多由病理因素导致。
- PR 间期异常，提示心房传导至心室的电活动异常，可为房室传导阻滞提供诊断线索。
- P 波后 QRS 波脱漏，对房室传导阻滞的分型和鉴别有重要作用。
- P 波与 QRS 波关系，对评估阻滞程度具有参考意义。
- 血流动力学的稳定性是决定患者治疗方式的重要因素，临时或永久起搏器治疗是血流动力学不稳定者较好的治疗方式。

房室传导阻滞是指房室交界区脱离了生理不应期后,心房冲动传导至心室的时间延长,甚至部分或完全不能到达心室。房室传导阻滞可以呈一过性、间歇性或持久性存在。持久性房室传导阻滞多考虑器质性病变或损伤;间歇性房室传导阻滞除器质性病变外,应考虑一过性因素或迷走神经张力增高。阻滞部位可以在房室结、希氏束或希氏束远端等。根据房室传导阻滞的部位及程度不同,临床上常分为3度。①一度房室传导阻滞:所有的心房激动均能前传至心室,但传导时间延长。②二度房室传导阻滞:部分心房传导不能下传到心室,因而出现心室漏搏。二度 I 型房室传导阻滞(文氏型):PR 间期逐渐延长,直至 P 波下传受阻无后继 QRS 波。二度 II 型房室传导阻滞:多源于希氏束及希氏束浦肯野纤维系统。心电图 PR 间期正常或延长,但 PR 间期固定不变,部分 P 波后无 QRS 波。③三度房室传导阻滞:又称完全性房室传导阻滞,即所有心房的激动均不能传导至心室。

一、房室传导阻滞心电图的表现形式

(一)一度房室传导阻滞

1. 心电图特点 ①每个 QRS 波前都有一个相对应的 P 波。②PR 间期可固定,也可不固定,心率在正常范围时,PR 间期≥0.21s。③心率过快时,P 波可与前一个 T 波重叠,刺激颈动脉窦后 P 波与 T 波可分离。④ PR 间期虽未超过 0.20s,但与以往心电图相比,在心率相近或增快时,PR 间期延长 0.04s 以上,也可诊断一度房室传导阻滞。

2. 经典病例 患者,女,56 岁。因"活动后胸闷 1 年"就诊。心电图见图 9-2-1。

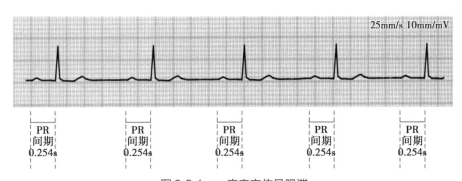

图 9-2-1 一度房室传导阻滞
每个 QRS 波前都有一个相对应的 P 波;PR 间期固定,PR 间期>0.21s。

3. 心电图判读原则
(1)心房电活动分析:窦性 P 波,频率 57 分 /min,提示心房电活动正常。
(2)PR 间期变化的规律:PR 间期固定,PR 间期 0.254s,>0.21s,提示心房传导至心室的过程延缓。
(3)P 波与 QRS 波关系分析:窦性 P 波,跟随 QRS 波,QRS 波时限、形态正常,提示心房的电活动完全传导至心室。

(二)二度 I 型房室传导阻滞

1. 心电图特点 ①PR 间期进行性延长,QRS 波脱漏后第一个 PR 间期可能延长或正常;②随着 PR 间期逐渐延长,PR 间期增量逐渐减少,RR 间期逐渐缩短;③长 RR 间期小于最短RR 间期的 2 倍;④QRS 波时限、形态多正常。

2. 经典病例 患者,男,70 岁。因"间断胸痛 3 年"就诊。心电图见图 9-2-2。

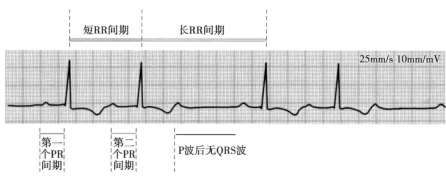

图 9-2-2　二度 I 型房室传导阻滞

PR 间期进行性延长，第一个 PR 间期为 0.266s，>0.21s，随后逐渐延长；长 RR 间期小于最短 RR 间期的 2 倍；QRS 波正常下传，时限、形态正常。

3. 心电图判读原则

（1）心房电活动分析：窦性 P 波，提示心房电活动正常。

（2）PR 间期变化的规律：PR 间期进行性延长，第一个 PR 间期为 0.266s，>0.21s，随后逐渐延长。

（3）P 波与 QRS 波关系分析：窦性 P 波，跟随 QRS 波，QRS 波时限、形态正常，连续两次。第三个窦性 P 波后无 QRS 波，提示本次心房电活动无法传至心室，且无逸搏心律，导致 P 波激动后，无 QRS 波。经过一次漏搏后，连续窦性 P 波的电活动可再次传至心室，出现 QRS 波。以此循环。

（三）二度 II 型房室传导阻滞

1. 心电图特点　① P 波规律出现，突然出现心室漏搏。房室传导比例可为 4:3、3:2、2:1 等；② PR 间期正常或稍延长，固定不变；③ QRS 波形态可正常，若出现宽大畸形，提示希氏束以下传导阻滞。

2. 经典病例　患者，女，61 岁。因"活动后胸闷 2 年"就诊。心电图见图 9-2-3。

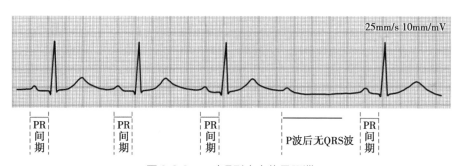

图 9-2-3　二度 II 型房室传导阻滞

P 波规律出现，突然出现心室漏搏，房室传导比例为 4:3；PR 间期 0.20s，固定不变；QRS 波形态正常。

3. 心电图判读原则

（1）心房电活动分析：窦性 P 波，提示心房电活动正常。

（2）PR 间期变化的规律：PR 间期均等，PR 间期为 0.20s，可下传的 PR 间期固定。

（3）P波与QRS波关系分析：窦性P波，跟随QRS波，QRS波时限、形态正常，连续3次。第4个窦性P波后无QRS波，提示本次心房电活动无法传至心室，且无逸搏心律，导致P波激动后，无QRS波。经过一次漏搏后，连续窦性P波的电活动可再次传至心室，出现QRS波。以此循环。

（四）2∶1二度房室传导阻滞

1. 心电图特点 ①房室传导比例可为2∶1，即每两个P波之后脱漏一个QRS波；②P波正常下传时，PR间期正常或稍延长，固定不变；③QRS波形态正常，病变多发于希氏束-浦肯野传导系统阻滞，提示希氏束-浦肯野传导系统远侧受累，阻滞也可发生在房室结内。

2. 经典病例 患者，男，29岁。因"心前区不适感1个月"就诊。心电图见图9-2-4。

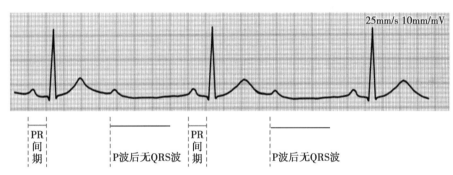

图9-2-4 2∶1二度房室传导阻滞心电图

房室传导比例为2∶1，即每两个P波之后脱漏一个QRS波；PR间期正常；QRS波形态正常。

3. 心电图判读原则

（1）心房电活动分析：窦性P波，提示心房电活动正常。

（2）PR间期变化的规律：正常传导的P-QRS波，PR间期固定，PR间期0.20s。

（3）P波与QRS波关系分析：窦性P波，跟随QRS波，QRS波时限、形态正常。随后出现窦性P波，后无QRS波，提示本次心房电活动无法传至心室，且无逸搏心律，导致P波激动后，无QRS波。经过一次漏搏后，窦性P波的电活动可再次传至心室，出现QRS波，以此循环。

4. 临床意义 窦性心律时的2∶1阻滞，阻滞可位于房室结（33%），也可位于希氏束内（17%）和双侧束支水平（55%）。QRS波形态可正常（47%）也可宽大（53%）。2∶1房室传导阻滞的临床意义与心房率快慢有密切关系。当心房率较快时（>100次/min），出现2∶1房室传导阻滞，而当心房率降低至100次/min，2∶1房室传导阻滞消失，仅有PR间期延长，提示传导系统的损害较轻。但是，当心房率在正常范围，仍然存在2∶1房室传导阻滞时，提示该阻滞损害较重。

（五）三度房室传导阻滞

1. 心电图特点 ①心房与心室激动分离，PP间期均等或不等，P波与QRS波不相关；②心房率快于心室率，可表现为交界性、室性逸搏心律；③心室率较慢，起搏点起源于希氏束分叉以上，一般为40~60分/min；起源于希氏束分叉以下，一般为25~40分/min；④心室率规则或不规则；⑤QRS波因起搏点差异可表现为正常或宽大畸形。起搏点位于希氏束以上，QRS波形态基本正常，位于希氏束以下，QRS波表现为宽大畸形；⑥必须排除干扰性因素，当心室率＜40次/min，干扰因素较小，当心室率＞50次/min，干扰因素与阻滞难以鉴别，可诊断为阻滞/干扰性房室分离。另外，当逸搏周期＜2倍PP间期，须与2∶1房室传导阻滞相鉴别；⑦当存在2个或2个以上室性起搏点时，可出现两种室性起搏点激动形成的室性融合波。

2. 经典病例　患者，男，23岁。因"查体发现心律不齐6d"就诊。心电图见图9-2-5。

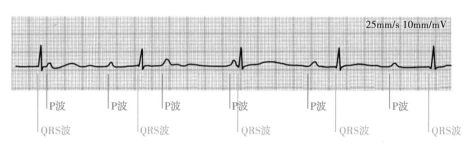

图9-2-5　三度房室传导阻滞心电图

P波与QRS波无相关；心房率快于心室率；心室率较慢；QRS波规则、形态正常，提示起搏点位于希氏束以上。

3. 心电图判读原则

（1）寻找P波：窦性P波，提示心房活动正常。

（2）P波与QRS波关系分析：窦性P波，其后无相关性QRS波，提示心房和心室活动分离，心房激动无法下传至心室。

（3）QRS波形态：形态基本正常，无宽大畸形，提示起搏点位于希氏束以上。

4. 临床意义　完全性房室传导阻滞患者常有头晕、黑矇、晕厥发作史。完全性房室传导阻滞常见于多种病理情况，包括AMI（尤其是前壁）、急性心肌炎、感染性心内膜炎、甲状腺功能亢进、心脏外科手术、梅毒及洋地黄类药物中毒等，另外也可见于Lev病、Lengre病等病理情况。

完全性房室传导阻滞是一种严重的心律失常，需要积极治疗。首先，治疗基础病因和去除诱因。对症状明显、心室率＜40次/min的完全性房室传导阻滞，可以选用阿托品、异丙肾上腺素提高心室率，防止阿-斯综合征发作。对于完全性房室传导阻滞患者，须积极放置人工心脏起搏器。如病变可逆，可放置暂时性人工心脏起搏器；如病变不可逆，则需放置永久性人工心脏起搏器。

二、以房室传导阻滞心电图为依据的急诊临床评估

1. 心电图在疑似房室传导阻滞的急诊应用时限　接诊患者后，无论患者症状存在与否，急诊医师需尽快完成十二导联心电图，发现心电图异常后，如无血流动力学不稳定的情况，可完善相关辅助检查；如患者血流动力学不稳定，则需立即进行救治。如果心电图未能捕捉到发病时的异常，可多次行心电图检查，尤其患者出现临床症状时。必要时，可行持续心电监护或动态心电图观察是否存在异常心电活动。

2. 血流动力学稳定性评估　一般情况下，一度房室传导阻滞患者无症状；二度房室传导阻滞患者可有心悸、短暂头晕、眩晕、晕厥、心绞痛、心力衰竭等心排血量不足的表现；三度房室传导阻滞患者如伴心室率过缓，可出现心力衰竭或脑供血不足症状。若心室停顿过久导致脑缺血，出现暂时性意识丧失，甚至抽搐，称为阿-斯综合征，严重者可猝死。

3. 部分房室传导阻滞患者有明确的病因,详细询问病史,可为房室传导阻滞的诊断提供线索。常见病因如下。

生理情况下,正常人或运动员由于迷走神经张力增高可发生二度 I 型房室传导阻滞。病理情况下,见于:①药物因素,如 β 受体阻滞剂、某些钙通道阻滞剂、洋地黄类药物等抗心律失常药物;②各种原因导致心肌病变,如 AMI、心肌缺血、感染性心内膜炎、病毒性心肌炎、淀粉样变、结节病;③心脏传导系统病变,如 Lenegre 病(传导系统原发性硬化变性疾病)、特发性心脏纤维支架的硬化症;④心脏肿瘤性疾病,如心包间皮瘤、恶性黑色素瘤、霍奇金病;⑤感染性及其他疾病,如急性风湿热、类风湿关节炎、系统性红斑狼疮、导管损伤、导管消融、高镁血症、高钾血症。

4. 针对房室传导阻滞辅助检查的急诊临床评估

(1) 除常规心电图外,动态心电图检查可长时间连续记录,并分析人体心脏在活动和安静状态下心电图变化,对于房室传导阻滞的患者,动态心电图检查对检出和诊断均有帮助。

(2) 当患者血流动力学稳定时,心脏超声、血生化及电解质检查是必要的。

三、以房室传导阻滞心电图为依据的急诊临床治疗决策

1. 病因治疗　寻找病因,去除导致传导阻滞的因素。

2. 药物治疗　对于二度或三度房室传导阻滞患者,若存在心动过缓相关症状或血流动力学不稳定,应使用阿托品或 β 受体激动剂(须排除急性冠状动脉缺血),如异丙肾上腺素、多巴胺、肾上腺素等,提高心室率。对于急性冠状动脉缺血患者,可考虑静脉使用氨茶碱。

3. 临时起搏治疗　伴有症状或血流动力学不稳定的二度或三度房室传导阻滞,可行临时起搏治疗。

4. 永久起搏治疗　不可逆性、持续性心房颤动合并症状性心动过缓,神经肌肉疾病、药物引起且无法停用,以及炎症性心肌病导致的二度 II 型、高度和三度房室传导阻滞,一度或二度 I 型房室传导阻滞伴有心排血量不足症状者均可行永久起搏治疗。一度或二度 I 型房室传导阻滞不伴心排血量不足症状者不推荐永久起搏治疗。

四、典型病例

病例 1　患者,男,56 岁。以"活动后胸闷 1 年,加重 2d"就诊。患者自 1 年前开始常于活动后出现胸闷,呈阵发性发作,每次持续约 0.5h,经休息或含服"速效救心丸"后症状可缓解,无大汗淋漓,无胸痛及肩背部疼痛,无咳嗽、咳痰,无头痛、头晕,无恶心、呕吐,无腹胀、腹胀、呕血、黑便等。就诊于当地医院,诊断为冠心病。给予阿司匹林肠溶片、单硝酸异山梨酯缓释片、瑞舒伐他汀等药物口服,症状稍减轻。2d 前上述症状加重,来我院就诊。既往糖尿病病史 10 余年,平素服用二甲双胍、阿卡波糖及应用胰岛素治疗,血糖控制欠佳;否认其他病史。

体格检查:体温 36.2℃,心率 56 次 /min,呼吸 17 次 /min,血压 124/71mmHg;发育正常,营养中等,神志清,自主体位,查体合作;全身皮肤、黏膜无黄染,无皮疹及皮下出血点;胸廓对称,双肺呼吸音清,未闻及明显干、湿啰音;心前区无隆起,无震颤,心音低钝,心律齐,未闻及病理性杂音;腹部查体阴性。

诊疗经过:患者就诊后立即行心电图检查,心电图(图 9-2-6)显示窦性心动过缓,一度房室传导阻滞,T 波异常。检验结果回报:血钙 2.27mol/L,血磷 1.29mol/L,血镁 0.77mmol/L,血钾 3.56mmol/L。HS-TnT 9.09pg/ml,CK-MB 1.29ng/ml,MYO＜21.00,NT-Pro BNP 59.98pg/ml,

结合患者临床表现及心电图特点最终确诊为一度房室传导阻滞。建议患者择期入院行冠状动脉造影,根据造影结果制定下一步诊疗计划。

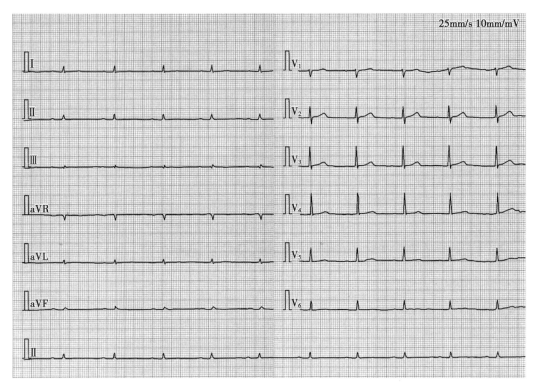

图 9-2-6　患者就诊心电图:一度房室传导阻滞
每个 QRS 波前都有一个相对应的 P 波;PR 间期固定,PR 间期 > 0.21s。

病例分析: 该患者以活动后胸闷为主要表现。心电图示窦性心动过缓,一度房室传导阻滞。心脏超声等辅助检查排除心脏结构性异常。择期入院行冠状动脉造影,冠状动脉造影未发现明显血管狭窄病变。建议保守治疗,之后患者症状较前明显缓解。

病例 2　患者,女,58 岁。以"反复胸闷、心慌 2 月余,加重 3d"就诊。患者 2 个月前活动时出现胸闷、心慌,位于胸骨中下段,伴大汗、头痛、恶心,无胸痛,无呕吐,无黑矇、晕厥等不适,持续 2～3min,休息后缓解,活动加重。当地医院行动态心电图示窦性心动过缓、间歇性二度 I 型房室传导阻滞、间歇性二度 II 型房室传导阻滞。3d 前上述症状加重,来我院就诊。否认高血压及其他心血管病病史,否认其他病史。

体格检查: 体温 36℃,心率 40 次 /min,呼吸 16 次 /min,血压 131/75mmHg;发育正常,营养中等,神志清,自主体位,查体合作;全身皮肤、黏膜无黄染,无皮疹及皮下出血点;胸廓对称,双肺呼吸音清,未闻及明显干、湿啰音;心前区无隆起,无震颤,心律齐,心音低钝,未闻及病理性杂音;腹部查体阴性。

诊疗经过: 患者就诊后立即行心电图检查,心电图显示窦性心动过缓,二度 I 型房室传导阻滞(图 9-2-7)、间歇性二度 II 型房室传导阻滞(图 9-2-8),三度房室传导阻滞(图 9-2-9)。检验结果回报:血钙 2.26mmol/L,血磷 1.27mmol/L,血镁 0.81mmol/L,血钾 3.9mmol/L,心肌梗死三项、BNP 均未见明显异常。结合患者动态心电图表现及较明显的临床表现,建议行永久起搏器植入术。

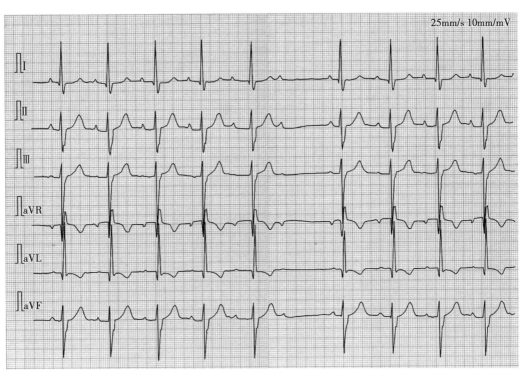

图 9-2-7　患者就诊心电图：二度 I 型房室传导阻滞

PR 间期进行性延长，第一个 PR 间期 > 0.21s，随后逐渐延长；长 RR 间期小于最短 RR 间期的 2 倍；QRS 波正常下传，时限、形态正常。

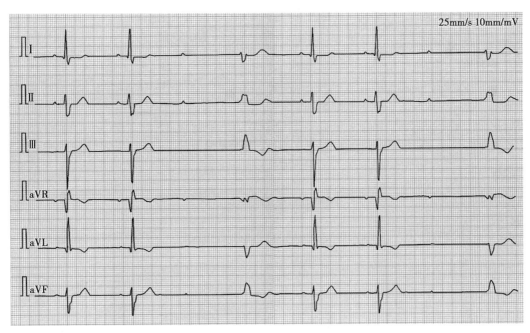

图 9-2-8　患者就诊心电图：间歇性二度 II 型房室传导阻滞

P 波规律出现，突然出现心室漏搏，在此期间出现室性逸搏心率，逸搏 QRS 波宽大畸形；PR 间期 > 0.20s，固定不变；QRS 波形态正常。

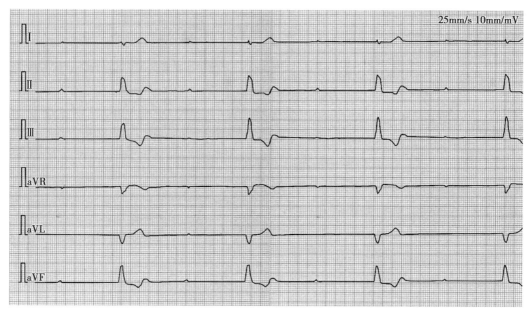

图 9-2-9　患者就诊心电图：三度房室传导阻滞

P 波与 QRS 波无相关；心房率快于心室率；心室率较慢；心室率规则、形态宽大畸形，提示起搏点位于希氏束以下。

病例分析： 该患者以反复胸闷、心慌为主要表现，心电图提示窦性心动过缓、二度Ⅰ型房室传导阻滞、间歇性二度Ⅱ型房室传导阻滞、三度房室传导阻滞，心脏超声等辅助检查排除心脏结构性异常，建议立即入院行冠状动脉造影＋永久起搏器植入术，冠状动脉造影未发现明显血管狭窄病变，植入永久起搏器后，患者症状较前减轻。

【思考题】

1. 二度房室传导阻滞的心电图特点有哪些？
2. 房室传导阻滞可能的病因有哪些？
3. 以房室传导阻滞心电图为依据的急诊临床治疗决策是什么？

（周　轶）

推 荐 阅 读

CLARK B A，PRYSTOWSKY E N. Electrocardiography of atrioventricular block. Card Electrophysiol Clin，2021，13（4）：599-605.

第十章
孕产妇心律失常的治疗

> **【本章精要】**
>
> ● 孕产妇出现心律失常，应行完整的临床评估寻找有无结构性心脏病等证据。
> ● 孕产妇心律失常的治疗策略基本与非孕产妇类似，但需考虑对胎儿的不良影响，所有治疗（尤其是药物）应尽量避开妊娠前 3 个月。
> ● 存在心律失常的计划妊娠女性，建议在妊娠前先行处理心律失常。
> ● 一旦出现威胁母体生命的心律失常，即使不推荐用于妊娠期的药物也可考虑。

　　心律失常是孕产妇最常见的心脏并发症，其中导致急诊就诊或住院的主要是心房颤动和室性心动过速。心律失常可首次于妊娠期间出现，既往存在的心律失常也可能因妊娠恶化；明确有心律失常或结构性心脏病病史的孕产妇发生心律失常的风险最高。因此，孕产妇一旦出现心律失常，应行完整的临床评估以寻找有无结构性心脏病证据。

一、治疗原则

　　目前针对孕产妇心律失常的治疗均无大规模随机临床试验研究证据，指南证据来源于专家共识和 / 或小规模研究、回顾性研究和注册研究。治疗原则是既能够挽救母体的生命，又尽量不损害胎儿的生命和健康。考虑到妊娠前 3 个月的致畸风险，所有治疗（尤其是药物）应尽量避开妊娠前 3 个月。同时对于存在心律失常的计划妊娠女性，建议在妊娠前先行处理心律失常。

二、常见孕产妇心律失常的治疗策略

（一）室上性心律失常

　　1. **房性期前收缩**　无症状房性期前收缩的孕产妇不需要治疗，有症状时应向患者说明这是良性情况，并建议停止可能的诱发因素，如吸烟、喝咖啡、饮酒或其他刺激物。如果异位搏动持续存在且症状不能耐受，可选择美托洛尔等选择性 β_1 受体阻滞剂治疗。

　　2. **阵发性室上性心动过速（PSVT）**　如果血流动力学明显异常，应实施电复律。患者血流动力学稳定时，首选迷走神经刺激法（如 Valsalva 动作或颈动脉窦按摩），若无效，可静脉给予腺苷（6～18mg）；二线药物推荐静脉给予选择性 β_1 受体阻滞剂（如美托洛尔）。有 PSVT 病史的患者应考虑在孕前行射频消融；如果妊娠期发生恶性心律失常且药物治疗无效，部分病例可考虑在妊娠期选择射频消融（尽量避免 X 线暴露）。

　　3. **房性心动过速**　治疗目标为适当控制心率，降低心动过速型心肌病、心力衰竭的风险。地高辛、β 受体阻滞剂或维拉帕米可控制心率，而索他洛尔、氟卡尼仅用于难治性病例；部分持续性房性心动过速患者可能需要考虑射频消融。

　　4. **心房扑动 / 心房颤动**　对于心房扑动 / 心房颤动导致血流动力学不稳定的孕产妇推荐

电复律。新发心房颤动以心室率控制为主要目标。心室率控制推荐使用地高辛、β受体阻滞剂或维拉帕米。对所有心房扑动/心房颤动患者，若持续时间超过48h或持续时间不明，推荐根据心房颤动血栓危险度评分（CHA_2DS_2-VASc评分）评估血栓栓塞风险，若存在血栓栓塞风险（评分≥2分）应考虑抗凝治疗，药物建议选择低分子量肝素，不推荐应用华法林及新型口服抗凝药。

（二）室性心律失常

1. 室性期前收缩（PVC）　无症状的患者不需要治疗；应告知有症状者PVC为良性表现，并告知尽量避免潜在的诱发因素，如吸烟、摄入咖啡、饮酒和其他刺激物。如果持续存在明显的PVC，并伴不良事件或不能耐受的症状，则可使用β受体阻滞剂。

2. 室性心动过速（VT）　无器质性心脏疾病或遗传性心律失常综合征的孕产妇极少出现VT。对于存在上述基础疾病的患者建议在妊娠期积极控制病情，若有指征应考虑植入型心律转复除颤器（ICD）的植入，并在妊娠期应用β受体阻滞剂预防发作，若效果不佳可尝试索他洛尔。若出现VT导致血流动力学不稳定，推荐电复律；若血流动力学稳定，可考虑应用利多卡因复律。在罕见情况下，妊娠期间出现严重耐药性VT的女性可考虑进行消融治疗（尽量避免X线暴露）。

3. 心脏骤停　通常由心室扑动、心室颤动等导致，处理原则同非孕产妇，应积极心肺复苏。复苏过程中需注意避免主动脉-下腔静脉压迫：在子宫右上缘用手将子宫尽量向左推，使子宫偏离中线3～4cm。对于胎龄≥20周或子宫底位于脐水平及以上的孕妇，如果在4min内自主循环仍未恢复，应考虑进行濒死期剖宫产。在理想情况下，濒死期剖宫产应在4min内开始，并在5min内完成新生儿分娩（"5min法则"），从而减轻主动脉-下腔静脉压迫，并促进自主循环恢复，同时22～24周以上的新生儿可能存活。

（三）缓慢性心律失常

缓慢性心律失常包括窦性心动过缓和传导阻滞，一般来说妊娠期间预后通常良好，密切监测即可。若症状明显，甚至反复出现晕厥或晕厥前兆，参照非孕产妇指征考虑临时或永久起搏治疗（尽量避免或减少X线暴露）。

三、妊娠期抗心律失常药物的分类

美国食品药品监督管理局（FDA）按对胎儿的风险将妊娠期心血管病用药分为5类，汇总目前常用抗心律失常药物见表10-0-1。

表10-0-1　常用抗心律失常药物的妊娠期分级（FDA）

分级	应用原则	药物
A级	整个妊娠期对胎儿的影响很小，可安全用于孕妇	无
B级	动物研究没有发现对胎儿有不良作用，但无孕妇的对照研究证实，或动物生殖研究发现药物对胎儿有不良作用，但临床对照研究未证实对孕妇有不良反应	索他洛尔、利多卡因
C级	动物研究显示药物对胎儿有不良作用，但没有孕妇的对照研究证实，或目前尚缺乏孕妇和动物的相关研究。这类药物只有在对孕妇的益处确实大于对胎儿的危害时方可应用	腺苷、普罗帕酮、比索洛尔、拉贝洛尔、美托洛尔、艾司洛尔、普萘洛尔、地尔硫䓬、维拉帕米、奎尼丁、氟卡尼、美西律、伊布利特、决奈达隆

续表

分级	应用原则	药物
D级	药物对胎儿肯定有害,但孕妇用药绝对获益。这类药物仅在孕妇面临生命危险且其他药物无效时考虑应用	胺碘酮、阿替洛尔
X级	动物实验和临床研究均证实药物可导致胎儿发育异常,孕妇应用此类药物的风险明显超过任何可能的获益,这类药禁用于妊娠或即将妊娠的患者	无

　　孕产妇(尤其是无器质性心脏病者)妊娠期心律失常大多数为良性,准确判读心电图是合理评估与治疗的基础。孕妇的血流动力学和猝死风险是影响干预的重要因素,治疗策略基本与非孕产妇类似,但需考虑对胎儿的不良作用。一旦出现威胁母体生命的心律失常,即使是不推荐用于妊娠期的药物也可以考虑应用。

【思考题】

　　1. 孕产妇心律失常的治疗原则是什么?

　　2. 目前常用的抗心律失常药物的妊娠期FDA分级有哪些?

　　3. 何谓孕产妇心脏骤停的"5min法则"?

（钱　浩）

推 荐 阅 读

[1] BRUGADA J, KATRITSIS D G, ARBELO E, et al. 2019 ESC Guidelines for the management of patients with supraventricular tachycardia: the task force for the management of patients with supraventricular tachycardia of the European Society of Cardiology(ESC). Eur Heart J, 2020, 41(5): 655-720.

[2] European Society of Gynecology(ESG), Association for European Paediatric Cardiology(AEPC), German Society for Gender Medicine(DGesGM), et al. ESC Guidelines on the management of cardiovascular diseases during pregnancy: the task force on the management of cardiovascular diseases during pregnancy of the European Society of Cardiology(ESC). Eur Heart J, 2011, 32(24): 3147-3197.

[3] PRIORI S G, BLOMSTRÖM-LUNDQVIST C, MAZZANTI A, et al. 2015 ESC Guidelines for the management of patients with ventricular arrhythmias and the prevention of sudden cardiac death: the task force for the management of patients with ventricular arrhythmias and the prevention of sudden cardiac death of the European Society of Cardiology(ESC). Endorsed by: Association for European Paediatric and Congenital Cardiology(AEPC). Eur Heart J, 2015, 36(41): 2793-2867.

第十一章
电解质紊乱心电图的识别和急诊处理策略

急诊经常会有电解质紊乱的患者。单纯低钠血症及高钠血症并不直接引起特征性的心电图异常。但血清中钾、钙、镁等电解质浓度异常均可使心电图出现一系列形态改变，且电解质异常的种类、程度不同会使心电图变化存在一定的规律性，了解常见电解质异常相关的心电图改变有助于在急诊工作中及早识别出高危患者。但同时也应充分理解心电图形态改变受很多因素影响，电解质紊乱只是其中一个常见因素，而急诊患者常病情复杂，同时存在多种可引起心电图异常的病因，即使是电解质紊乱本身也常存在多种电解质浓度同时异常，所以电解质紊乱时并不必然出现相应的特征性心电图改变。但任何已出现心电图改变的电解质异常均应高度重视。

第一节　高钾血症心电图的识别和急诊处理策略

【本节精要】

- 高钾血症：血钾＞5.5mmol/L。但体内总钾量可升高、正常或降低。
- 高钾血症最严重的临床表现：心电活动异常（心脏传导异常和心律失常）、肌无力。
- 高钾血症可能的心电图改变：T波高尖、QT间期缩短、P波振幅降低、PR间期延长、窦室传导、QRS波均匀增宽、QRS-T融合、正弦波、室性心动过速、心室颤动、心室停搏（直线）。
- 高钾血症可能但不必然出现特征性心电图改变，血钾升高过程中心电图的改变也并不必然依次出现。
- 高钾血症急诊处理：①首先确定需尽快降钾的患者，即存在肌无力和／或相关心电图异常。②治疗方法：拮抗（静脉给予钙剂）、转移（胰岛素＋葡萄糖）、清除（利尿／阳离子交换剂／透析）。③根据紧急程度、病因、基础疾病及治疗手段的可获得性，纠正可逆病因同时选用相应治疗方法。

一、高钾血症心电图的识别

当血钾＞5.5mmol/L时，即可增加心肌细胞膜在动作电位复极期对钾离子的通透性，引起复极时间缩短，表现为T波高尖。同时也因为整个动作电位时间缩短而表现为QT间期缩短。当血钾浓度进一步增高时，可引起心房及心室细胞静息膜电位负值减少，心肌动作电位传导减慢，相应心电图的改变表现为两个方面。①心房内传导阻滞：P波振幅降低，甚至P波消失，PR间期延长，甚至出现二度或三度房室传导阻滞，出现窦室传导即P波完全消失伴交界性逸搏心律；②心室内传导阻滞：QRS 波不像左、右束支传导阻滞具有特征性的改变，而是较均匀地增宽，甚至可增宽至与 T 波融合，出现宽大畸形的正弦波，易进展成室性心动过速、心室颤动（图 11-1-1）。

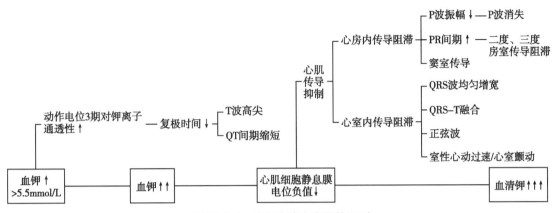

图 11-1-1　高钾血症心电图的识别

二、典型病例

患者，女，75 岁。因"间歇咳嗽、咳痰 3 年，双下肢水肿 4 个月，加重 1 个月"以"心力衰竭"收住院。患者有高血压病史 6 年，冠心病病史 6 年，痛风病史 5 年，均未规律治疗。

入院体格检查：体温 36.8℃，脉搏 90 次 /min，血压 137/67mmHg，呼吸 24 次 /min；神志清，精神差；端坐呼吸；右肺可闻及少量啰音；双下肢重度凹陷性水肿。

入院心电图：窦性心律，一度房室传导阻滞，高侧壁、前侧壁 T 波倒置（图 11-1-2）。血生化检查：尿素氮 31.7mmol/L，肌酐 166μmol/L，尿酸 602μmol/L，血钾 4.31mmol/L。

入院诊断：①慢性阻塞性肺疾病急性加重、Ⅰ型呼吸衰竭；②慢性肺源性心脏病，心功能Ⅳ级；③冠心病；④高血压病；⑤Ⅰ度房室传导阻滞；⑥肾功能不全。

入院后给予抗感染，螺内酯利尿，盐酸贝那普利降压，改善心功能，琥珀酸美托洛尔缓释片控制心率，溴己新化痰，以及雾化、补液、营养支持、机械辅助排痰等治疗，患者病情趋于逐渐好转。

患者 10d 后呼吸困难加重，急查心电图示（图 11-1-3）：窦性心动过速（102 次 /min），一度房室传导阻滞；胸导联 T 波高尖，多导联 ST 段压低。急查血电解质：血钾 8.5mmol/L。动脉血气分析：pH 6.864，PCO_2 22.9mmHg，PO_2 103mmHg，乳酸 13.6mmol/L。10min 后复查心电图提示：窦室传导心律，心律不齐（图 11-1-4）。急查血电解质：血钾 9.21mmol/L。向患者家属告知病情，家属要求出院。出院时复查心电图示（图 11-1-5）：极度缓慢的心室率（24 次 /min），特宽型 QRS 波（时限 0.356s）。

（此病例由兰州大学第二医院急救中心王丽平、火美琳提供）

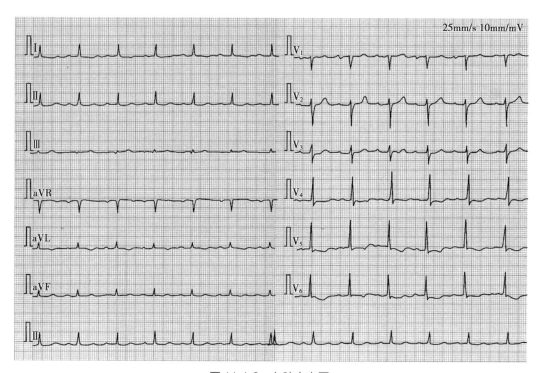

图 11-1-2　入院心电图

窦性心律,心率 74 次 /min,PR 间期延长(0.275s),ST-T 改变。血钾 4.31mmol/L。

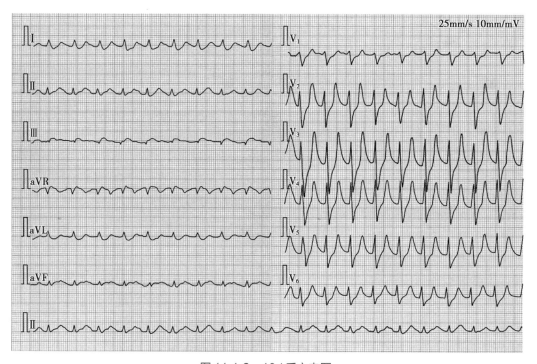

图 11-1-3　10d 后心电图

窦性心律,心率 102 次 /min,QRS 波增宽(时限 0.12s),PR 间期延长(0.22s);ST-T 改变(多导联 ST 段压低,T 波高尖呈"帐篷 T",尤以胸导联显著)。血钾 8.5mmol/L。

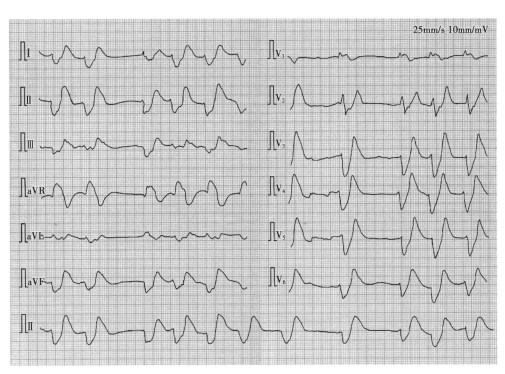

图 11-1-4　第 3 次心电图

P 波消失，提示窦室传导；QRS 波增宽（时限 0.2s），RR 间期不齐，平均心室率 90 次 /min，T 波高尖。血钾 9.21mmol/L。

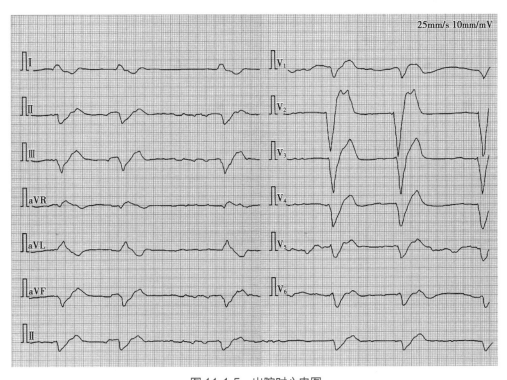

图 11-1-5　出院时心电图

P 波消失，极度缓慢的心室率（24 次 /min），心律不齐，QRS 波增宽（时限 0.356s）。

病例分析：随着血钾浓度逐渐升高，该患者心电图先后出现了 T 波高尖、心房及心室内传导阻滞等多种形态改变。但须知血钾升高的程度并不必然对应着某种心电图改变，血钾升高的过程中心电图的改变也并不必然依次出现。该患者有轻度肾功能不全，治疗药物中有醛固酮受体拮抗剂、血管紧张素转化酶抑制剂两类保钾药物，容易出现血钾升高，心电图检查有助于及时提示血钾升高，但 T 波高尖等多种高钾血症心电图表现也可出现在急性心肌梗死等疾病中。应结合病史及临床表现及时通过血电解质等化验检查确诊，尤其是床旁血气分析，可数分钟内获得血钾浓度，并提供有无合并酸中毒等病因。

三、高钾血症急诊处理策略

高钾血症急诊处理（图 11-1-6）首先是要识别需紧急治疗的高钾血症患者。主要包括：①已出现相关心电图异常；②已出现肌无力（很少累及呼吸肌）；③虽尚未出现上述表现，但可能短期内血钾迅速升高，如肾功能异常伴有横纹肌溶解、消化道大出血、显著的酸中毒等。

具体治疗方法包括：拮抗高血钾的心脏毒性、转移血清钾至细胞内、清除体内多余的钾离子。需要紧急治疗的患者应首选起效较快的静脉注射钙剂，拮抗高血钾的心脏毒性，为进一步将血清钾转移至细胞内、清除体内多余的钾离子赢得时间。根据情况是否紧急、伴随疾病及可获得的治疗手段来决定具体的治疗方法。

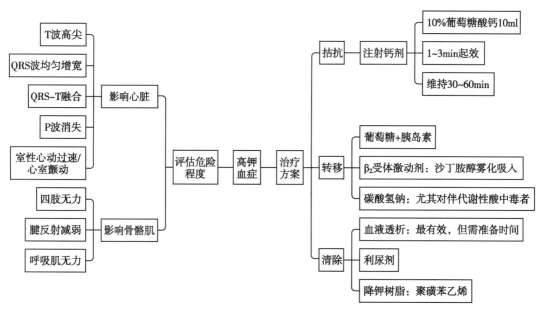

图 11-1-6　高钾血症急诊处理策略

【思考题】

1. 心电图 T 波高尖常见于哪些疾病？
2. 高钾血症引起的 QRS 波增宽有什么特点？
3. 高钾血症治疗中如何识别需紧急治疗的患者？

（景道远）

推荐阅读

[1] 陈新. 黄宛临床心电图学. 6版. 北京：人民卫生出版社，2009.

[2] 王吉耀，葛均波，邹和建. 实用内科学. 16版. 北京：人民卫生出版社，2022.

[3] LIBBY P，BONOW R O，MANN D L. Braunwald's heart disease. Philadelphia：Elsevier，2021.

第二节　低钾血症心电图的识别和急诊处理策略

【本节精要】

- 低钾血症：血钾<3.5mmol/L。但体内总钾量可正常或减少。
- 低钾血症常见原因：体内缺钾、转移性低钾血症、稀释性低钾血症。
- 低钾血症可能的心电图改变包括期前收缩、心动过速、U波明显、T波低平、ST段压低、QT间期延长。
- 低钾血症可能但不必然出现特征性心电图改变。
- 低钾血症急诊处理：①首先尽早识别出危及生命的并发症，即存在相关心电图异常、肌无力尤其是累及呼吸肌、横纹肌溶解；②常同时存在低镁血症，需尽早识别，同时补镁；③转移性低钾血症患者补钾过程中易出现反跳性高钾血症，需严密监测低钾血症症状、心电图变化，及时复查血钾。

一、低钾血症心电图的识别

低钾血症相关的电生理变化在部分环节与高钾血症相反，包括：①使心房及心室肌细胞膜高度极化，即细胞膜静息电位负值增加，使起搏细胞舒张期除极速度增快，并可使心肌细胞自律性增加，可出现各种异位心律，如各部位来源的期前收缩、心动过速等；②降低心肌细胞膜在动作电位复极期对钾离子的通透性，引起复极时间延长。主要引起ST段压低、T波低平、U波明显，伴QT间期延长（获得性长QT间期综合征），易诱发尖端扭转型室性心动过速（图11-2-1）。

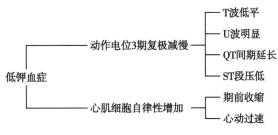

图11-2-1　低钾血症心电图的识别

二、典型病例

患者,女,76岁。因"外伤后神志不清1d"入院。经口气管插管呼吸机辅助通气。

入院体格检查:体温37.8℃,脉搏75次/min,呼吸20次/min,血压150/70mmHg。格拉斯哥昏迷评分(Glasgow coma scale,GCS)3分。

入院诊断:①右侧颞叶脑挫裂伤;②蛛网膜下腔出血;③创伤性硬膜下出血;④右侧颞顶骨及颧弓骨折。

入院后基础心电图见图11-2-2。

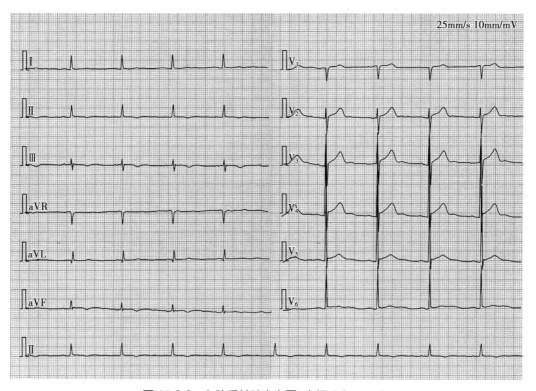

图11-2-2 入院后基础心电图,血钾4.0mmol/L

初步治疗后,患者尿量逐渐增加,600~800ml/h,尿常规提示尿比重<1.005,考虑为中枢性尿崩症。复查电解质:血钾2.58mmol/L,血镁0.68mmol/L。床旁心电图(图11-2-3)可见多导联ST段明显压低。

进行垂体后叶素泵入及醋酸去氨加压素片鼻饲,静脉及鼻饲补钾,同时静脉补镁等治疗后患者尿量、血钾、血镁逐渐恢复正常。复查电解质:血钾4.97mmol/L,血镁0.94mmol/L。复查床旁心电图(图11-2-4)无ST段压低。

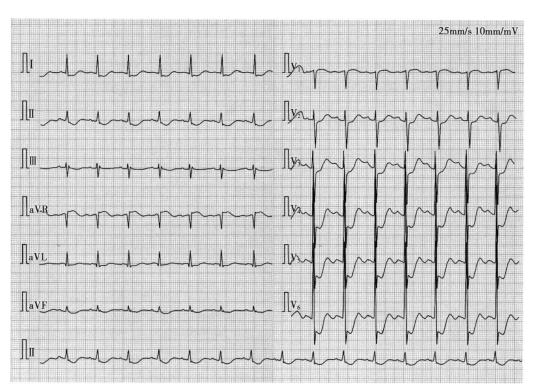

图 11-2-3　初步治疗后床旁心电图，血钾 2.58mmol/L

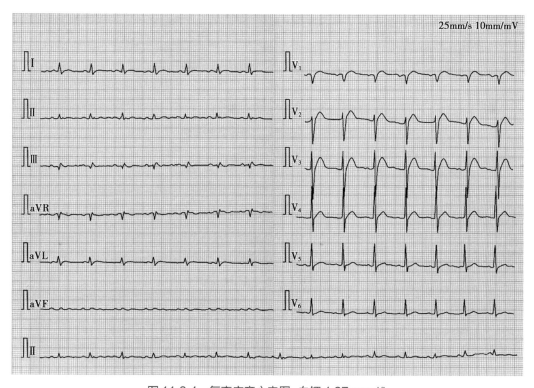

图 11-2-4　复查床旁心电图，血钾 4.97mmol/L

病例分析：该病例为重度颅脑外伤后中枢性尿崩症导致经尿排钾过多，体内缺钾，同时伴有轻度低镁血症。心电图表现为多个导联 ST 段显著压低，给予垂体后叶素及醋酸去氨加压素片治疗中枢性尿崩症后尿量恢复正常，同时补钾、补镁治疗后纠正电解质紊乱，复查心电图提示 ST 段压低已恢复。提示在补钾的同时，积极处理病因及纠正低镁血症也很重要。

三、低钾血症急诊处理策略

低钾血症急诊处理（图 11-2-5）首先是要识别需紧急治疗的低钾血症患者。主要包括：①已出现相关心电图异常；②已出现肌无力，尤其累及呼吸肌的患者；③存在器质性心脏病，正在使用地高辛、可引起 QT 间期延长的抗心律失常药物或抗菌药物、精神类药物等；④已出现横纹肌溶解。

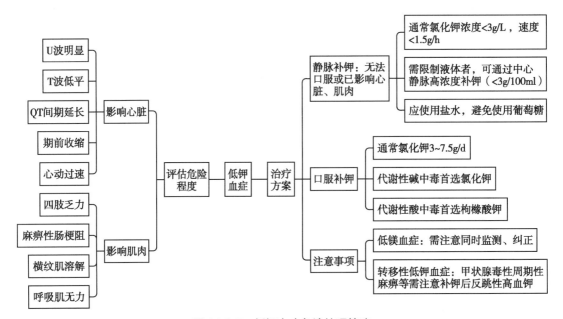

图 11-2-5　低钾血症急诊处理策略

具体的补钾方法包括口服、静脉补钾。根据情况是否紧急、伴随疾病及可获得的治疗手段来决定治疗方法。

【思考题】

1. 低钾血症的常见病因有哪几类？
2. 低钾血症常见的心电图异常有哪些？
3. 低钾血症治疗中如何识别需紧急治疗的患者？

（景道远）

推 荐 阅 读

[1]　陈新. 黄宛临床心电图学. 6 版. 北京：人民卫生出版社，2009.

[2]　葛均波，徐永健，王辰. 内科学. 9 版. 北京：人民卫生出版社，2018.

[3]　LIBBY P, BONOW R O, MANN D L. Braunwald's heart disease. Philadelphia：Elsevier，2021.

第三节　其他电解质紊乱心电图的识别和急诊处理策略

【本节精要】

- 单纯的低钠血症及高钠血症并不直接引起特征性的心电图异常。
- 血清蛋白浓度正常时，血钙 >2.6mmol/L 诊断为高钙血症，血钙 <2.2mmol/L 诊断为低钙血症。
- 低钙血症表现为 ST 段及 QT 间期延长。高钙血症表现为 ST 段及 QT 间期缩短。T 波均无改变。
- 单纯的轻中度血清镁浓度异常并无特征性的心电图表现。严重的高镁或低镁血症对心电生理的影响类似于严重的高钾血症及低钾血症。
- 高钙血症需急诊处理指征：血钙 >3.5mmol/L，或血钙浓度急剧升高伴神志变化。
- 低钙血症需急诊处理指征：肢体抽搐、QT 间期延长、血钙浓度急剧下降。
- 高镁血症需急诊处理指征：神志变化、心电图异常。
- 低镁血症需急诊处理指征：肢体抽搐、癫痫发作、心电图异常。

一、低钙血症和高钙血症心电图的识别

血清蛋白浓度正常时，血钙 <2.2mmol/L 诊断为低钙血症；血钙 >2.6mmol/L 诊断为高钙血症。血钙浓度异常主要影响心肌动作电位 2 期即复极平台期，低钙血症使该期延长，表现为 ST 段延长，但 T 波无改变，总 QT 间期延长（图 11-3-1）；高钙血症的影响正好相反，缩短复极平台期，表现为 ST 段缩短甚至消失，T 波无改变，总 QT 间期缩短（图 11-3-2）。

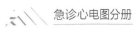

25mm/s 10mm/mV

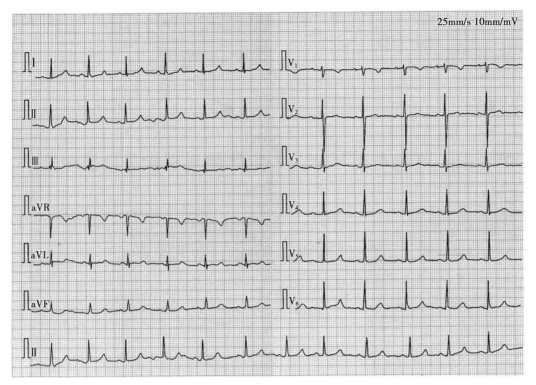

图 11-3-1　患者，男，38 岁。因甲状腺瘤行甲状腺部分切除术，术后测得血钙 1.32mmol/L。窦性心律，ST-T 改变，ST 段水平延长，符合低钙血症改变

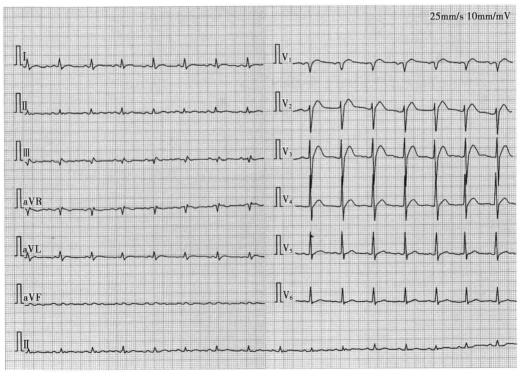

图 11-3-2　患者，女，40 岁。甲状旁腺瘤，测得血钙 4.9mmol/L。QT 间期缩短，ST 段缩短

二、高镁血症和低镁血症心电图的识别

单纯的轻中度血镁浓度异常并无特征性的心电图表现。严重的高镁血症和低镁血症对心电生理的影响类似于严重的高钾血症和低钾血症。通常血镁 >3mmol/L 时才会出现相关症状，除少数医源性因素外，亦可见于急诊口服卤水中毒患者（图11-3-3）。

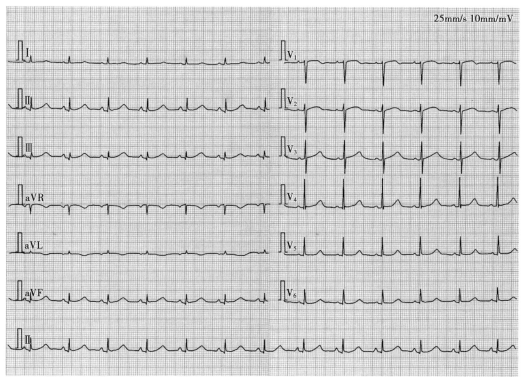

图 11-3-3　患者，女，83 岁。口服盐卤后 11h，神志不清 10h。血镁 4.6mmol/L。心电图可见 QT 间期延长

三、钙镁浓度异常急诊处理策略

低钙血症是否有症状与血钙降低的速度有关，与血钙降低的程度并不完全相关。低钙血症如伴随抽搐、气道痉挛、心电图异常等情况，则需立即处理。一般可给予 10% 葡萄糖酸钙 10~20ml 稀释后静脉注射（>10min）。

高钙血症的程度、速度及基础疾病都与临床表现相关，可引起不同程度的神志、精神改变，根据病因及严重程度选择相应的治疗方法。

低镁血症常伴随低钾血症，积极处理病因的同时可口服或静脉补镁。肾功能正常的轻度高镁血症患者无须特殊治疗。严重高镁血症对机体的影响和处理方式类似于高钾血症。

钙镁浓度异常急诊处理策略见图 11-3-4。

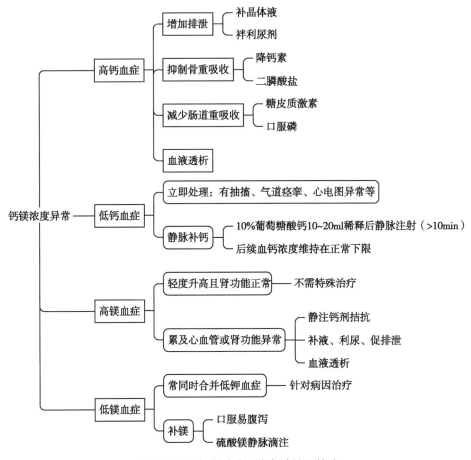

图 11-3-4　钙镁浓度异常急诊处理策略

【思考题】

1. 除心电图改变外,钙镁浓度异常易累及哪些系统?
2. 钙浓度异常与钾浓度异常引起的 QT 间期改变有哪些异同点?
3. 钙镁代谢异常需急诊处理的指征有哪些?

(景道远)

推 荐 阅 读

[1] 王吉耀,葛均波,邹和建. 实用内科学. 16 版. 北京:人民卫生出版社,2022.

[2] 中国研究型医院学会甲状旁腺及骨代谢疾病专业委员会,中国研究型医院学会罕见病分会. 甲状旁腺癌诊治的专家共识. 中华内分泌代谢杂志,2019,35(5):361-368.

[3] LIBBY P, BONOW R O, MANN D L. Braunwald's heart disease. Philadelphia: Elsevier,2021.

第十二章
肺栓塞的心电图表现及鉴别诊断

【本章精要】

- 肺栓塞是以各种栓子阻塞肺动脉系统为发病原因的临床综合征的总称，最常见于肺血栓栓塞。
- $S_IQ_{III}T_{III}$是最典型的急性肺栓塞心电图改变，但不是确诊图形。
- 胸导联 T 波倒置是急性肺栓塞最常见的早期心电图改变，发病后 1～2h 可出现，以 V_1～V_4 导联最常见。
- 急性肺栓塞心电图可伴有 ST 段变化，一般变化程度较轻。
- 25% 的肺栓塞患者可出现完全性或不完全性右束支传导阻滞。
- 由于急性肺栓塞时肺通气 / 血流比例严重失调造成低氧、低碳酸血症及右心受累，常合并窦性心动过速、房性心律失常（心房颤动为主）等心律失常。

肺栓塞（pulmonary embolism）是以各种栓子阻塞肺动脉系统为发病原因的临床综合征的总称，包括肺血栓栓塞（pulmonary thromboembolism，PTE）、脂肪栓塞、羊水栓塞、空气栓塞等，临床上以 PTE 最为常见。急性肺栓塞可产生的血流动力学改变，也可使右心室的压力负荷迅速发生改变，因此，心电图改变与病理生理学变化及血流动力学改变关系密切，且受多种因素影响，复杂多变，同时具有动态性变化的特点。

一、典型的 $S_IQ_{III}T_{III}$

$S_IQ_{III}T_{III}$是最典型的急性肺栓塞心电图改变（图 12-0-1），但不是确诊图形，发生率为 15%～30%。发生机制为急性右心室扩张使心脏发生顺钟向转位。$S_IQ_{III}T_{III}$并不都同时出现，而常表现为 S_I、S_IQ_{III}、$Q_{III}T_{III}$、Q_{III}、T_{III}中的一种或几种。III 导联新出现 Q 波，aVF 导联亦可见 Q 波，Q 波一般达不到病理性 Q 波的标准，即 Q 波时限 <0.04s，深度 <1/4R 波。Q 波不会出现于 II 导联和其他导联（有别于下壁心肌梗死）。T_{III}新出现的倒置，如与 V_1 导联同时出现，则意义更大。常伴电轴右偏。

二、胸导联 T 波倒置

胸导联 T 波倒置是急性肺栓塞最常见的早期心电图改变（图 12-0-2），多在急性肺栓塞后 1～2h 内开始出现，并有动态变化，以 V_1～V_4 导联最常见，导联出现的顺序依次为 V_1、V_2、V_3、V_4，III 导联常并存。急性肺栓塞胸导联的 T 波倒置多呈对称性，倒置深浅不等。

与 AMI 鉴别诊断：急性肺栓塞 T 波倒置深度为 $T_{V_2}>T_{V_4}$、$T_{V_3}>T_{V_4}$，而前壁心肌梗死相反；急性肺栓塞较常见 T_{V_1} 与 T_{III}同时倒置，而前壁心肌梗死较少见；AMI 多有 ST 段抬高。

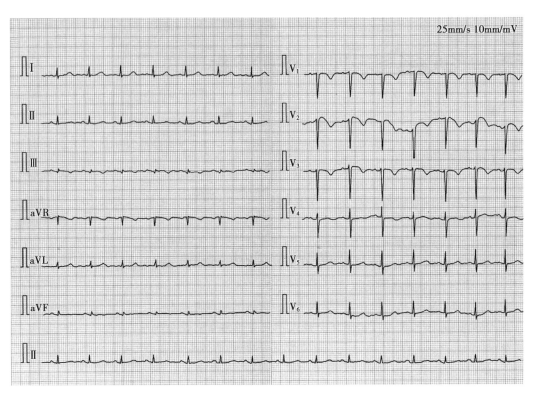

图 12-0-1　典型的 $S_IQ_{III}T_{III}$

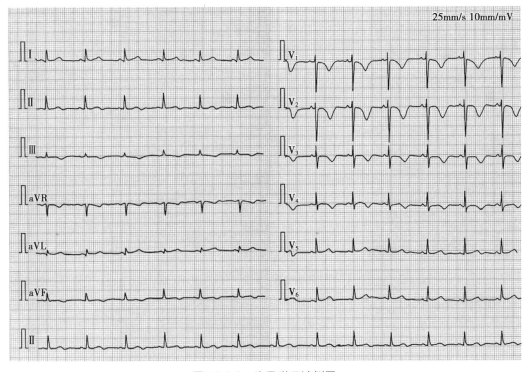

图 12-0-2　胸导联 T 波倒置

三、ST 段改变

急性肺栓塞心电图既可以出现 ST 段压低（图 12-0-3），也可出现 ST 段抬高（图 12-0-4）。ST 段压低程度一般较轻，较明显的压低可以出现在前壁、下壁和侧壁导联，发生机制与肺栓塞引起的冠状动脉痉挛或本身的"劳损"引起的心肌缺血有关。ST 段抬高一般也较轻，抬高幅度较少超过 0.1mV，也有类似急性 ST 段抬高心肌梗死的心电图，冠状动脉造影或冠状动脉 CT 检查可明确诊断。

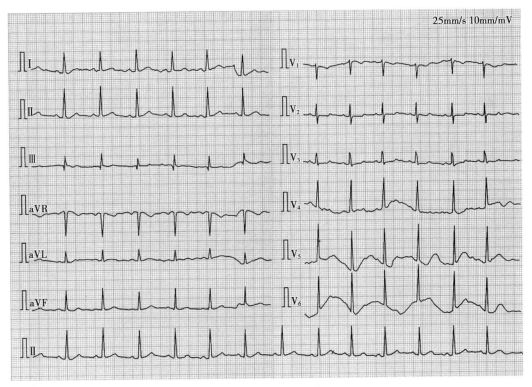

图 12-0-3　ST 段压低

四、右束支传导阻滞

肺栓塞可出现完全性或不完全性右束支传导阻滞（图 12-0-5），发生率约为 25%（6%～67%），右束支传导阻滞可合并 ST 段抬高，V_1、V_2 导联 T 波直立，类似前壁或后壁心肌梗死心电图。可能与肺动脉主干栓塞或广泛多支血管栓塞，引起急性心室扩张，限制了向心内膜下右束支所在血管供血有关。这种变化常为一过性，可在血流动力学好转、恢复后消失，也可持续数个月以上。

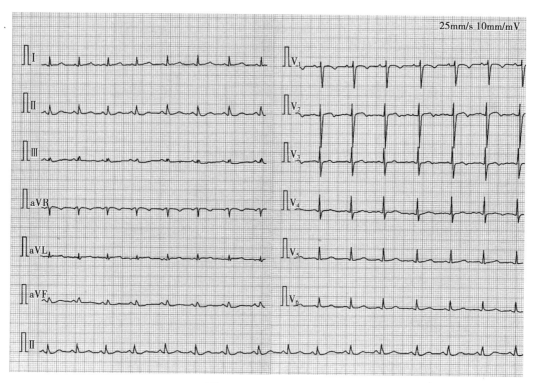

图 12-0-4　ST 段抬高

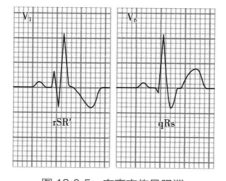

图 12-0-5　右束支传导阻滞

五、aVR 导联 R 波增高

急性肺栓塞病理生理学基础主要是肺动脉突然堵塞引起肺动脉压骤增,导致急性右心室负荷增加和右心扩张,额面 QRS 波向量向右、向前增大。投影在肢体导联轴表现为 aVR 导联振幅增加,常伴有 ST 段抬高。aVR 导联 R 波增高能较准确地反映肺动脉压高低(图 12-0-6)。

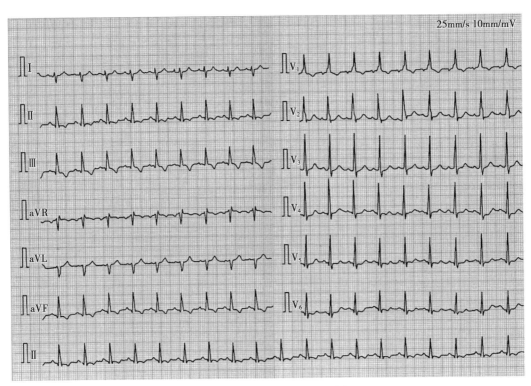

图 12-0-6　aVR 导联 R 波增高

六、P 波振幅增加

2%～30% 急性肺栓塞患者的心电图表现为 P 波振幅增加（图 12-0-7），即所谓"肺性 P 波"。P 波高尖，在肢体导联振幅 >0.25mV，在 V_1 导联振幅 >0.15mV。其发生可能与急性肺栓塞导致右心房扩大或右心房肥厚有关。

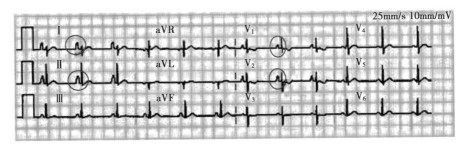

图 12-0-7　P 波振幅增加

七、心律失常

由于急性肺栓塞时肺通气 / 血流比例严重失调造成低氧、低碳酸血症及右心受累，因此，窦性心动过速、房性心律失常常见。窦性心动过速约占肺栓塞患者的 40%，频率通常在 100～125 次 /min，房性心律失常尤以心房颤动多见。心律失常可与肺栓塞的其他心电图改变并存，如 $S_1Q_{III}T_{III}$，右束支传导阻滞等随病情好转而消失（图 12-0-8）。

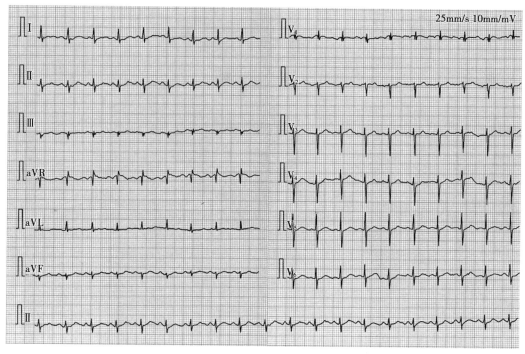

25mm/s 10mm/mV

图 12-0-8　心律失常

【思考题】

1. 肺栓塞的常见病因有哪些？
2. 肺栓塞的心电图表现形式包括哪些？
3. 与急性心肌梗死相比，肺栓塞的心电图有什么特点？

（单鸿伟）

推 荐 阅 读

KONSTANTINIDES SV, MEYER G, BECATTINI C, et al. 2019 ESC guidelines for the diagnosis and management of acute pulmonary embolism developed in collaboration with the European Respiratory Society（ERS）: the task force for the diagnosis and management of acute pulmonary embolism of the European Society of Cardiology（ESC）. Eur Respir J, 2019, 54（3）: 1901647.

第十三章
药物引起的常见心律失常识别和急诊处理策略

心律失常通常由原发疾病引发,但有些药物(如抗心律失常药物、非心脏药物,甚至非处方药物)也可引起心律失常,严重者可危及患者生命甚至导致猝死。常见的可引起心律失常的药物有以下几种。

(一)心血管系统药物

1. 抗心律失常药物　几乎所有的抗心律失常药物都具有一定的致心律失常作用。Ⅰc类药物恩卡尼、氟卡尼等易致持续性室性心动过速;Ⅰa类药物奎尼丁和Ⅲ类药物索他洛尔、溴苄铵等易致尖端扭转型室性心动过速;β受体阻滞剂、钙通道阻滞剂等易致室上性心律失常。

Ⅰa类药物:"奎尼丁晕厥"是由于奎尼丁诱发尖端扭转型室性心动过速所致,发生率为0.5%～9%,大多数患者在用药后的1周内发生,少数患者可在用药1年后发生。普鲁卡因胺的致心律失常发生率远低于奎尼丁,且致心律失常主要发生在静脉给药时。QT间期过度延长,心动过缓,慢性充血性心力衰竭,低血钾、低血镁等电解质紊乱均可提高药物致心律失常的可能性。

Ⅰc类药物:1988年心律失常抑制试验(Cardiac Arrhythmia Suppression Trials,CAST)的临床研究表明这类药物可增加心肌梗死后患者的病死率,主要原因是增加患者致死性心律失常的发生率。该类抗心律失常药物诱发的心律失常多为单一形态的持续室性心动过速,其发生与折返形成密切相关。

Ⅲ类药物:Ⅲ类抗心律失常药物通过延长动作电位时程和有效不应期有效地终止折返激动,抑制程序电刺激诱发的室性心动过速,降低除颤阈值。然而1994年对d-索他洛尔进行的临床试验结果显示,该药不但没有降低心肌梗死后患者的病死率,反而使病死率增加;与安慰剂组比,d-索他洛尔使患者死亡率增加1倍;女性病死率明显高于男性,病死率增加可能与d-索他洛尔诱发尖端扭转型室性心动过速密切相关。

2. 扩血管药物　包括前列环素、普尼拉明、利多氟嗪、苄普地尔。

3. 正性肌力药物　包括氨力农、米力农、多巴酚丁胺、地高辛。

(二)非心血管系统药物

除抗心律失常等心血管系统药物可致心律失常外,很多非心血管系统药物也可引起心律失常,包括抗精神病药,如吩噻嗪类、氟哌啶醇;抗抑郁药,如丙米嗪、马普替林、曲唑酮;抗组胺药,如特非那定;抗微生物药物,如红霉素、氯喹等。

第一节 QT 间期延长

【本节精要】

● QT 间期延长在重症监护病房患者中的发生率可高达 24%。
● QTc 间期延长是指男性 QTc 间期超过 0.47s，女性超过 0.48s。
● 对于有症状患者，须纠正电解质紊乱，停用可疑药物，症状发作期频繁监测心电图，进展到尖端扭转型室性心动过速的患者可能需要药物治疗和非药物治疗。

心电图的 QT 间期代表心室除极和复极的全过程所需的时间。QT 间期延长是常见的心律失常之一，除心脏原发疾病，还经常为药物不良反应的表现。由于严重的基础疾病和复杂的联合用药，QT 间期延长在重症监护病房患者中的发生率可高达 24%。

校正 QT（QTc）间期延长可能导致尖端扭转型室性心动过速，最终转为心室颤动甚至导致猝死。QTc 间期延长时患者可有头晕、晕厥、心悸、呼吸困难等非特异性临床症状，且往往在进展为恶性心律失常时才有明显表现。

一、引起 QT 间期延长的药物

1. 抗心律失常药物　Ⅰa 类抗心律失常药物引起 QTc 间期延长的风险最高，且可进展为尖端扭转型室性心动过速。奎尼丁和普鲁卡因胺通过阻断钾通道，延迟复极期，增加了 QTc 间期延长的风险。一般而言，心动过缓患者不宜应用Ⅰa 类药物。

Ⅰc 类抗心律失常药物可阻断钠通道，导致心脏传导减慢，可能发生 QRS 波增宽，因此导致 QTc 间期延长，但发生率显著低于Ⅰa 和Ⅲ类药物。

Ⅲ类抗心律失常药物，尤其是胺碘酮、索他洛尔、伊布利特和多非利特也可延长 QTc 间期，且呈剂量依赖关系，机制是抑制快速激活的延迟整流钾电流（IKr），导致复极延迟。与该类别的其他药物相比，胺碘酮发生尖端扭转型室性心动过速的概率低于 1%。

2. β2 受体激动剂　β2 受体激动剂通过激动心脏和外周 β 肾上腺素受体的作用引起窦性心动过速，诱发尖端扭转型室性心动过速者也有报道。β2 受体激动剂诱发的低血钾增强了致 QT 间期延长的效应。此外，慢性缺氧患者可能存在亚临床自主神经病变，也会导致 QT 间期延长。

3. 抗精神病药物　抗精神病药物在过量或治疗剂量下可引起 QTc 间期延长和尖端扭转型室性心动过速。第一代抗精神病药物通过抑制 IKr 导致 QTc 间期延长，其中硫利达嗪的风险最高。静脉使用氟哌啶醇或大剂量（>5mg/d）给药时 QTc 间期延长的风险增加。

由于不良反应轻，第二代抗精神病药物的应用日益广泛。齐拉西酮、喹硫平和利培酮对 IKr 的抑制作用最明显，而阿立哌唑发生尖端扭转型室性心动过速的风险最低。

4. 抗抑郁药物　西酞普兰是一种选择性 5- 羟色胺再摄取抑制剂。大样本配对观察结果表明，西酞普兰在单次给药 10～20mg 后，QT 间期平均增加 7.8ms，20～40mg 时平均增加 10.3ms。但西酞普兰很少导致严重室性心律失常。

艾司西酞普兰是西酞普兰剔除了 R 构象后单一的 S- 异构体,该药致 QT 间期延长的作用尚不明确,可能呈剂量依赖关系。英国药监机构 MHRA 推荐成人每日最大剂量为 20mg,儿童、65 岁以上或肝损害患者每天最大剂量为 10mg。

至于 5- 羟色胺 - 去甲肾上腺素再摄取抑制剂,文拉法辛的致 QT 间期延长风险最大,但在治疗剂量下少见,大多见于药物过量时。去甲文拉法辛、左米那普仑、度洛西汀对 QT 间期的影响很小。

5. 抗微生物药物 尽管应用十分普遍,但临床工作者对这类药物引起的心律失常认识明显不足。大环内酯类药物、氟喹诺酮类抗生素、唑类抗真菌药物和喷他脒可显著延长 QTc 间期,且以前两者最常见。

大环内酯类药物诱导 QTc 间期延长的机制是抑制 IKr 及通过 CYP3A4 酶抑制自身代谢。当红霉素与 CYP3A4 抑制剂联用时,心源性猝死风险增加 5 倍。

氟喹诺酮类药物中,环丙沙星、左氧氟沙星和莫西沙星可导致 QTc 间期延长,且均有引起尖端扭转型室性心动过速的报道。

唑类抗真菌药物多为 CYP3A4 酶的强效抑制剂,合用时可增加其他致 QTc 间期延长的药物的浓度。此外,伊曲康唑和酮康唑对 IKr 有一定的抑制作用。

6. 止吐药 昂丹司琼为强效、高度选择性的 5- 羟色胺 3 受体拮抗剂,能有效抑制或缓解由细胞毒性化疗药物和放疗引起的恶心、呕吐。美国食品药品监督管理局数据显示,昂丹司琼 8mg、32mg 剂量分别使 QTc 间期延长 6ms、8ms,建议昂丹司琼静脉给药的剂量上限为 16mg。

7. 麻醉性镇痛药 治疗剂量的美沙酮可诱导 QTc 间期延长和尖端扭转型室性心动过速,平均剂量为 80mg 的美沙酮 S- 异构体抑制 IKr 振幅,使 QTc 间期延长 14.1ms。也有研究表明,美沙酮诱导的 QT 间期延长与给药剂量无关。现行指南建议患者在使用美沙酮前评估基线心电图,启动治疗 30d 内随访。

丁丙诺啡同样为阿片受体激动剂,但对 QT 间期无影响。

二、QT 间期延长的心电图表现

心电图的 QT 间期是指心室除极和复极的过程,为心室去极化和复极化过程的总时程,是自 QRS 波的起点至 T 波的终点所占的时间。QT 间期的长短与心率的快慢密切相关,心率增快时 QT 间期缩短,心率减慢时则延长。为恰当地阐述 QT 间期,须经过心率校正,校正后的 QT 间期称为 QTc 间期。QTc 间期常用 Bazett 公式:$QTc = \dfrac{QT}{\sqrt{RR}}$,式中,$QT$ 是测量的 QT 间期,$\sqrt{RR}$ 是 RR 间期的平方根。当 RR 间期为 25mm 或 1s(25 × 0.04s = 1s)时,$\sqrt{RR}$ 为 1,QTc 等于 QT 间期,此时心率为 60 次 /min。

QTc 间期延长是指男性 QTc 间期超过 0.47s,女性超过 0.48s(图 13-1-1)。

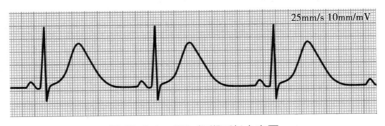

图 13-1-1 QTc 间期延长心电图

三、QT 间期延长的处理原则

1. 当出现 QT 间期延长时，关键在于识别高危患者，发现可疑药物，及时减量或停用，同时纠正电解质紊乱，密切心电监护。

2. 如果存在药物 - 药物相互作用，应立即消除。

3. 对于有症状的患者，需纠正电解质紊乱，停用可疑药物，症状发作期频繁监测心电图，进展到尖端扭转型室性心动过速的患者可能需要硫酸镁、异丙肾上腺素等药物治疗和心脏起搏、电除颤等非药物治疗。

【思考题】

1. QT 间期延长的定义是什么？
2. 可引起 QT 间期延长的药物包括哪些？
3. QT 间期延长的心电图表现是什么？

（王　岗）

第二节　尖端扭转型室性心动过速

【本节精要】

● 尖端扭转型室性心动过速可进展为心室颤动和猝死。
● 美国食品药品监督管理局将引起尖端扭转型室性心动过速风险药物进行了分层，包括已知存在尖端扭转型室性心动过速风险（48 种）、可能存在尖端扭转型室速室性心动过速（72 种）、特定条件下有尖端扭转型室性心动过速风险和先天性长 QT 间期避免使用的药物四类。
● 尖端扭转型室性心动过速常由长间歇后舒张早期室性期前收缩（R on T）诱发。

尖端扭转型室性心动过速是多形性室性心动过速的一种类型，也是一种严重的室性心律失常。该病发作时 QRS 波的振幅与波峰呈周期性改变，围绕等电位线连续扭转，频率 200～250 次 /min。尖端扭转型室性心动过速可进展为心室颤动和猝死。

一、引起尖端扭转型室性心动过速的药物

美国食品药品监督管理局根据引起尖端扭转型室性心动过速风险将药物进行了分层，包括已知存在尖端扭转型室性心动过速风险（48 种）、可能存在尖端扭转型室性心动过速风险（72 种）、特定条件下有尖端扭转型室性心动过速风险和先天性长 QT 间期避免使用的药物四类。

1. 已知有尖端扭转型室性心动过速风险的药物

（1）心血管药物：奎尼丁、胺碘酮、苄普地尔、丙吡胺、多非利特、决奈达隆、氟卡尼、伊布利特、索他洛尔、西洛他唑、普罗布考、普鲁卡因胺。

（2）抗精神病药物：氯丙嗪、西酞普兰、氟哌啶醇、依他普仑、左舒必利、美索达嗪、匹莫齐特、舒必利、硫利达嗪。

（3）抗生素：阿奇霉素、环丙沙星、克拉霉素、红霉素、加替沙星、格雷沙星、左氧氟沙星、莫西沙星、罗红霉素、司帕沙星。

（4）抗真菌药：氟康唑、喷他脒。

（5）抗肿瘤药：三氧化二砷、奥沙利铂。

（6）抗组胺药：阿司咪唑（息斯敏）、特非那定。

（7）抗疟疾药：氯喹、卤方特瑞。

（8）促胃肠动力、止吐药：西沙必利、多哌利酮、昂丹司琼。

（9）其他：多奈哌齐、特利加压素、特罗地灵、左旋乙酰美沙酮、美沙酮、阿那格雷。

2．先天性长 QT 间期避免使用的药物

（1）呼吸系统用药：沙丁胺醇、福莫特罗、麻黄素、茚达特罗、异丙肾上腺素、左旋沙丁胺醇、间羟端息定、奥达特罗、沙美特罗、特布他林、氟替卡松丙酸酯。

（2）心血管药物：多巴酚丁胺、多巴胺、屈西多巴、肾上腺素、米多君、去甲肾上腺素、去氧肾上腺素。

（3）中枢神经系统药物：苯丙胺、甲酯、右旋安非他命、二甲磺酸赖右苯丙胺、去氧麻黄碱、哌甲酯。

（4）其他：芬氟拉明、苯丁胺、苯丙醇胺、伪麻黄碱、盐酸利托君、西布曲明、甲氧苄啶。

二、尖端扭转型室性心动过速的心电图表现

1．基础心律时 QT 间期延长、T 波宽大、U 波明显、侧融合。

2．尖端扭转型室性心动过速常由长间歇后舒张早期室性期前收缩（R on T）诱发。

3．心动过缓常诱发尖端扭转型室性心动过速。

4．尖端扭转型室性心动过速发作时心室率多在 200 次 /min，宽大畸形、振幅不一的 QRS 波围绕基线不断扭转主波的正负方向，每连续出现 3～10 个同类的波之后就会发生扭转，反向对侧（图 13-2-1）。

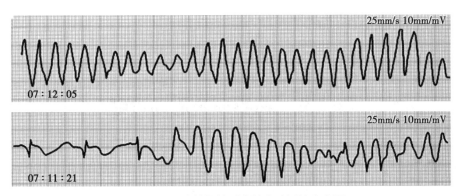

图 13-2-1　尖端扭转型室性心动过速心电图

三、尖端扭转型室性心动过速的处理原则

1．识别危险因素　尖端扭转型室性心动过速的危险因素包括女性、窦性心动过缓、房室

传导阻滞、近期心房颤动复律、脑血管疾病、合并疾病（肝脏疾病、肾脏病、糖尿病、肥胖、神经性食欲缺乏）、结构性心脏病、快速注入高浓度可致 QT 间期延长的药物、代谢因素、电解质紊乱、药物相互作用、先天性长 QT 间期综合征、离子通道基因多态性变异的亚临床状态。

2. 关注药物 - 药物相互作用　某些药物主要由 CYP3A4 代谢，当与该酶抑制剂合并使用时，这些药物的代谢就会受到抑制，从而导致血药浓度升高，引起心脏毒性。例如，红霉素能抑制 CYP3A4 酶，在与特非那定、阿司咪唑和西沙必利合用时，可抑制这些药物的代谢，导致血药浓度上升，诱发尖端扭转型室性心动过速。常见的 CYP3A4 抑制剂包括红霉素、克拉霉素、地尔硫草、伊曲康唑、酮康唑等。

3. 停用药物　停用明确或可能诱发尖端扭转型室性心动过速的药物，持续心电监护。

4. 静脉补钾和补镁　低钾可使细胞膜对钾的通透性降低，使复极延迟，根据缺钾程度通常用氯化钾静脉滴注方式给予；镁可激活细胞膜上 ATP 酶而使复极均匀化，并改善心肌代谢等，1～2g 硫酸镁稀释后缓慢静脉注射，继之以 1～8mg/min 持续静脉滴注，即使血镁正常亦可使用。

5. 异丙肾上腺素　1～4μg/min 静脉滴注，随时调节剂量，使心室率维持在 90～110 次 /min。应用异丙肾上腺素可缩短 QT 间期，并提高基础心率，使心室复极差异缩小，有利于控制尖端扭转型室性心动过速的发作。

6. 尖端扭转型室性心动过速发作时　可试用Ⅰb 类抗心律失常药物如利多卡因、苯妥英钠，但禁用Ⅰa、Ⅰc 和Ⅲ类抗心律失常药物。

7. 尖端扭转型室性心动过速持续发作时　应按心脏骤停原则救治，有心室颤动倾向者，可用低能量非同步电复律。

8. 其他　对顽固发作伴严重心动过缓、严重传导阻滞者，药物应用有矛盾，宜安装永久调搏器。

【思考题】

1. 尖端扭转型室性心动过速的定义是什么？
2. 引起尖端扭转型室性心动过速的药物有哪些？
3. 尖端扭转型室性心动过速的处理原则是什么？

（王　岗）

第三节　药物所致心动过缓

【本节精要】

● 药物所致心动过缓临床表现差异较大，可无明显症状，也可出现晕厥，还可能导致脑灌注不足从而引起短暂性头晕或头痛等症状。

● 药物所致心动过缓的机制被认为是药物阻滞窦房、房室结及希氏束等部位的心电传导。

● 药物所致心动过缓的心电图表现多样,如窦性心动过缓、窦房传导阻滞、房室结阻滞及房室结下阻滞等。

心动过缓是常见的药物性心律失常,在老年人尤其合并基础心脏病者中发生率更高,可表现为窦性心动过缓、窦性停搏、病态窦房结综合征等。临床表现差异较大,可无明显症状,也可出现晕厥,还可能导致脑灌注不足从而引起短暂性头晕或头痛等症状。

一、引起心动过缓的药物

1. 抗心律失常药物　几乎所有抗心律失常药物都可能导致心动过缓。其机制被认为是阻滞窦房、房室结及希氏束等相关部位的心电传导。

2. 洋地黄类药物　洋地黄类药物可通过增加迷走神经张力导致缓慢性心律失常。

3. 降压药　β受体阻滞剂、维拉帕米、地尔硫䓬可抑制窦房结的自律性。另外,利血平、胍乙啶、甲基多巴的不良反应也包括心动过缓。

4. 抗抑郁药　多塞平、西酞普兰、艾司西酞普兰等亦可诱发心动过缓。

5. 麻醉药　布比卡因、丙泊酚等麻醉药通过减弱交感神经活性导致缓慢性心律失常。

6. 抗肿瘤药物　一些抗肿瘤药物也会引起一定的心脏毒性,导致心动过缓,如蒽环类、环磷酰胺、顺铂、紫杉醇、氟尿嘧啶、沙利度胺、利妥昔单抗等。

7. 胆碱酯酶抑制剂　多奈哌齐、新斯的明、毒扁豆碱、吡斯的明等药物可引起心动过缓,其机制为刺激副交感神经系统的活性,抑制了导致窦房结的自律性。

二、药物所致心动过缓的心电图表现

药物所致心动过缓的心电图表现多样,如窦性心动过缓、窦房传导阻滞、房室结阻滞及房室结下阻滞等。

三、处理原则

1. 停用诱发药物,持续心电监护。

2. 阿-斯综合征发作、缓慢心室率引起低血压或心力衰竭或慢心率依赖的室性心律失常发作时,给予阿托品或经静脉心脏起搏。

【思考题】

1. 药物所致心动过缓的主要表现有哪些?
2. 引起心动过缓的药物有哪些?
3. 药物所致心动过缓的处理原则是什么?

（王　岗）

第十四章
中毒相关心电图变化和急诊处理策略

第一节　中毒相关心电图变化特点与基础

【本节精要】

- 中毒患者存在心电图异常可达 70%。
- 中毒相关心电图改变中，窦性心动过速是最常见的节律变化，QRS 波形态异常、QT 间期延长是最常见的波形改变。
- 我国引起心电图改变最常见的毒物包括一氧化碳、有机磷农药、酒精等。
- 心肌细胞钠通道、钾通道、钙通道等离子通道活性及动作电位变化是中毒相关心电图改变的病理生理基础。
- 毒物可通过直接或间接影响心肌细胞、传导系统导致各类心律失常。
- 中毒心电图变化可作为中毒严重程度判断的参考指标。

心律失常的病因众多，除遗传性、基因突变等先天性原因外，更多的是后天获得性因素。在获得性心律失常中，心脏本身疾病占多数。而全身性疾病因素中，药物中毒等是导致心律失常重要的病因。在临床工作中，因为中毒导致的心律失常多数呈一过性，容易被忽视。中毒（poisoning）是引起心电异常的常见原因。有文献报道，中毒患者存在心电图异常可达 70%。

一、中毒相关心律失常流行病学特征

中毒相关心电图异常可分为节律异常和形态异常两大类，其中节律异常约占 62%，形态异常占 38%。节律异常的病例中，窦性心动过速最常见，此外还有窦性心动过缓、房室传导阻滞、房性心动过速、结性心动过缓等，而这一类心律失常往往需要紧急处理（图 14-1-1）。

在形态异常方面，QRS 波形态异常、ST 段异常、QT 间期的延长、QRS 波增宽、T 波倒置及 PR 间期延长较常见（图 14-1-2）。

通过回顾性分析我国报道的各类中毒病例合并心电图异常的资料，排名前三的依次是急性一氧化碳（CO）中毒、急性有机磷农药中毒和急性酒精中毒（图 14-1-3），可能也与这些毒物中毒临床常见，报道相对较多，人们对这些毒物导致的心电图变化关注更多有关。近几年，除草剂如百草枯、敌草快中毒后心律异常的特点逐渐得到关注。心电图的改变与中毒严重程度有关，可为急性中毒严重程度的判断提供参考依据。

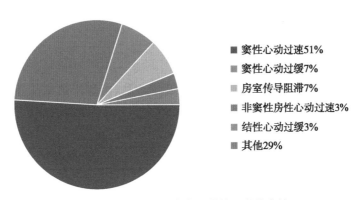

图 14-1-1　中毒患者心电图节律异常分布情况

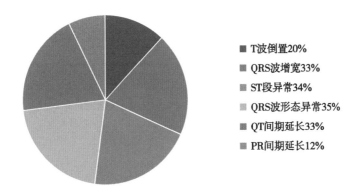

图 14-1-2　中毒患者心电图形态异常分布情况

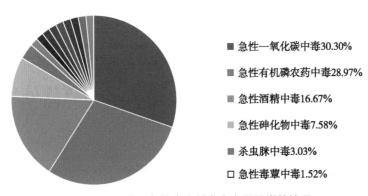

图 14-1-3　我国急性中毒并发心电图异常的情况

二、中毒相关心律失常的病理与生理基础

心肌细胞动作电位的产生主要涉及钠通道、钾通道、钙通道等离子通道活性，当毒物直接或间接影响上述离子通道活性时，就会引起动作电位发生变化，造成心电图形态或节律的异常，这是中毒引起心电活动改变的生理基础。

心脏存在三套系统,分别为结构系统(包括心肌、心脏瓣膜和心腔等)、神经传导系统和血供系统。在这三大系统中,任意一个系统受到毒物毒性损伤,都可以使患者发生心律失常。主要机制(图14-1-4)包括:①毒物直接作用,如阻断离子通道、阻断或扰乱心脏传导系统,引起各种心律失常;②间接作用,如机体缺氧、电解质紊乱、酸碱平衡紊乱等,导致心脏电活动异常;③混合作用,同时具有直接或间接作用,导致心律失常的发生。

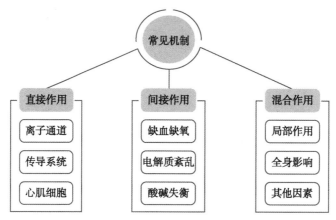

图14-1-4 中毒相关心律失常发病机制

【思考题】

1. 中毒相关心电图异常可分为哪几类?
2. 我国引起心电图改变最常见的毒物包括哪些?
3. 中毒相关心律失常的病理生理基础都有哪些?

(洪广亮)

第二节 中毒相关快速性心律失常和急诊处理策略

【本节精要】

● 三环类抗抑郁药可阻断心肌细胞快钠通道、抑制钾通道,引起 QRS 波宽大畸形、QT 间期延长及快速性心律失常。

● 一氧化碳抑制 Na^+-K^+-ATP 酶,干扰 Na^+、K^+ 分布,影响心肌细胞除/复极,心电图表现以窦性心动过速最为常见,其次是 ST 段改变、QT 间期延长、QT 间期延长伴 ST 段改变等。

● 有机磷农药中毒相关心电图异常表现为窦性心动过速、窦性心动过缓、QT 间期延长、ST-T 改变、期前收缩、PR 间期延长等。

快速性心律失常是指心律失常发作时,心率 > 100 次 /min。根据发生部位和发生机制,快速性心律失常可分为窦性心动过速、房性心动过速、期前收缩、阵发性交界性心动过速、快速心房颤动、快速心房扑动、室性心动过速等。病因治疗是快速性心律失常的首要治疗措施。能够导致快速性心律失常的毒物很多,本节主要介绍三种具有代表性的毒物:三环类抗抑郁药、一氧化碳及有机磷农药。

一、三环类抗抑郁药

常见药物有丙咪嗪、氯米帕明、阿米替林和多塞平等。虽然目前三环类抗抑郁药已被作为二线用药,但在急诊工作中仍时有遇到。

1. 致心律失常机制 三环类抗抑郁药过量或中毒后,可通过以下机制造成心律失常:①阻断心肌快钠通道;②抑制钾通道;③直接抑制心肌;④阻断毒蕈碱 M_1 受体;⑤阻断组胺 H_1 受体;⑥阻断 α_1 腺苷酸受体。

2. 心电图表现 药物阻断快钠通道,动作电位达峰时间延迟,峰电位降低,QRS 波增宽。同时,K^+ 外流被抑制,造成整个动作电位时程延长,特别是 QT 间期延长。

3. 治疗措施 ①生命体征监护与支持;②阻止毒物吸收:胃肠道去污染(洗胃,摄入毒物后 2h 内最佳);③促进毒物排泄:血液净化;④药物应用:碳酸氢钠,可缩小 QRS 波,改善 pH,有助于控制室性心律失常;利多卡因,与三环类抗抑郁药竞争钠通道改善心律失常;⑤器官功能支持;⑥防治并发症。

4. 典型病例 患者,女,34 岁。既往抑郁焦虑。过量口服阿普唑仑、右旋佐匹克隆、曲马多片。

体格检查:昏迷状态,格拉斯哥昏迷评分(GCS)8 分,体温 38.3℃,心率 140 次 /min,血压 137/80mmHg,血氧饱和度 99%。

辅助检查:动脉血气示 pH 6.94,$PaCO_2$ 74mmHg,$[HCO_3^-]$ 16mmol/L,血钾 3.8mmol/L,乳酸 15mmol/L。

心电图表现见图 14-2-1。经洗胃、补充碳酸氢钠、电复律及循环、呼吸支持等治疗,患者病情改善。治疗后患者血流动力学稳定,心电图形态改善,QRS 波明显缩窄,仅有 T 波改变(图 14-2-2)。

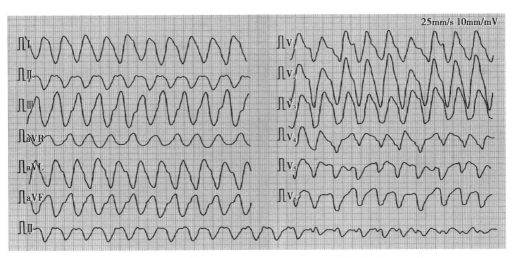

图 14-2-1 抗抑郁药中毒心电图表现(治疗前)

心室率 165 次 /min,多形性室性心动过速,QRS 波时限 > 0.15s。

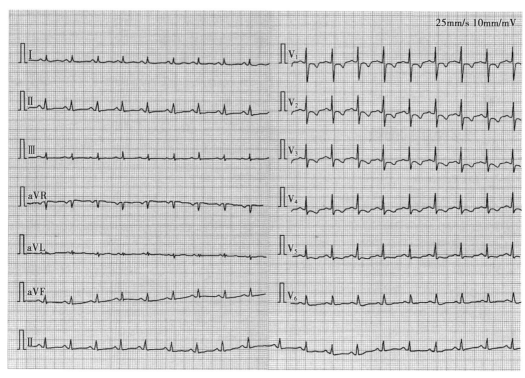

图 14-2-2　抗抑郁药中毒心电图表现（治疗后）

窦性心动过速，115 次 /min，节律规则，QT 间期延长 0.47s、PR 间期延长 0.17s，非特异性 T 波倒置。

病例分析：本例为混合性抗抑郁药中毒，导致多形性室性心动过速，主要表现为钠通道阻滞后的致命性心律失常。及时补充碳酸氢钠对心律失常的纠正有益。其他钠通道阻滞剂中毒（表 14-2-1）所致的心律失常可参考本例患者的救治。

表 14-2-1　临床常用钠通道阻滞剂

金刚烷胺	周期性抗抑郁药	吩噻嗪类
卡马西平	阿米替林	中瑞达嗪
氯喹	阿莫西平	硫哒嗪
丙吡胺	地昔帕明	普萘洛尔
奎尼丁	多塞平	丙氧芬
普鲁卡因胺	丙咪嗪	奎宁
I c 类抗心律失常药	诺曲替林	维拉帕米
恩卡尼	马普替林	洛沙平
佛莱卡奈德	地尔硫草	奥芬那定
普罗帕酮	苯海拉明	西酞普兰
	羟基氯喹	可卡因

二、一氧化碳

一氧化碳是我国引起急性中毒的常见毒物，与血红蛋白的结合力比氧气高 200～300 倍，形成的碳氧血红蛋白解离速度是氧合血红蛋白的 1/3 600。因此一氧化碳明显降低红细胞的携氧能力，造成机体缺氧，严重时造成致命损害。

1. 诱发心律失常的机制　①抑制 Na^+-K^+-ATP 酶，干扰 Na^+、K^+ 的分布，从而影响心肌细胞除/复极；②直接损伤心肌，影响心肌细胞复极；③缺氧后兴奋交感神经，影响心脏节律。

2. 心电图表现　以窦性心动过速最为常见，其次是 ST 段改变、QT 间期延长、QT 间期延长伴 ST 段改变伴 T 波倒置、J 点上抬及巨大 J 波。

3. 治疗措施　①脱离中毒环境，保持呼吸道通畅，早期高压氧治疗；②病情危重，如发生昏迷或呼吸循环衰竭，纠正缺氧、中枢神经系统的保护性治疗和防治脑水肿十分重要；③针对心脏，目前尚无特别的干预手段，主要对病因进行处理。有研究表明，高压氧对一氧化碳诱发的心肌梗死有比较好的保护作用，这也给临床上用高压氧治疗一氧化碳中毒提供了依据。

4. 典型病例　患者，女，67 岁。因"一过性神志不清 6h"入院。入院体格检查：神志清，体温 37.0℃，血压 148/78mmHg，心率 120 次/min，血氧饱和度 100%，两肺呼吸音清，心音中等有力，律齐，腹软，双下肢无水肿。辅助检查：白细胞计数 $12×10^9$/L，血红蛋白 134g/L，血小板计数 $120×10^9$/L，血钾 3.89mmol/L，血钠 142mmol/L，肌钙蛋白 I 0.57μg/L。头颅 CT 未见异常。心电图见图 14-2-3。

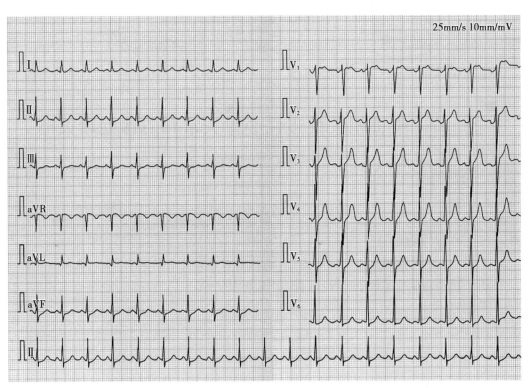

图 14-2-3　一氧化碳中毒心电图表现

窦性心律，T 波增高，QT 间期延长。

病例分析： 在缺乏碳氧血红蛋白检测条件的情况下，一过性意识障碍，伴有肌钙蛋白轻度升高，心电图 ST-T 非特异性改变，需高度警惕一氧化碳中毒可能。本例患者经追问病史，存在用煤气热水器洗澡。请煤气公司人员来家中检测，检测到空气中煤气超标。

三、有机磷农药

有机磷农药作为一种神经毒剂，主要抑制胆碱酯酶活性，交感和副交感神经都可受影响，具有心脏毒性，引起心律失常。

1. 致心律失常机制　有机磷农药中毒对心脏的毒性分 3 期：早期主要是短暂的交感神经张力增高，以心率增快，血压增高为主；随后长时间副交感神经张力增高，为毒物大量吸收后 M 样症状占主导，出现心率减慢、血压降低等。此外，药物本身还可直接损害心肌，干扰心肌复极化。有研究显示，约 40% 有机磷农药中毒病例可出现心脏症状。

2. 心电图表现　窦性心动过速、窦性心动过缓、QT 间期延长、ST-T 改变、期前收缩及 PR 间期延长。

3. 治疗措施　遵循中毒的一般治疗原则，包括阻止毒物吸收、促进毒物排泄、解毒药物应用、器官功能支持和防止并发症。对危重症患者，则需要进行血液净化治疗。

【思考题】

　1. 三环类抗抑郁药致心律失常的机制是什么？
　2. 一氧化碳所导致的心律失常治疗原则是什么？
　3. 有机磷农药中毒所导致的心电图表现是什么？

（洪广亮）

第三节　中毒相关缓慢性心律失常和急诊处理策略

【本节精要】

● 阿片类药物中毒可抑制心脏钾通道，抑制 K^+ 外流，引发心律失常。典型表现是显著的 QT 间期延长。

● 汞离子呈浓度依赖性拮抗肌动蛋白 - 肌球蛋白连接处的钙离子，汞中毒相关心电图表现为三度房室传导阻滞，可伴有 RR 间期延长。

缓慢性心律失常是指心律失常发作时，心率 <60 次 /min。常见的病因有房室传导阻滞、病态窦房结综合征及窦性心动过缓等。本节主要讲述具备代表性的两类药物，即阿片类药物和汞。

一、阿片类药物

阿片类药物属于麻醉镇痛剂，常用药物有吗啡、哌替啶、可待因等，一次服用大量药物可导致中毒。在成年人，吗啡的中毒剂量为 0.06g，致死剂量为 0.25g；可待因中毒剂量约为 0.2g，致死剂量 0.8g；哌替啶致死剂量为 1.0g。

1. 致心律失常机制　阿片类药物中毒，主要通过抑制心脏钾通道，抑制 K^+ 外流引发心律失常。

2.心电图改变　典型表现为显著的 QT 间期延长。QT 间期显著延长，可能会造成下一次兴奋落在心肌易损期，发生 Q on T、尖端扭转型室性心动过速。而在阿片类药物中，并不是所有药物均会引起 QT 间期延长，如丁丙诺啡不会引起 QT 间期延长，见表 14-3-1。

表 14-3-1　不同阿片类药物引发心律失常的比较

药物	心电图改变	特点
丁丙诺啡	常规剂量不会导致 QT 间期延长	
吗啡 / 二氢吗啡酮	常规剂量不会导致 QT 间期延长	
美沙酮	QT 间期延长、室性心动过速	浓度依赖性
芬太尼	QT 间期延长	浓度依赖性
羟考酮	QT 间期延长、尖端扭转随 QT 间期延长出现，导致心动过缓	浓度依赖性
曲马多	QT 间期延长	
哌替啶	QT 间期延长	
羟甲左吗喃	QT 间期延长，作用弱于美沙酮	
左 -α- 醋美沙朵（LAAM）	QT 间期延长	

注：美沙酮导致心律失常的风险较大。包括曲马多和羟考酮在内的药物属于中等风险药物；包括吗啡和丁丙诺啡在内的药物属于低风险药物。

在临床，除阿片类药物外，还有很多药物可引起 QT 间期延长，见表 14-3-2。

表 14-3-2　常见引起 QT 间期延长的药物

抗组胺药物	抗精神病药物	Ⅰa/Ⅰc 类抗心律失常药物	Ⅲ类抗心律失常药物	抗抑郁药	氟喹诺酮类药物	大环内酯类药物	其他
阿斯咪唑	氟哌利多	奎尼丁	胺碘酮	阿米替林	环丙沙星	克林霉素	氟烷碱
苯海拉明	氟哌利多	普鲁卡因胺	多非利特	阿莫西平	加替沙星	红霉素	羟基氯喹
氯雷他定	氟哌啶醇	恩卡尼	伊布利特	地昔帕明	左氧氟沙星		左旋甲酰
特非那定	中瑞达嗪	佛莱卡奈德	索他洛尔	多塞平	莫西沙星		戊脒
	匹莫肼	莫里西嗪		丙咪嗪	司帕沙星		奎宁
	喹硫平	普罗帕酮		诺曲替林			他克莫司
	利培酮			马普替林			文拉法辛
	硫哒嗪						

3.治疗措施　针对此类药物的中毒，应首先停药，采用洗胃、血液灌流等措施尽快清除体内药物；应用特效解毒药物，如纳洛酮、碳酸氢钠；针对尖端扭转型室性心动过速患者，可应用硫酸镁，无效者可给予心脏起搏或电除颤治疗。

二、汞中毒

汞的存在形式主要有两种：无机汞包括液态金属汞、汞蒸气（0）、+1价汞（Ⅰ）和+2价汞（Ⅱ）盐；有机汞包括甲基汞、乙基汞和苯基汞。金属汞主要以蒸汽形式通过呼吸道吸收入人体，而在完整的皮肤、黏膜吸收量甚微，职业接触是汞中毒的主要原因。

1. 汞中毒致心律失常的机制　汞进入人体后，+2价汞离子呈浓度依赖性拮抗肌动蛋白-肌球蛋白连接处的钙通道。

2. 心电图表现　典型的心电图表现为三度房室传导阻滞，可伴有RR间期延长（图14-3-1）。

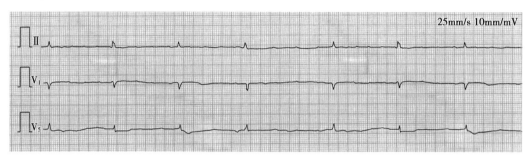

图 14-3-1　汞中毒心电图表现

3. 治疗措施　紧急处理为首先停用含汞的药物。如果患者血流动力学不稳定，可采阿托品、钙剂、胰高血糖素、临时起搏器进行干预。汞中毒治疗的首要任务是尽快清除体内毒物。汞的血浆结合率非常高，可达95%以上，如果需要血液净化治疗，血浆置换为首选方案。

【思考题】

1. 阿片类药物所导致的心律失常的心电图改变是什么？
2. 阿片类药物所导致的心律失常治疗原则是什么？
3. 汞中毒所导致的心电图表现是什么？

（洪广亮）

第四节　乌头碱中毒相关心律失常和急诊处理策略

【本节精要】

● 乌头碱开放快钠通道、阻滞钾通道、影响钙通道功能，同时兴奋迷走神经，降低窦房结自律性和传导性，导致紊乱型心律失常。
● 除对症处理外，更重要的是尽快清除毒物。
● 血液灌流治疗是救治重症乌头碱中毒的有效方法。

乌头碱是存在于川乌、草乌、附子等植物中的主要有毒成分，民间常作为跌打祛湿药酒。因煎煮制作不当，乌头碱中毒事件时有发生。中毒时主要以神经系统和循环系统症状为主，如口舌及四肢麻木、紊乱型心律失常。心律失常是乌头碱中毒死亡的重要原因。

一、中毒机制

1. 开放快钠通道，非选择性阻滞钾通道，延长动作电位时程。影响钙通道，使细胞内钙超载并影响心肌兴奋 - 收缩耦联过程，造成心律失常。

2. 兴奋心脏迷走神经，降低窦房结自律性和传导性，部分造成传导阻滞甚至停搏，部分触发异常激动或折返，均导致心律失常。

3. 直接作用于心肌细胞，造成氧化损伤和凋亡。

4. 抑制胆碱能神经，可出现 M 样症状和 N 样症状。

5. 导致呼吸肌麻痹，抑制中枢。

二、心电图表现

典型心电图表现包括室性期前收缩、室性心动过速、多源性室性期前收缩、加速性交界性逸搏、心房颤动、束支传导阻滞等。乌头碱中毒后，多源房性、多源室性的心律失常同时存在，因此又称为紊乱型心律失常。

三、治疗措施

乌头碱中毒的抢救主要包括：①生命体征监护与支持；②阻止毒物的吸收；③清除体内毒物，如血液灌流；④药物应用，如阿托品、胺碘酮、硫酸镁；⑤电复律；⑥心率较慢的患者，可使用临时心脏起搏器。当患者血流动力学不稳定时，可采取电复律治疗。然而，当未行毒物清除治疗时，电复律治疗效果往往较差，这也提示毒物清除的重要性。

四、典型病例

患者，男，53 岁。因"口服中药粉后恶心、呕吐 3h，神志不清 2h"入院。既往高血压病史1 年，平素口服拜新同片、厄贝沙坦片，血压控制可。体格检查：体温 36℃，脉搏 149 次 /min，呼吸 20 次 /min，血压 59/37mmHg，神志不清。心电图提示室性心动过速、QRS 波增宽（图 14-4-1）。血样本毒物检测结果：乌头碱 10.1ng/ml，新乌头碱 0.2ng/ml，次乌头碱 1.0ng/ml，苯甲酰乌头碱0.7ng/ml。入院后立即给予气管插管呼吸及辅助通气、去甲肾上腺素等维持血压，启动中毒快速救治流程，辅以洗胃、补液、阿托品治疗，随后收治急诊重症监护室行血液灌流治疗。

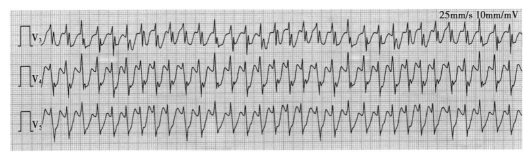

图 14-4-1　入院时心电图

血液灌流前，心电图提示心室率 136 次 /min，心室率绝对不齐，可见宽大畸形的 QRS 波，提示心房颤动伴多源性室性期前收缩（图 14-4-2）。血液灌流 1h 后，心电图提示心室率 120 次 /min，窦性心律，可见二联律（图 14-4-3）。血液灌流 2h 后，可见窦性心动过速，心率 103 次 /min（图 14-4-4）。血液灌流 1d 后，心电图呈窦性心律，70 次 /min。

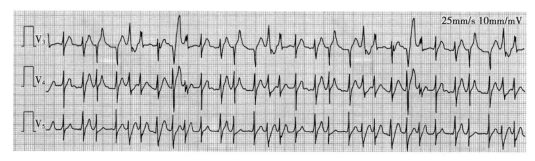

图 14-4-2　血液灌流前心电图

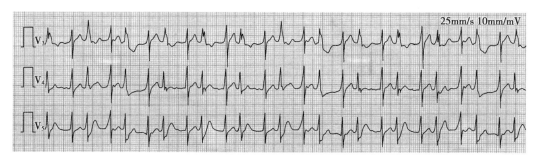

图 14-4-3　血液灌流 1h 后心电图

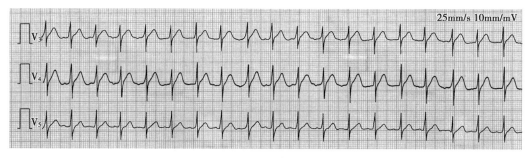

图 14-4-4　血液灌流 2h 后心电图

【思考题】

1. 乌头碱中毒所导致的心律失常的机制是什么？
2. 乌头碱中毒所导致的心电图表现是什么？
3. 乌头碱中毒所导致的心律失常治疗原则是什么？

（洪广亮）

推 荐 阅 读

ABASS M A，ARAFA M H，EL-SHAL A S，et al. Asymmetric dimethylarginine and heart-type fatty acid-binding protein 3 are risk markers of cardiotoxicity in carbon monoxide poisoning cases in Zagazig university hospitals. Hum Exp Toxicol，2017，36（3）：247-255.

第十五章
起搏器心电图的识别和感知异常评估

第一节　各种类型起搏器心电图的识别

【本节精要】

- 心脏起搏分为临时起搏和永久起搏，是利用人工方法暂时或永久地发放低能量电脉冲刺激心脏，使之产生有效搏动，借以治疗缓慢性心律失常。
- 起搏心电图指常规心电图上出现"钉样"信号的起搏刺激脉冲信号及出现的心房和/或心室激动波。
- 心房起搏包括三种模式：AOO、AAI 和 AAT。AOO 仅适用于永久性窦性心动过缓或永久性窦性静止的患者，常作为临时起搏。AAI 适用于房室传导功能正常的病态窦房结综合征。AAT 最适用于房室传导功能正常的病态窦房结综合征（窦性心动过缓、窦性停搏或窦房传导阻滞）。
- 心室起搏最常用的是 VVI。
- 普通 DDD 主要用于窦性心动过缓伴房室传导阻滞，尤其还伴有房性和/或室性期前收缩或阵发性心动过速，不适用于慢性快速房性心律失常，也不适用于存在室 - 房逆传。

　　心脏起搏是利用人工方法暂时或永久发放低能量电脉冲刺激心脏，使之产生有效搏动，借以治疗缓慢性心律失常。心脏起搏技术包括临时起搏和永久起搏。

　　为了对起搏器性能的统一识别，1987 年北美心脏起搏电生理学会和英国心脏起搏电生理组织制定了 NBG 起搏器编码，NBG 编码由 5 个字母组成：第一个字母代表起搏的心腔，第二个字母是感知的心腔，第三个字母代表起搏器感知以后的反应，第四个字母和第五个字母目前基本不提。根据起搏器 NBG 编码，可以了解起搏器的功能和类型，如 AAI 为心房起搏、心房感知、P 波抑制型；VVIR 为心室起搏、心室感知、R 波抑制型、频率应答；DDD 为房室顺序起搏、房室双腔感知、P 波与 R 波抑制型，可为系统识别各种类型的起搏心电图和异常起搏心电图奠定分类基础。

　　心脏起搏器植入后，因为植入临时起搏器或永久起搏器的类型不同，心房和心室感知、起搏均不同，故在常规心电图上出现"钉样"起搏刺激脉冲信号的心房和/或心室激动波，称为起搏心电图。不同类型的起搏器，依本身性能、电极所在部位与自身心搏关系的不同可有不同的心电图表现。因此，阅读、分析起搏心电图之前首先应了解患者所安装起搏器的类型及可能出现的心电图表现，以免将一些正常现象误认为起搏器故障，或将起搏器故障心电图误认为正常。

一、心脏起搏常用参数名称及意义

（一）起搏模式

1. 单腔模式（常见 VVI、AAI 模式等）　起搏与感知仅涉及一个心腔（心房或心室）。

2. 双腔模式（常见 DDD、VDD 模式等）　起搏与感知仅涉及两个心腔。DDD 是心室输出同步于感知的心房除极，房室均有起搏与感知功能。VDD 是感知心房后心室跟踪心房起搏。

（二）起搏输出

起搏输出（output）指起搏器的能量输出（包括电压幅度和脉冲宽度），决定夺获心房和心室的必要起搏强度。

（三）起搏频率

起搏频率（pacing rates）的下限频率是基础起搏频率，即无感知状态下的最低起搏频率。上限频率包括上限跟踪频率和上限感知器频率。

（四）灵敏度

灵敏度（sensitivity）是指起搏器能检测到最小自主心内电信号（或其他干扰信号）的能力。灵敏度可自动和手动程控设定。数值越大，灵敏度越低，反之相反。心房和心室分别设置。

二、正常起搏心电图分析方法

（一）分析起搏心电图是否为正常起搏心电图的前提

1. 分析起搏器是否正常工作。

2. 分析患者的起搏心律与临床表现之间的关系。

（二）起搏器心电图分析要点

1. 首先观察起搏的心腔，是心房还是心室。

2. 根据十二导联心电图，确定起搏的部位，是右心室的心尖部还是流出道，还是双心室起搏，还是单纯的左心室起搏。

3. 起搏的功能是否正常，有无失夺获，有无脉冲信号发出后没有带动心腔的电激动。

4. 注意感知功能是否正常，即每次自身电激动之后，是否有感知，是否感知不足，或感知过度，或丧失了感知功能。

5. 观察起搏器对自身心律的反应。

6. 注意起搏器的特殊功能。

三、起搏心电图

（一）正常起搏心电图

在 QRS 波前存在"钉样"信号，单腔起搏"钉样"信号的脉冲比较大；双腔起搏"钉样"信号的脉冲比较小。"钉样"信号后有心室除极波与复极波。复极波是区别极化电位和除极波的重要标志。正常起搏心电图可以分为单腔起搏心电图，包括心房起搏（AOO、AAI、AAT）、心室起搏（VOO、VVI、VVT）心电图及双腔起搏心电图（VAT、VDD、DVI、DDI、DDD）。

（二）正常心房起搏心电图

1. 心房起搏器　分为非同步与同步起搏两大类。心房起搏包括三种模式：①非同步心房起搏（AOO）是起搏器按照固定频率发放刺激脉冲，自身的 P 波不能抑制刺激脉冲的发放；

②AAI 起搏是刺激脉冲后出现起搏 P 波，自身 P 波能抑制刺激脉冲的发放；③ AAT 起搏是在每个自身 P 波上可见到刺激脉冲。目前最常见的心房起搏是 AAI。

2. 非同步心房起搏（AOO） AOO（图 15-1-1）仅设有输出电路，能发出固定频率的脉冲起搏心房。由于未设计感知电路故无感知功能，不能与 P 波同步，它所产生的脉冲与心脏自身 P 波节律无关，即不论心房本身有无自身搏动及自身搏动的快慢，均按固定的频率（或起搏间期）发放脉冲刺激心房。

AOO 输出电路犹如一个计时器，定时发放脉冲，反映 AOO 起搏的时间间期仅有起搏间期，起搏间期内只有起搏不应期，AOO 起搏心电图示意图见图 15-1-2。

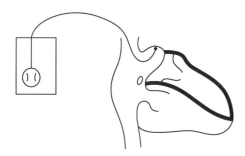

图 15-1-1　AOO 心房起搏器系统示意图
（电极位于右心耳）

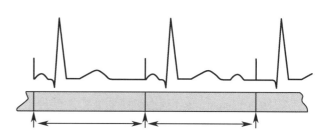

图 15-1-2　AOO 起搏时间间期示意图
起搏器不应期占据整个心动周期，第 3 个为自身 P 波提早出现，不能被起搏器感知，起搏脉冲如期发放，落在 P 与 R 之间。

在不同自身心律情况下，AOO 可有不同的心电图表现：①当自身心房频率慢于起搏器的频率（如窦性心动过缓）或心房停搏时（如持久性窦性停搏、三度窦房传导阻滞等），心电图表现为连续的心房起搏心律（图 15-1-3）。②自身心房搏动早于起搏器时，由于不能被感知，脉冲如期发放，将出现一过性房性竞争搏动（图 15-1-4）。③当自身心房频率快于起搏器发放的频率时，由于无感知功能，故起搏器照常发放刺激脉冲，出现连续心房竞争心律（图 15-1-5）。刺激脉冲是否起搏心房取决于心房肌的应激性，如脉冲出现在心房肌不应期之内则不能起搏心房，反之可以起搏心房。如刺激脉冲落于心房肌易损期则可引起房性心动过速或心房颤动。④自身心房搏动较晚出现时（如一过性窦性停搏、二度窦房传导阻滞、显著窦性心律不齐等），便出现一次（或数次）心房起搏的图形（图 15-1-6）。

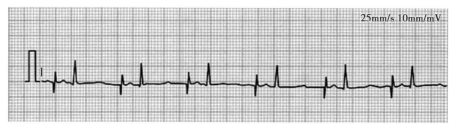

图 15-1-3　AOO 连续心房起搏
刺激信号规律出现，每个刺激信号后紧跟一相关的 P-QRS-T 波。

AOO 仅适用于永久性窦性心动过缓或永久性窦性静止的患者。目前已不用于永久起搏，但常用作临时起搏，是心电生理检查不可缺少的刺激方式。

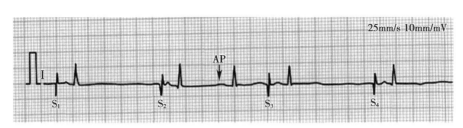

图 15-1-4　AOO 起搏呈一过性房性竞争搏动

在心房起搏基础上，第 3 个搏动为房性期前收缩（AP 处），未被感知，其后脉冲（S_3）如期发放并起搏心房。

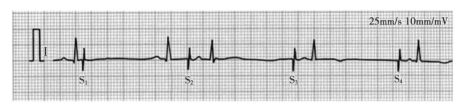

图 15-1-5　AOO 起搏呈持续性房性竞争心律

S_1 在心房肌不应期内，故未起搏；S_2～S_4 在心房肌不应期外，均起搏心房。

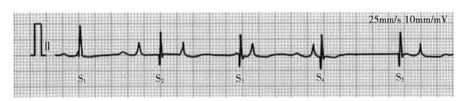

图 15-1-6　AOO 在长间隔后起搏心房

第 5 个搏动及 S_4 后无自身搏动，出现长间隔，故 S_5 起搏心房。

3. 同步心房起搏　此类起搏器除有起搏功能外，还具有感知功能，能与心房波同步，可以避免房性竞争心律的发生。根据感知 P 波后对下一次起搏脉冲的作用又可分为 P 波触发型与 P 波抑制型两种。

（1）P 波触发型起搏（AAT）：AAT 有输出电路可起搏心房，有感知电路，可感知自身 P 波或其他心房波，感知后能触发输出电路发放脉冲（图 15-1-7）。

AAT 在起搏后形成起搏间期，在起搏间期中有起搏器不应期和警觉期。在警觉期内可感知自身 P 波，自感知点开始形成逸搏间期，由于感知后立即发放脉冲致使逸搏间期被触发后的起搏间期所替代（图 15-1-8）。

在不同的自身心律状态下有不同心电图表现。

1）当自身心房率慢于起搏器的频率或无自身心房律时，起搏器便以预定频率发放脉冲起搏心房，心电图表现为连续、规则的心房起搏图形（图 15-1-9）。

2）在连续起搏中，如有一个（或数个）自身心房激动早于起搏器并落在不应期之外，起搏器在感知提早的自身心房波后立即触发脉冲发生器释放刺激脉冲，该脉冲落于提早的 P 波中，由于正好为心房绝对不应期，成为无效刺激脉冲，形成伪心房融合波。以后自身心房率慢于起搏器时，又可恢复规则的心房起搏心律（图 15-1-10）。

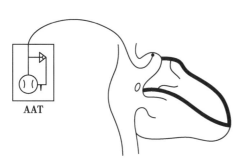

图 15-1-7　AAT 起搏系统示意图

导管位于右心耳。

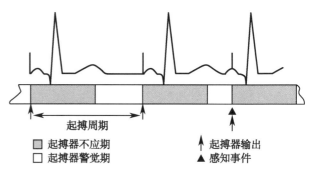

图 15-1-8　AAT 起搏时间间期示意图

第 3 个 P 波为窦性搏动,发生于警觉期内并被起搏器感知,触发输出电路释放脉冲于 P 波之上。

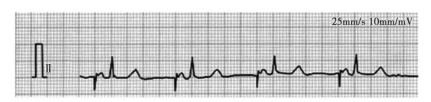

图 15-1-9　AAT 连续心房起搏

脉冲规律出现,每个脉冲后均可见 P-QRS-T 波。

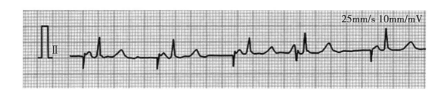

图 15-1-10　AAT 感知单次房性期前收缩

前 3 个搏动为心房起搏心律,第 4 个为房性期前收缩,P 波被起搏器感知,所触发的脉冲落入 P 波下降支。

3）当自身心房律快于起搏器的频率时,每个 P 波或其他心房波均被感知,并立刻触发脉冲发生器发放刺激脉冲,该脉冲落在 P 波之上,虽然脉冲频率与 P 波频率一致,但并非起搏心律,见图 15-1-11。

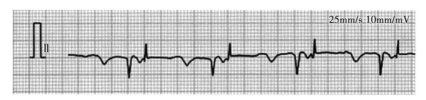

图 15-1-11　AAT 连续感知自身心律

自身心律较快且不齐,每个 P 波顶峰均可见无效刺激脉冲(S 处)。

4）在自身心房率较快的情况下,如出现长 PP 间隔(如窦性停搏、窦房传导阻滞、房性期前收缩或窦性心律不齐)时,则表现为在自身心律伴无效脉冲的基础上突然出现一次或数次心房起搏,此后又恢复自身心律,见图 15-1-12。

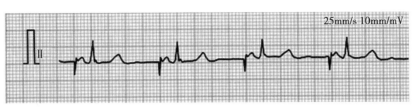

图 15-1-12 AAT 在长间隔后起搏心房

第 3 个搏动后出现长间歇，之后出现心房起搏（S_4）。

　　AAT 适用于房室传导功能正常的病态窦房结综合征。虽可避免心房竞争心律的发生，但由于此种起搏器在自身心房律较快时有浪费能源的缺点，故已不用（被 AAI 替代），但近几年开始用于预防和治疗房内传导阻滞伴发的快速房性心律失常的患者，也用于肌电干扰较大无法应用 AAI 的患者。

　　（2）P 波抑制型起搏（AAI）：AAI 与 AAT 相似，既有输出电路可起搏心房，又有感知电路可感知自身的 P 波。与 AAT 不同之处是在感知自身心房波后抑制输出电路发放刺激脉冲，这种起搏方式，可以节省能源，故是临床应用最常见的一种心房起搏模式。

　　AAI 也有起搏间期和逸搏间期，在起搏间期中有起搏不应期和警觉期。在警觉期内可感知自身 P 波，并自感知点开始周期重建，形成逸搏间期。在逸搏间期内有起搏器（感知）不应期和警觉期，见图 15-1-13、图 15-1-14。

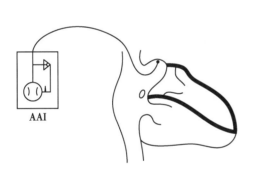

图 15-1-13 AAI 起搏系统示意图

电极位于右心耳。

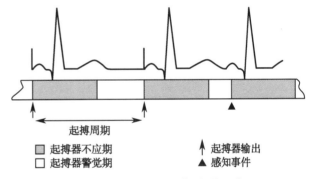

图 15-1-14 AAI 起搏时间间期示意图

第 3 个心搏为提前的自身搏动，位于不应期之外，P 波被起搏器感知，产生节律重整，抑制脉冲发放。

　　在不同的自身心律状态下，心电图可有 4 种表现。

　　1）当自身心房波频率慢于起搏器或无自身心房波时，起搏器以预定脉冲频率起搏心房，心电图呈连续、规则的心房起搏图形，见图 15-1-15。

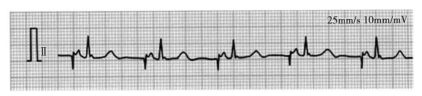

图 15-1-15 AAI 连续心房起搏

起搏频率快于自身频率，每个脉冲均起搏心房。

2）在心房起搏的基础上，当一次（或数次）自身 P 波（如房性期前收缩、窦性夺获、窦性心律不齐等）早于起搏器时，提早的自身 P 波被感知并抑制预期的脉冲发放，且出现节律重建，以后自身 P 波又慢于起搏器时，又会出现连续的心房起搏图形，见图 15-1-16。

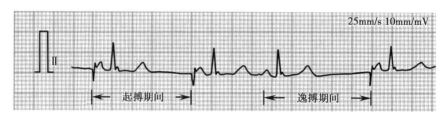

图 15-1-16　AAI 感知房性期前收缩

前 2 个为心房起搏搏动，2 个脉冲间为心房起搏间期，第 3 个搏动为房性期前收缩并被起搏器感知，预期的脉冲被抑制，自 P 波开始至下一脉冲之间的间隔为逸搏间期。

3）当自身 P 波频率快于起搏器频率（窦性心动过速、房性心动过速等）时，每个 P 波均被感知，连续的心房节律重整，从而抑制了脉冲的发放，心电图呈自身心律，见图 15-1-17。

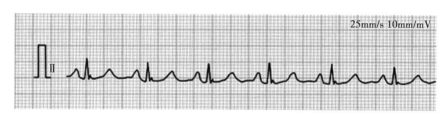

图 15-1-17　AAI 连续感知自身搏动

自身窦性心律较快，每个 P 波均被感知，呈自身窦性心律。

4）在自身心律中有个别 P 波（或其他心房波）晚于起搏脉冲（如窦性停搏、窦房传导阻滞、显著窦性心律不齐等）时，将出现一次（或数次）心房起搏搏动，见图 15-1-18。

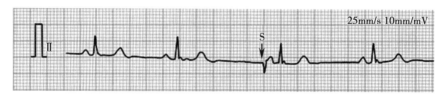

图 15-1-18　AAI 在长间隔后起搏心房

前 2 个搏动为自身窦性搏动，之后出现长间歇，第 3 个搏动（S 处）为心房起搏搏动。

　　AAI 起搏最适用于房室传导功能正常的病态窦房结综合征（窦性过缓、窦性停搏或窦房传导阻滞）。在心房起搏器中，无论 P 波触发型还是抑制型的心房同步起搏器，刺激部位均为心房，能使房室顺序收缩，属于生理性或半生理性起搏器的范畴。P 波触发型与 P 波抑制型在起搏效果上是相同的，但后一种可节省能源，延长起搏器的使用寿命。

（三）正常心室起搏心电图

　　心室起搏也包括非同步与同步起搏两大类，包括非同步心室起搏（VOO）、心室同步起搏器、R 波抑制型起搏（VVI）三种模式。最常用的心室起搏模式是 VVI，VVI 起搏模式的优点为省电、安全、不会在心室的易损期出现竞争性的心律失常。

1. 非同步心室起搏（VOO）　VOO 是按照固定频率发放刺激脉冲，对自身 QRS 波不感知，即自身 QRS 波不能抑制刺激脉冲的发放。VOO 与 AOO 一样，仅有起搏间期，起搏间期内只有起搏器不应期，而无警觉期，见图 15-1-19、图 15-1-20。

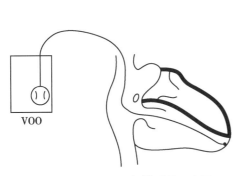

图 15-1-19　VOO 起搏系统示意图
电极位于右心室心尖部，起搏仅有输出电路。

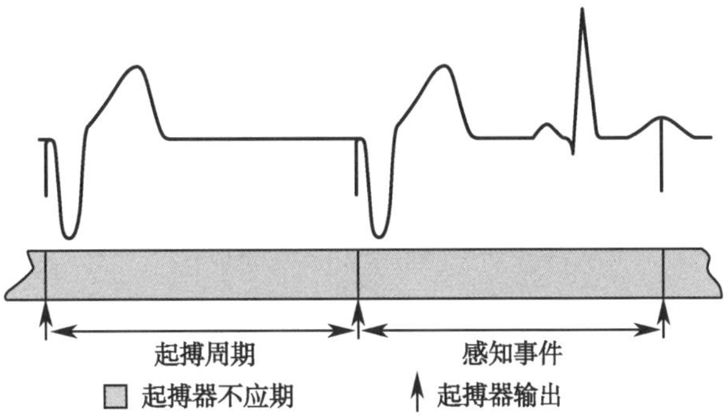

图 15-1-20　VOO 起搏时间间期示意图

起搏器不应期占据整个起搏间期，无警觉期，因此无感知功能。第 3 个搏动为自身搏动，未被感知，预期脉冲落在 T 波顶峰。

在不同情况下有不同的心电图表现。

（1）当自身心室率慢于起搏器频率时，起搏器依固有的频率发放脉冲起搏心室，心电图表现为连续的心室起搏图形，见图 15-1-21。

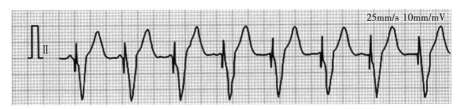

图 15-1-21　VOO 连续心室起搏
刺激信号规律出现，每个脉冲后均跟随 QRS 波。

（2）起搏心律中个别自身心室搏动早于起搏器（如室性期前收缩、房性期前收缩或心室夺获等）时，由于不被感知脉冲如期发放，可见到一过性室性竞争心律，见图 15-1-22。

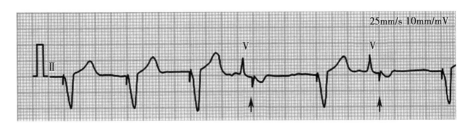

图 15-1-22　VOO 一过性室性竞争搏动
第 4 个及第 6 个（V 处）为自身搏动，R 波未被起搏器感知，如期发放的脉冲位于 T 波前肢（箭头）。

（3）当自身心室率快于起搏器时，起搏器正常发放脉冲，与自身节律点竞争心室，引起室性竞争心律，见图15-1-23。能否起搏取决于刺激脉冲落入心室肌的时相。如脉冲位于心室肌不应期，则不起搏心室；如脉冲位于警觉期，则可起搏心室；如脉冲落在T波，则可能诱发室性心动过速或心室颤动，尤其在低血钾、心肌缺血或QT间期延长时更易诱发。

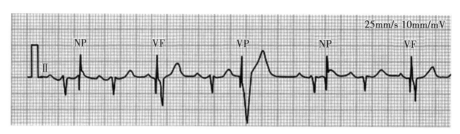

图 15-1-23　VOO 连续室性竞争心律

NP 处脉冲出现较早，心室肌处于不应期，故不起搏；VP 处脉冲出现较晚，位于不应期之外的警觉期引起心室起搏；VF 脉冲出现更晚，与窦性 P 波共同激动心室形成室性融合波。

（4）当个别自身搏动晚于起搏搏动时，如窦性停搏、窦房传导阻滞、显著窦性心律不齐、二度房室传导阻滞等，起搏器如期发放脉冲起搏心室，见图15-1-24。

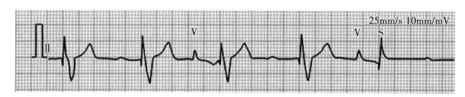

图 15-1-24　持续性室性竞争心律

第 2 个 V 及 S 后出现长间隔，之后出现心室起搏。

VOO 仅适用于心室率缓慢的完全性房室传导阻滞或持续性窦性心动过缓。由于这种起搏器可发生心室竞争心律，故其应用范围受到了限制，但在心室电生理检查中，可采用 VOO 起搏方式。

2. 心室同步起搏　心室同步起搏与心房同步起搏一样，具有起搏与感知双重功能。因有感知功能可避免室性竞争心律的发生。根据感知心室波后对脉冲发生器的作用不同又可分为 R 波触发型与 R 波抑制型两种。

（1）R 波触发型（VVT）：VVT 是感知自身 QRS 波并触发脉冲发放，在每个自身 QRS 波上可见到刺激脉冲。

VVT 的性能与 AAT 相似，有起搏输出电路可起搏心室，也有感知电路可感知自身 R 波。感知后立即发放一次脉冲，由于此时心室正在激动，脉冲重叠于 QRS 波中，此脉冲不能起搏心室，形成伪性融合波，见图15-1-25、图15-1-26。

VVT 有起搏间期和逸搏间期，其中起搏间期包括起搏器不应期和警觉期。逸搏间期出现后迅速被触发的起搏间期所替代，见图15-1-26。

不同情况下的工作状态及心电图表现如下。

1）当自身心室率慢于起搏器或无心室搏动时，起搏器以自身频率激动心室，呈现规则的心室起搏图形，见图15-1-27。

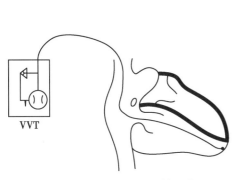

图 15-1-25 VVT 起搏系统示意图
电极位于右心室心尖部。

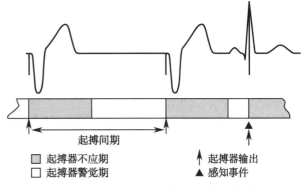

图 15-1-26 VVT 起搏时间间期示意图
起搏器有不应期和警觉期，第 3 个为自身搏动，发生于警觉期，被起搏器感知并发放脉冲于 R 波中。

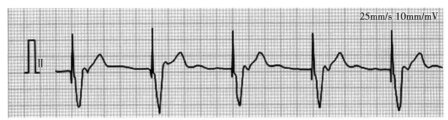

图 15-1-27 VVT 连续心室起搏
起搏信号规律出现，每个起搏信号后均有相关 QRS 波，其后可见逆行 P 波。

2）在起搏心律中，如有一次（或数次）自身 QRS 波提早出现，起搏器即可感知这个自身搏动，经放大后触发脉冲发生器立即发放一个脉冲且落入 QRS 波成为无效刺激脉冲，形成伪室性融合波，见图 15-1-28。

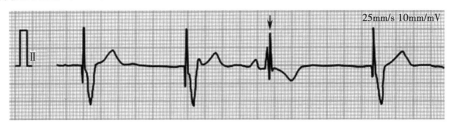

图 15-1-28 VVT 感知自身单次 R 波
第 3 个心搏（窦性搏动）提前出现，R 波中重叠一个无效刺激脉冲（箭头）。

3）当自身心室率快于起搏器预定频率时，每次 QRS 波均被感知并发放刺激脉冲，此时每个自身 QRS 波上均可见一个刺激信号，即连续伪室性融合波，见图 15-1-29。

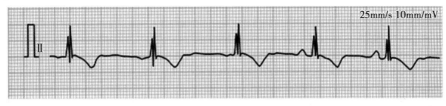

图 15-1-29 VVT 连续感知自身心律
自身心率快于起搏频率且不齐，每个 R 波上均可见一个刺激信号。

4）在连续感知自身心律的基础上，当有一次自身 QRS 波延迟出现形成长 RR 间期时，如窦性停搏、窦房传导阻滞、显著窦性心律不齐、二度房室传导阻滞、心房颤动伴长 RR 间期等，便会出现一次或数次心室起搏，见图 15-1-30。

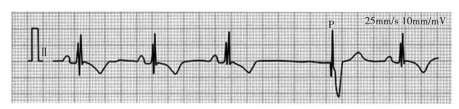

图 15-1-30　VVT 在长间隔后起搏心室

第 3 个搏动后出现长间隔，其后出现一个心室起搏搏动（P）。

由于 VVT 在自身心率快的情况下，有浪费能源的缺点，故已不用，但近几年开始用此种类型起搏器起搏双心室来治疗完全性左束支传导阻滞伴左心衰竭的患者，也可用于肌电干扰较大无法使用 VVI 起搏方式的患者。

（2）R 波抑制型起搏（VVI）：VVI 是刺激脉冲之后出现起搏的 QRS 波，对自身 QRS 波感知，自身 QRS 波能抑制刺激脉冲的发放。

VVI 与 AAI 相似，既有起搏功能又有感知功能，即感知自身 QRS 波后能抑制脉冲发生器发放脉冲，并从自身 QRS 波开始（或感知点）重新安排刺激脉冲的周期，这点与 VVT 完全不同，见图 15-1-31。

VVI 有起搏间期和逸搏间期，在起搏间期中有起搏器不应期和警觉期。在警觉期内可感知自身 R 波，并自感知点开始周期重建，自感知点至其后第一个脉冲之间的间隔为逸搏间期。在逸搏间期内有起搏器（感知）不应期和警觉期，见图 15-1-32。

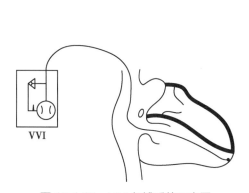

图 15-1-31　VVI 起搏系统示意图

电极位于右心室心尖部。

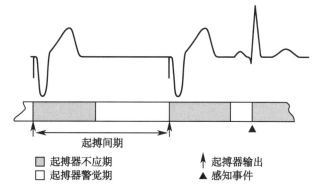

图 15-1-32　VVI 起搏间期示意图

第 3 个为窦性搏动，提前出现，被起搏器感知，抑制如期脉冲的发放（R 波中无脉冲出现），并产生周围重建。

VVI 在不同情况下，有不同的心电图表现。

1）当自身心室率低于起搏频率或无自身心室搏动时，起搏器按设定的频率起搏，表现为连续的心室起搏心律，见图 15-1-33。

2）在心室起搏心律中，如有一次自身（室性期前收缩、心室夺获等）QRS 波早于起搏脉冲时，此 QRS 波可被感知而抑制下一次脉冲发放，并自该 QRS 波感知点开始，重新安排脉冲发放周期,若随后自身心室率又低于或慢于起搏器时,在 QRS 波后规定的时间内(一个起搏间期)无自身 QRS 波发生,则起搏器发放脉冲起搏心室,见图 15-1-34。起搏器感知一次自身QRS 波后,在尚未发放脉冲前如再出现一次自身 QRS 波可使之再感知,形成连续感知。

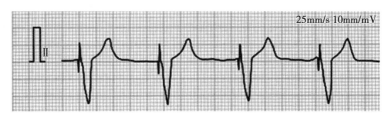

图 15-1-33　VVI 连续心室起搏

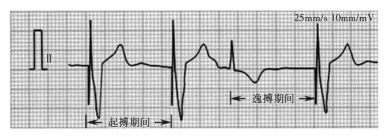

图 15-1-34　VVI 感知单次自身搏动

前 2 个为起搏搏动,第 3 个搏动提前出现,被起搏器感知,抑制预期脉冲的发放,产生周期重建。此周期内未再出现自身 QRS 波,之后便出现一次心室起搏。

3)当自身心率快于起搏频率时,每个 QRS 波均被感知(连续感知),起搏器连续被抑制而不发放脉冲,心电图呈自身心律,见图 15-1-35。

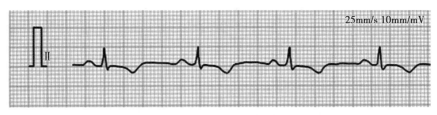

图 15-1-35　VVI 连续感知自身心律

自身窦性心律快于起搏频率,完全呈自身心律。

4)在自身心律较快的状态下,有个别 QRS 波延迟出现,形成长 RR 间期,如自身 QRS 波晚于起搏脉冲,将出现一次或数次心室起搏搏动,见图 15-1-36。

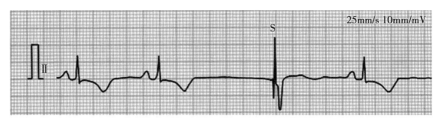

图 15-1-36　VVI 在长间隔后起搏心室

前 2 个为窦性搏动,第 2 个窦性搏动后出现长间隔,之后发生一次心室起搏(S)。

VVI 是临床应用最普遍的一种起搏器,凡具有起搏器适应证的患者,均可采用 VVI。但目前主要用于持续性心房颤动或心房扑动伴心室率缓慢者。由于 VVI 不符合生理要求,因此对于其他心动过缓患者,尽量选择 AAI 或 DDD。

(3)心室起搏导线尖端定位标识:如果电极导线放于右心室的心尖部,此时起搏的图形电轴左偏,加上一个完全左束支传导阻滞的图形(图 15-1-37)。如果电极导线放于右心室流出道,此时会出现一个电轴不偏甚至右偏,加上一个完全左束支传导阻滞的图形,或类左束支传导阻滞的图形(图 15-1-38、图 15-1-39)。如果起搏的是左心室,就会出现右束支传导阻滞的图形(图 15-1-40)。

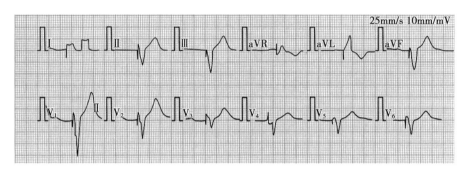

图 15-1-37　完全左束支传导阻滞的图形

aVL 和 I 导联主波向上,说明起搏源于右心室,II、III、aVF 主波都向下,电轴左偏,提示是右心室心尖部的起搏。VVI 65 次 /min,右心室心尖部起搏(单极),电轴左偏,左束支传导阻滞图形,无自身 QRS 波。左束支传导阻滞加上电轴左偏,是右心室心尖部的起搏。VVI 65 次 /min,右心室心尖部起搏(双极),有自身 QRS 波。

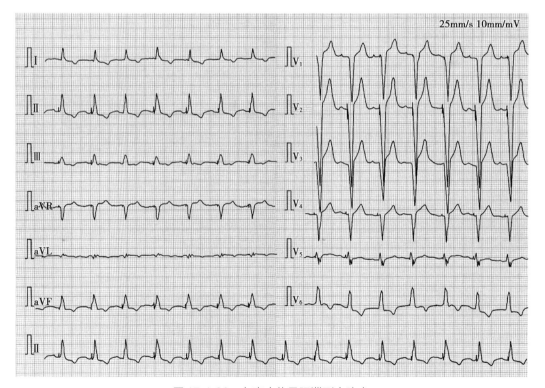

图 15-1-38　左束支传导阻滞形态改变

电轴正常,II、III、aVF 导联主波向上,I 导联主波向上,QRS 波宽大畸形,这是右心室流出道起搏(游离壁)。

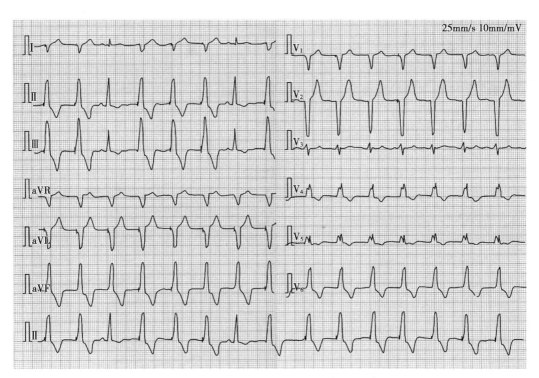

图 15-1-39 右心室流出道起搏（间隔部）

左束支传导阻滞形态改变，电轴正常，Ⅱ、Ⅲ、aVF 导联主波向上，Ⅰ导联主波低平或主波向下，QRS 波宽度较窄。

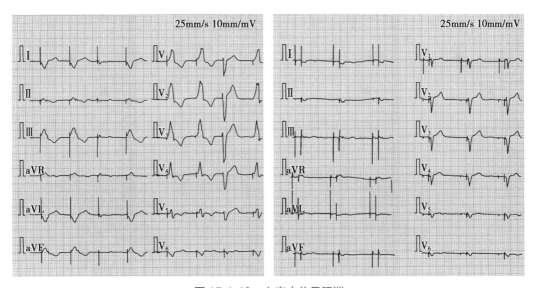

图 15-1-40 右束支传导阻滞

起自左心室，电轴右偏。单纯左心室起搏，右束支传导阻滞，电轴右偏，Ⅰ导联以 S 波为主。

（四）心房、心室双腔起搏心电图

心房、心室双腔起搏（DDD）为心房和心室顺序起搏、心房和心室双腔感知、感知 P 波和 / 或 R 波抑制或触发型仿生理性全自动型起搏。DDD 需在心房和心室内各放一条电极导线。

心房电极导线常将 J 型电极置于右心耳,也可将主动螺旋电极固定于心房的任何部位,还可将冠状窦电极置于冠状窦内。心室电极常经静脉置于右心室心尖部,也可将主动螺旋电极固定于右心室流出道或其他部位,还可经冠状窦将电极置于左心室后侧壁的静脉内。该起搏器能根据心脏自身频率和起搏器下限频率的快慢、房室结下传的 PR 间期和人工设置的 AV 间期的长短,自动转换为 VAT、VDD、DVI、DDI、DDD 等起搏模式,且都属于生理性起搏。无论起搏方式如何变化,DDD 始终保持良好的房室收缩同步性(转换为 VVI 起搏时除外),维持最佳的血流动力学效应。其中以 VAT 和 DDD 模式起搏最为常见。

1. 心房同步型心室起搏(VAT) VAT 是最早使用的一种双腔起搏,相当于 VAT+VOO 的功能。此类起搏器内仅有一个心房感知电路和一个心室输出电路。心房电极仅用来感知心房波(P、F 或 f 波),而心室电极仅用于起搏心室。这种模式起搏器的心房感知电路通过心房电极感知自身心房波后,经过一段时间(0.12~0.24s)的延迟后触发心室输出电路发放脉冲,再经心室电极刺激心室,见图 15-1-41。

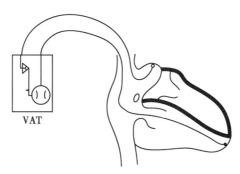

图 15-1-41　VAT 起搏系统示意图
心房感知电路;心室输出电路(OC)。

这种模式起搏器用于正常窦性心律伴有二度、三度房室传导阻滞的患者,能将窦性 P 波经延迟后传给心室,保持了心房先收缩、心室后收缩的生理顺序,有利于心脏排血。但是在不同心律状况下有不同心电图表现。

(1)心室起搏心律:当自身心房率慢于起搏器设定的频率或无心房波时,无论 AV 间期长短,起搏器便自动以设定的频率来起搏心室,相当于 VOO 工作方式,见图 15-1-42。

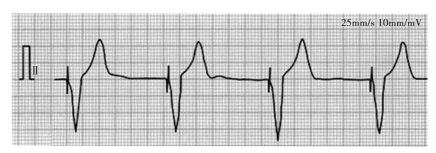

图 15-1-42　心室起搏心律
持续性窦性停搏及心室起搏心律。

(2)心房同步心室起搏:在自身心房率快于起搏器规定的频率且自身 PR 间期 > 起搏器 AV 间期时,每个 P 波均被感知,经过一段时间的延迟后,触发脉冲发生器发放刺激起搏心室。

心电图表现为每个 P 波后 0.12～0.20s 处有心室脉冲,以及紧跟脉冲波后出现的畸形 QRS 波,心室起搏的节律和频率与心房有关,也间接地受自主神经的控制,可随生理需要增减频率,属于生理性起搏,见图 15-1-43。

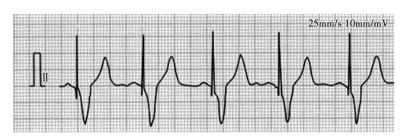

图 15-1-43　心房同步心室起搏
每个 P 波后 0.15s 均有心室起搏脉冲及相应的 QRS-T 波。

2. 房室万能型起搏(DDD)　DDD 也称双腔起搏和传感、心房跟踪型起搏,是更接近生理要求的一种新型起搏模式,有两个感知电路和两个输出电路。它能起搏心房和心室,也能感知这两个心腔的电信号,而感知后的反应方式可为抑制或触发。最常见的为普通 DDD(DDIA)。

普通 DDD 也称心房抑制型 DDD,相当于 AAI + VAT + VVI 的功能。在普通 DDD 中,当心房电极在心房逸搏间期内感知 1 个自身 P 波后,系统将抑制心房输出电路发放心房脉冲。若无 P 波感知则心房输出电路在心房逸搏间期结束时将发放脉冲起搏心房。无论在感知 P 波还是在发放心房脉冲后均立即触发房室延迟电路,经一定的房室延迟后,在房室延迟结束时心室输出电路便发放脉冲起搏心室,同时启动心房逸搏间期。如果自身房室传导时间短于设定的房室延迟时间,即在心室脉冲发放前心房激动能下传心室,则该 QRS 波将被心室感知电路感知,并抑制心室脉冲发放,此时心房逸搏间期也将自感知点重新设置。同样,发生于心室警觉期(非不应期)的室性期前收缩也将使心房及心室电路重新设置。若无 P 波及 R 波的感知,脉冲发生器将按照设置的低限频率进行规律地房室顺序起搏,见图 15-1-44。

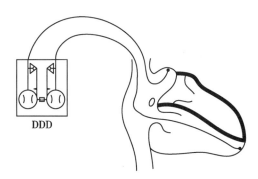

图 15-1-44　普通 DDD 起搏系统示意图

普通 DDD 的时间间期有 VV 间期、VA 间期、AV 间期。VV 间期 = VA 间期 + AV 间期。A 脉冲的发放取决于前 1 个 V 脉冲,而 V 脉冲的发放取决于前 1 个 A 脉冲。A 提前 V 也提前,V 提前下一个 A 也跟着提前。根据患者心律变化,普通 DDD 有以下 4 种基本工作状态及心电图表现。

(1)房室顺序起搏:当患者心房率缓慢,并有房室传导阻滞时,表现为房室顺序性起搏。

工作过程：在 RP 间期长于 SV-SA 间期时，首先发放心房脉冲，并触发 AV 间期延迟电路，若 PR 间期长于 SA-SV 间期，到 AV 间期终止时，仍无自身下传的 QRS 波，起搏器便发放心室脉冲起搏心室，工作方式相当于 DOO 起搏，心电图表现为房室顺序起搏，见图 15-1-45。

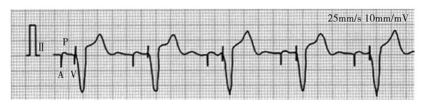

图 15-1-45　房室顺序起搏

每个 A 脉冲后有 P 波，A 脉冲后 0.2s 有 V 脉冲及 QRS 波。

（2）心房起搏心室抑制：患者的自身心房率低于起搏器设置的低限频率（即自身 RP 间期起搏器 SV-SA 间期）且房室传导正常（即 PR 间期短于起搏器 SA-SV 间期）时，表现为心房起搏心室抑制。工作过程：在 RP 间期长于 SV-SA 间期时，心房输出电路发放心房脉冲起搏心房，同时触发 AV 间期延迟电路。由于房室传导正常，在 SA-SV 间期结束之前有自身 QRS 波出现，此 QRS 波心室电路感知而抑制心室脉冲的发放，该工作方式相当于 AAI 方式，心电图为单纯心房起搏的图形，见图 15-1-46。

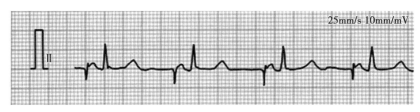

图 15-1-46　心房起搏心室抑制

每个脉冲后有 P 波，P 波后有正常 QRS-T 波。

（3）心房同步心室起搏：如果患者的心房率超过起搏器设置的低限频率（即自身 RP 间期短于起搏器 SV-SA 间期），并伴有房室传导阻滞（即 PR 间期长于起搏器 SA-SV 间期）时，表现为心房同步心室起搏。工作过程：在心房逸搏间期内，起搏器的心房感知电路首先感知自身 P 波，并抑制心房输出电路发放心房脉冲，同时也触发 AV 间期延迟电路。由于存在房室传导阻滞，在 AV 间期结束前无自身 QRS 波出现则心室输出电路发放脉冲起搏心室，此工作方式相当于 VAT，见图 15-1-47。

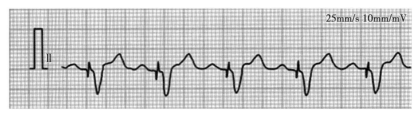

图 15-1-47　心房同步心室起搏

每个 P 波后见一个心室脉冲及相关 QRS 波。

（4）心房心室均抑制：当患者的自身心房率快于起搏器规定的频率（即自身 RP 间期短于起搏器 SV-SA 间期）且房室传导正常（即自身 PR 间期短于起搏器 AV 间期）时，则脉冲发生器不发放心房和心室脉冲，表现为自身心律，见图 15-1-48。

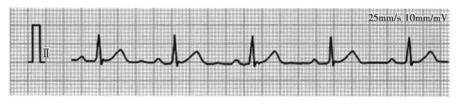

图 15-1-48　心房心室均抑制

程控起搏频率为 60 次 /min，AV 间期 0.225s，自身心率为 75 次 /min，PR 间期 0.2s，故无心房及心室脉冲。

双腔起搏 DDD，也称万能性起搏（图 15-1-49），可有多种工作模式，可以程控为 AOO、VOO AAI、VVI、AAT、VAT、VVT、DVI、DDI、DDD 等，甚至 DOO 的工作方式。

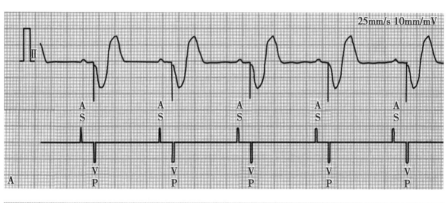

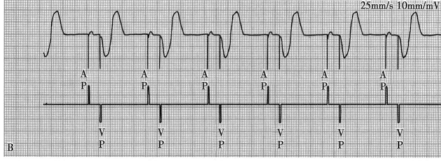

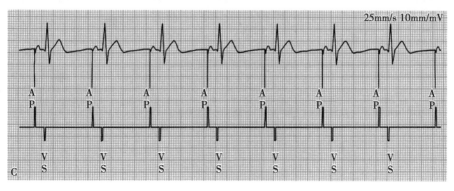

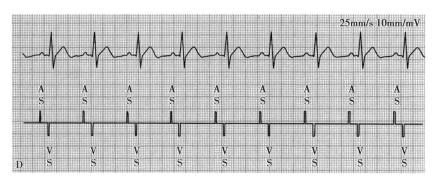

图 15-1-49　DDD 工作模式

A. 心房感知心室起搏（AS/VP）；B. 心房起搏心室起搏（AP/VP）；C. 心房起搏，心室感知（AP/VS）；D. 心房感知，心室感知（AS/VS）。

普通 DDD 应用范围很广，主要用于窦性心动过缓伴房室传导阻滞患者，尤其还伴有房性和 / 或室性期前收缩或阵发性心动过速患者。普通 DDD 不适用于慢性快速房性心律失常，因为可产生快速跟踪性心室起搏；也不适用于存在室 - 房逆传者，因为可致起搏介导性心动过速。

【思考题】

1. 起搏器 NBG 编码的 5 个字母都代表什么？有什么意义？

2. 如何正确分析起搏心电图？

3. AOO、AAI、AAT 之间的区别有哪些？

（窦清理）

第二节　基于心电图的起搏器功能评估

【本节精要】

● 起搏器的功能障碍主要包括起搏功能障碍（起搏无效和无输出）和感知功能障碍（感知不足和感知过度）两个方面。

● 心电图可见起搏脉冲发放，其后始终未跟随相应的 P 波或 QRS 波。

各类临时或永久起搏器都是通过发放脉冲经电极传导刺激电极所接触的心肌，使心脏产生动作电位和机械收缩，从而达到治疗由于某些心律失常所致的心脏功能不全。由于起搏器是一种植入体内的精密电子仪器，在使用中由于起搏系统本身或心肌病变，可导致一系列起搏器相关的功能障碍并发症，大部分并发症均在起搏心电图上有特征性变化。

一、起搏器功能障碍的分类

起搏器的功能障碍主要包括起搏功能障碍和感知功能障碍。

（一）起搏功能障碍

起搏功能障碍是常见的起搏器障碍，可分为起搏系统的障碍和功能障碍。前者包括起搏导线故障、移位，脉冲发生器（电路）异常，导联导线与起搏器的连接异常及电池耗竭。功能性起搏异常包括超感知抑制起搏脉冲发放、起搏阈值升高（慢性、药物或电解质紊乱引起）等。表现为起搏无效、无输出、起搏间期不规整、起搏频率与程控值不一致等。对起搏器依赖的患者，无效起搏可引起心脏骤停，危及生命。

（二）感知功能障碍

感知功能障碍包括感知过度和感知不良。

感知过度指起搏器对不应该感知的信号发生感知，可导致不起搏。引起感知过度的干扰源分为外源性因素和内源性因素，前者包括交流电、电磁信号和静电磁场等；后者包括肌电信号、T波、电极后电位和交叉感知等。

感知不良指起搏器不能感知正常的P波和/或QRS波，仍按自身的基础起搏周期发放起搏脉冲，导致不适当的起搏，称为感知不良（或感知低下）。感知不良的主要原因为心电信号变异（包括生理性和病理性）、导线异常、电路故障、电池耗竭和对磁铁的反应等。

二、起搏器功能故障识别及处理的步骤

1. 了解患者信息　如患者症状、体征、用药情况及起搏治疗适应证、起搏器植入时间。

2. 了解起搏器信息　通过程控仪检查可以了解脉冲发生器型号、电极导线型号、起搏器参数设置、测试结果、感知灵敏度、阈值、阻抗、电池电量等各种工作参数。对于判断有无起搏器功能障碍很有帮助。

3. 必要的辅助检查　十二导联心电图和动态心电图是识别起搏器功能障碍的主要手段，也是最直接可靠的方法，怀疑有起搏器功能障碍时都需要心电图的证实。十二导联心电图：识别持续的起搏、感知异常；动态心电图：识别间歇性地起搏、感知异常。

4. X线　胸部X线检查对较大幅度的电极脱位、导线绝缘破坏、导线断裂、心肌穿孔等有诊断价值。应分析导致起搏器故障的可能原因并排除故障。

三、起搏器功能故障的原因及心电图表现

1. 起搏功能障碍的原因

（1）起搏无效：①电极与心内膜界面障碍，如电极脱位、传出阻滞、心肌穿孔；②导线损伤，如导线绝缘破坏、导线部分折断；③脉冲发生器故障，如电池输出下降、起搏线路失灵；④导线与脉冲发生器连接松动、连接处密闭不良导致短路；⑤患者自身状况变化，如心肌梗死、电解质紊乱及药物影响。

（2）无输出：可能原因如下。①脉冲发生器故障，包括电池耗竭、起搏线路失灵；②导线完全折断；③脉冲发生器与导线连接不良；④过度感知；⑤起搏输出程控为双极而植入单极导线。

2. 感知功能障碍的原因

（1）感知不足：常由以下情况引起。①R/P波振幅或斜率降低：起搏器植入后发生心肌梗

死、束支传导阻滞、心室颤动、室性心动过速及药物影响；②心电信号在传入脉冲发生器的过程中消耗较多（如电极脱位、导线绝缘破坏及其他原因所致的起搏系统短路）或导线阻抗升高；③电池耗竭，感知线路故障；④感知灵敏度过低，即感知阈值（可程控的数值）过高。

（2）感知过度：常见的原因有以下几种。①感知不应感知的自身电信号，如 T 波、交叉感知、肌电；②外界电磁干扰；③感知灵敏度过高。

3. 典型病例

（1）起搏功能障碍：不起搏（失夺获）。

心电图上可见起搏脉冲发放，特别是落在应激期内的起搏脉冲，其后始终未跟随相应的 P 波或 QRS 波，又称为无效起搏（图 15-2-1、图 15-2-2）。

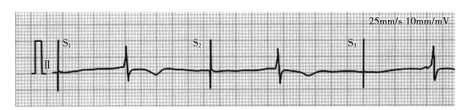

图 15-2-1　VVI 起搏功能异常

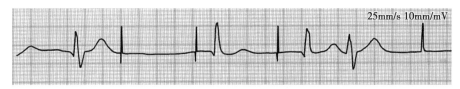

图 15-2-2　AAI 心房不起搏

（2）起搏功能障碍：间歇性心室起搏功能不良。

Ⅱ导联（图 15-2-3）显示窦性 P 波，P 波时限 0.82～1.02s，频率 59～73 次 /min；QRS 波均由心房电极感知，窦性 P 波后触发心室起搏，为 VAT 模式起搏，但 S_4、S_5、S_7 脉冲后未跟随相应的起搏 QRS′ 波，出现长达 2.88s 的心室停搏现象，表明双腔起搏器发生间歇性心室起搏功能不良。

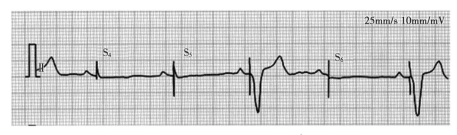

图 15-2-3　双腔起搏器出现间歇性心室起搏功能不良

本例患者心电图诊断：①窦性心律不齐；②提示三度房室传导阻滞；③双腔起搏器，以VAT模式起搏；④间歇性心室起搏功能不良引起短暂性心室停搏；⑤下极起搏点功能不良。

（3）起搏功能障碍：无输出。

因"SSS＋一度房室传导阻滞"植入DDD。术后3年起患者感胸闷不适，前来行起搏器程控检查。程控测试显示，心房无输出，阻抗＞3 000Ω。胸片示心房电极断裂。见图15-2-4和图15-2-5。

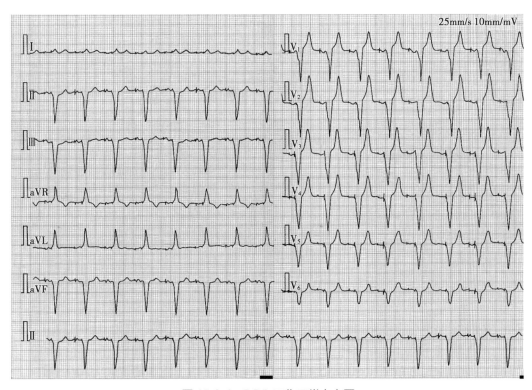

图 15-2-4　DDD 工作正常心电图

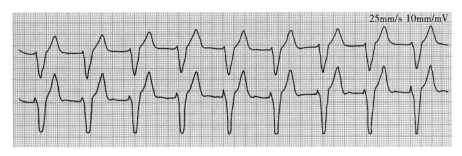

图 15-2-5　心房无起搏信号（无输出）

（4）起搏器感知功能障碍：心房感知不足。

心房有自身活动，但起搏器没有感知到，见图15-2-6。

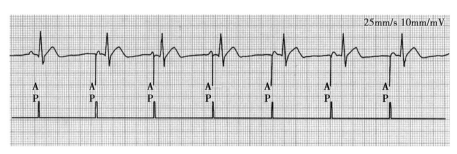

图 15-2-6　心房感知不足

（5）起搏器感知功能障碍：起搏器心室感知不良。

有心室自身活动，但起搏器没有感知到 QRS 波，见图 15-2-7。

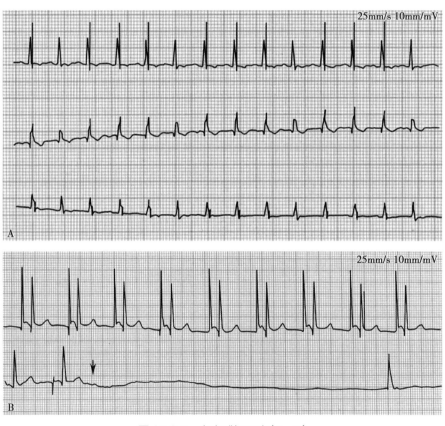

图 15-2-7　心室感知不良（A、B）

（6）起搏器感知功能障碍：感知过度。

肌电干扰导致心房过感知、输出抑制，见图 15-2-8。

（7）起搏器感知功能障碍：起搏器电池耗竭（图 15-2-9）。

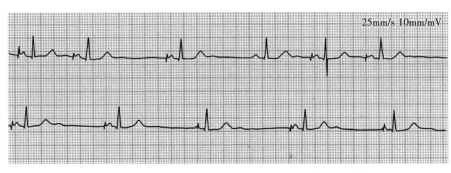

图 15-2-8　起搏器感知到肌电活动导致心房起搏抑制

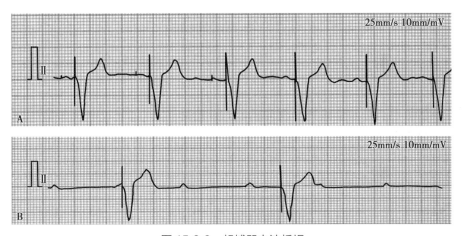

图 15-2-9　起搏器电池耗竭
A. 起搏器工作正常；B. 起搏感知功能障碍。

四、起搏器功能障碍的处理

起搏器功能障碍的处理主要针对引起障碍的原因。脉冲发生器异常时应立即更换脉冲发生器；导线损害所致需要更换导线；如为电极脱位所致，则应重新放置电极。异常起搏心电图的相应的处理如下。

1. 起搏功能障碍及相应故障的处理

（1）起搏无效最常见的原因为电极脱位，常伴有感知不足。胸部 X 线检查有助于明确诊断。微脱位起搏阈值明显升高。电极脱位需要调整导线位置。

（2）起搏失灵最有可能是电池耗竭。确诊为电池耗竭者需更换起搏器。

（3）导线阻抗显著升高为导线部分或完全折断。导线部分或完全断裂应该更换导线。

（4）无输出：首先确认起搏器的低限频率，如果连接不良需要重新连接；测定导线阻抗＞2 000Ω 为导线断裂，需更换导线；如果起搏阈值轻度升高但输出信号稳定，则表明导线完好，需要更换脉冲发生器。

2. 感知功能障碍的诊断及处理

（1）感知不足时首先调整感知灵敏度，通过调整感知灵敏度能够纠正感知不足即达治疗目的，如果没有纠正感知不足，则需要逐步检查导线和脉冲发生器，必要时更换电极和 / 或脉冲发生器。

（2）感知过度最常见的是肌电感知，通过调整感知灵敏度，解决感知过度问题。

【思考题】

  1. 如何识别起搏器功能故障？怎么处理？
  2. 起搏器功能故障心电图表现有哪些？

（窦清理）

第三节　植入型心律转复除颤器异常放电的急诊识别

【本节精要】

- 植入型心律转复除颤器的功能有抗心动过缓起搏功能、抗心动过速起搏治疗及电击转复室性心动过速。
- 植入型心律转复除颤器电风暴的常见原因是交感神经活动增强引起的室性心动过速或心室颤动（最常见）、电解质紊乱、心肌缺血、心力衰竭、终止室性心动过速或心室颤动失败及室上性心律失常。

  目前植入型心律转复除颤器（implantable cardioverter defibrillator，ICD）除抗心动过缓起搏功能外，更重要的是具有抗心动过速起搏治疗及电击转复室性心动过速、心室颤动功能。ICD 除在患者需要的情况下给予适当的治疗以外，还会因为 ICD 不能正确诊断和治疗快速性心律失常出现 ICD 异常放电。

  ICD 异常放电是指除对持续性室性心律失常和血流动力学不稳定心律失常以外的信号作出的不适当反应而发放电击治疗。引起异常放电的信号包括室上节律和信号误识别，室上节律包括窦性心动过速、心房颤动、心房扑动、折返性心动过速、房性心动过速；信号误识别包括肌电信号异常识别、心外电磁干扰、R 波双感知、P 波过感知、T 波过感知、频发室性期前收缩、非持续性室性心律失常和导线故障。

  在急诊常遇到植入 ICD 患者放电后不适就诊，也有部分患者出现 ICD 异常放电后引起不适，甚至引起 ICD 电风暴而就诊。急诊医师识别 ICD 异常放电，并作出及时正确处理非常关键。

一、ICD 异常放电的识别

  1. 重视或警惕 ICD 异常放电的高危人群。植入 ICD 的患者大多数存在器质性心脏病或心功能不全，当患者既往有窦性心动过速、心房颤动、心房扑动或其他室上性心动过速，出现放电或反复放电时，要警惕 ICD 非正常放电。

  2. 植入 ICD 患者出现明确放电过程，急诊医师应对 ICD 放电前、放电中和放电后的临床表现进行评估，包括有无因信号误识别引起的 ICD 异常放电，如 ICD 患者在放电前是否进入

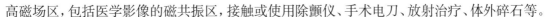

高磁场区,包括医学影像的磁共振区,接触或使用除颤仪、手术电刀、放射治疗、体外碎石等。

3．发生 ICD 放电后,急诊医师应第一时间为患者进行心电图检查。明确患者在发生放电后的心电情况,有助于分析 ICD 是否异常放电。

4．急诊医师同时需要对 ICD 设备进行评估,特别是 ICD 电极导线和连接器。通过胸片等进行评估,判断有无因 ICD 设备移位或受损出现的异常放电。导线破损或连接器异常多出现间歇性的伪信号。最常见的电极线导线绝缘层破损部位在第 1 肋与锁骨之间或固定套周围,主要表现为过感知或 ICD 电极阻抗异常增高。部分患者因电极导线绝缘故障伴肌电电位感知异常出现肌电信号异常识别而发生 ICD 异常放电。

5．患者在植入 ICD 后出现心悸、头晕、先兆晕厥或晕厥,提示放电是针对心动过速,但不一定是室性心动过速或心室颤动;对于意识清醒或症状轻微的患者发生放电可能源于血流动力学稳定的室性心动过速,也可能是满足 ICD 识别标准的室上性心动过速。因此,对于已发生放电的 ICD 应及时调取存储的临床事件,分析 ICD 放电的具体原因,并分析 ICD 程控参数设置的合理性,如 ICD 放电是否与频率设置过低和频率分区过少有关,有无 R 波双感知、P 波过感知、T 波过感知出现 ICD 异常放电。

二、ICD 电风暴

ICD 电风暴是指 24h 内发生 3 次或 3 次以上的室性快速性心律失常,需要 ICD 干预治疗(包括抗心动过速起搏、低能量电复律、高能量电除颤)或 ICD 监测到持续时间 30s 以上的室性心律失常,但未进行干预治疗。ICD 电风暴主要表现为患者频繁被电击治疗,频繁地放电导致患者不适、恐惧,引起患者心理障碍,甚至危及生命安全。

ICD 电风暴的常见原因分析如下。

1．交感神经活动增强引起室性心动过速或心室颤动　交感神经活动是 ICD 患者发生电风暴的主要原因。

2．电解质紊乱　低钾血症和 QT 间期延长是最常见的导致多形性室性心动过速的原因,可通过纠正电解质紊乱和提高心率等防止 ICD 电风暴。可静脉补钾和补镁纠正电解质紊乱,如慢心率导致的恶性室性心动过速可以提高起搏频率。

3．心肌缺血　也是导致 ICD 患者发生电风暴的常见原因,可以通过再灌注治疗纠正心肌缺血减少室性心动过速的发作。

4．心力衰竭　心功能恶化或心力衰竭本身可能诱发室性心动过速或心室颤动导致 ICD 电风暴,心力衰竭也可能导致心肌局部变化引起 ICD 电风暴。

5．终止室性心动过速或心室颤动失败　主要原因为程控不恰当的低电压输出和导线脱位或故障。急性期可在心脏外除颤或复律治疗。关键是需要程控装置和抗心律失常药物治疗减少室性心动过速或心室颤动的发作。

6．室上性心律失常　也可能是 ICD 电风暴的原因。既往有室上心动过速、心房颤动、心房扑动等快速室上性心律失常病史的患者发生频繁电击时首先要明确病因。急性期治疗主要包括暂时关闭装置、药物复律或电复律,选择房室结阻滞药物治疗。

临床上虽然 ICD 电风暴发生率不高,但对患者的影响较大,易产生不良后果,甚至危及患者生命。对急诊医师而言,要能及时、准确地判断电风暴的发生原因,作出有效的处理,才可能降低患者的风险。

【思考题】

1. ICD 异常放电从哪几个方面进行急诊识别？

2. 什么是 ICD 电风暴？

3. ICD 电风暴的常见原因有哪些？

（单鸿伟）

第十六章
急诊操作

第一节　心脏电复律

【本节精要】

● 心脏电复律包括非同步电复律（简称"电除颤"）和同步电复律（简称"电复律"）。
● 电除颤适用于心室扑动、心室颤动、无脉性室性心动过速，无明确禁忌证。
● 电复律适用于药物不能转复的心房扑动、心房颤动、非洋地黄类药物中毒引起的室上性心动过速、室性心动过速，或心律失常合并血流动力学不稳定。
● 患者出现心室扑动、心室颤动、无脉性室性心动过速，应尽快行电除颤，在正式电击之前，持续胸外按压及通气；因每次除颤而中断胸外按压的时间要尽可能短。
● 电除颤每次间隔不得少于2min。

心脏电复律是利用外源性电能治疗异位快速性心律失常，转复为窦性心律的方法，包括非同步电复律（简称"电除颤"）和同步电复律（简称"电复律"）。基本原理和机制为：高能量的脉冲电流在瞬间经胸壁或直接通过心脏，使大部分心肌纤维在极短时间内同时去极化，从而抑制异位兴奋性，消除折返途径，使心脏起搏传导系统中自律性最高的窦房结恢复起搏点作用，发出冲动继而控制心律，转复为窦性心律。目前，心脏电复律技术逐渐发展完善，现已开发出自动体外除颤仪（automated external defibrillator，AED）、植入型心律转复除颤器（implanted cardiac defibrillator，ICD）和经静脉/经食管电极导管直流电复律/除颤等技术，且均已成熟运用于院前、院内救治。现今临床上体外电复律多用的是直流、双相波除颤仪。

一、电除颤

电除颤用于无心动周期、QRS波不存在时，是利用高能量的脉冲电流，瞬间将全部心肌除极，由窦房结重新主导心脏节律，可在任何时间放电。

（一）适应证

1. 心室颤动或心室扑动。
2. 无脉性室性心动过速，即快速室性心动过速伴血流动力学紊乱，QRS波增宽，不能与T波区别。

（二）禁忌证

电除颤无明确的禁忌证，出现可除颤心律如心室颤动、心室扑动或无脉性室性心动过速，应立即启动心肺复苏，尽快行电除颤。

（三）能量选择

成人：单相波 360J；双相波初始能量推荐 150～200J，若首次电除颤不能转复窦性心律，第二次和随后的除颤能量可适当加大，直至最大能量。

儿童：首次 2J/kg，后续的电击能量为 4J/kg。

（四）操作流程

患者一旦确诊心室颤动、心室扑动或无脉性室性心动过速，应尽快进行电除颤，在电击之前，应持续实施胸外按压。

1. 家属知情同意，但不能因此耽误电除颤时机。

2. 将除颤仪调至手动除颤挡位。

3. 非同步模式，选择合适的除颤能量（见上述能量选择）。

4. 将除颤电极板涂抹导电糊，一个电极板置于心尖部左腋前线第 5 肋间，另一个电极板置于心底部胸骨右缘第 2～3 肋间，自粘性电极片位置相同。

5. 按下电极板或除颤仪上的充电按钮，充电至选择的除颤能量。

6. 告知"所有人员离开！"环视确认所有人未接触患者后，紧压电极板使之密切贴合患者皮肤，同时按下 2 个电极板或除颤仪上的放电按钮。

7. 结束后，立即继续心肺复苏。

（五）并发症

1. 心律失常　期前收缩、心室颤动或心动过缓。发生心室颤动时需立即行电除颤，窦性心动过缓多在短时间内消失，持续时间长或症状严重者可静脉应用阿托品或异丙肾上腺素，必要时置入临时起搏器。

2. 呼吸抑制、喉痉挛　可能为镇静药物抑制呼吸中枢或电击本身所致，若吸氧后仍不缓解需考虑药物及机械通气治疗。

3. 血压降低　大部分持续时间短暂，如果血压持续降低可考虑使用升压药物。

4. 心肌损伤　可能与电击能量过大或多次电击有关，应密切监测肌钙蛋白和心肌酶，轻者观察，重者予以相应处理。

5. 血管栓塞　可并发脑栓塞或外周动脉栓塞，需积极行抗凝、溶栓或手术取栓治疗。

6. 肺水肿　多在电击后 1～3h 内发生，与左心功能不良相关，应根据病情予以利尿、扩血管或强心治疗。

7. 灼伤　可能与电极板按压不紧或导电糊涂抹不均匀有关，表现为局部红斑或轻度肿胀、疼痛，应予以对症处理。

（六）注意事项

1. 选择非同步模式，根据不同机型按操作手册推荐选择合适能量。

2. 患者出现心室颤动、心室扑动或无脉性室性心动过速时，应尽快行电除颤，在电击前后，持续胸外按压及通气；尽可能缩短因除颤而中断的按压时间。

3. 电复律前确保所有人离开患者，避免产生他人电击伤。

4. 擦患者皮肤表面水渍、剔除局部毛发，电极板避免直接置于皮下起搏器或皮肤药贴上方。

5. 电极板应紧贴皮肤、不留间隙，电击前严禁使用酒精擦拭局部皮肤，避免造成皮肤灼伤。

6. 若一次除颤不成功，可再行电击，一般电击不超过 3 次，每次间隔不得少于 2min。

7. 电复律后要彻底除去电极板上的导电糊、保持清洁，及时对除颤仪进行充电。

二、电复律

电复律是通过心电图上的 R 波触发同步放电,电脉冲发放落在 R 波降支及心室绝对不应期,使心室除极。

(一) 适应证

1. 新近发生的心房扑动或心房颤动　在去除诱因或使用抗心律失常药物后不能恢复窦性心律。

2. 室上性心动过速　非洋地黄类药物中毒引起,并对迷走神经刺激或抗心律失常治疗不起反应。

3. 室性心动过速　对抗心律失常治疗不起反应或伴有血流动力学紊乱。

按需要电复律的紧急程度可分为择期电复律和紧急电复律。择期电复律适用于有症状且药物治疗无效的心房扑动、心房颤动患者。紧急电复律适用于伴血流动力学不稳定的快速性心律失常,包括室上性心动过速伴心绞痛、心房颤动伴预激综合征旁道前传、药物无效的室性心动过速或无脉性室性心动过速患者。

(二) 禁忌证

1. 洋地黄类药物过量所致的心律失常。

2. 严重的低钾血症。

3. 伴有病态窦房结综合征或高度/完全性房室传导阻滞。

4. 多源性房性心动过速。

5. 有栓塞史。

(三) 能量选择(双相波)

心房扑动和阵发性室上性心动过速:50～100J。

心房颤动:100～200J。

形态及频率规则的单型室性心动过速:100J。

(四) 操作流程

1. 操作前准备

(1) 取得患者及家属知情同意,告知电复律利弊及可能出现的并发症,签署知情同意书。

(2) 心房颤动患者易发血栓,电复律可能引发栓塞,电复律前需经胸或经食管超声评估心腔内有无血栓,尤其是左心房内血栓。需紧急电复律的患者,若无血栓,可静脉注射肝素后即刻行电复律治疗,心律转复后继续抗凝 4 周;择期电复律患者,若无血栓,心律转复前应口服华法林 3 周,心律转复后口服华法林 4 周(前 3 后 4),维持国际标准化比值(international normalized ratio)2.0～3.0,若前心腔内有血栓需抗凝至血栓消失后再行电复律治疗,心律转复后规律口服华法林。

(3) 根据患者具体病情和有无基础心脏病病史选择合适的抗心律失常药物,可提高电复律成功率,减少电复律所需电能、维持电复律后窦性心律。

(4) 电解质及酸碱失衡。

2. 操作过程

(1) 患者仰卧,连接心电监护,测血压,记录心电图。

(2) 吸纯氧 5～15min。

（3）建立静脉通路，用镇静、镇痛药物，使患者达到昏睡、睫毛反射消失的镇静深度，暴露胸部。

（4）打开除颤仪，调为同步模式，根据需要选择合适能量。

（5）电极板或电极片位置同"电除颤"。

（6）按下电极板或除颤仪上充电按钮，充电至选择的能量。

（7）放电方式同"电除颤"。

（8）电击后，若未能转复窦性心律可再次进行电击或调整能量后电击；若转复窦性心律，则监测血压、心率，记录心电图，与复律前对比有无 ST 段抬高和 T 波改变。连续监护 8h，观察患者精神状态和肢体活动情况，监测心率及心律直至病情稳定。

（五）并发症

同"电除颤"。

（六）注意事项

同"电除颤"。

【思考题】

1. 电复律和电除颤在临床应用上有什么区别？
2. 电复律的注意事项有哪些？
3. 电复律并发症有哪些？

（夏　剑）

参 考 文 献

[1] ALEMZADEH-ANSARI M J. Electrocardiography. 2nd ed. Philadelphia：LWW，2021.

[2] SARKISIAN L，MICKLEY H，SCHAKOW H，et al. Use and coverage of automated external defibrillators according to location in out-of-hospital cardiac arrest. Resuscitation，2021，162：112-119.

[3] HAGHJOO M. Cardiac implantable electronic devices. 2nd ed. Philadelphia：LWW，2022.

第二节　瓦尔萨尔瓦动作操作流程

【本节精要】

● 瓦尔萨尔瓦动作（Valsalva 动作）可通过兴奋迷走神经而终止阵发性室上性心动过速的发作。

瓦尔萨尔瓦动作（Valsalva 动作）是一种物理刺激方法，是患者深呼吸后紧闭声门，再用力做呼气动作，呼气时对抗紧闭的会厌，通过增加胸膜腔内压来影响血液循环和自主神经功能状态，进而达到诊疗目的的一种临床生理试验。通过 Valsalva 动作兴奋迷走神经可终止阵发性室上性心动过速的发作。2015 年，*Lancet* 发表的一项研究改进了 Valsalva 动作，即在标准动作后立即进行被动仰卧位和双腿抬高，可大幅度增加室上性心动过速患者恢复窦性心律的成功率。

一、适应证

1. 年龄 18～75 岁。
2. 确诊阵发性室上性心动过速、节律规则。
3. 血流动力学稳定。
4. 同意且能配合完成动作。

二、禁忌证

1. 血流动力学不稳定需要电复律。
2. 意识障碍或因其他情况无法配合完成动作。
3. 妊娠期。
4. 合并心力衰竭、心源性休克、肺水肿、严重肺动脉高压、气胸、青光眼、视网膜病变、颈内静脉血栓及畸形。
5. 伴有脊柱畸形、严重创伤、腹股沟疝、腹内压增高。

三、操作前准备

1. 与患者及家属沟通，取得知情同意。
2. 患者准备就绪（如有必要，排空膀胱）后，连接心电监护。
3. 物品准备：可调节床、10ml 注射器、秒表、抢救药品及设备。

四、操作步骤

1. 患者 45°半坐卧位，测心率、血压，记录心电图。
2. 10ml 注射器去针头，深吸气后用力对 10ml 空注射器吹气 15s，操作者指导患者维持足够时间并避免漏气。
3. 吹气 15s 后，由操作者辅助立即改变患者体位至仰卧位（放平可调节床头）、抬高双下肢 45°～90°，维持 15s，通过心电监护观察心率变化。
4. 操作结束，恢复 45°半坐卧位，判断是否转为窦性心律，关注患者有无不适，若恢复窦性心律可复查心电图。

五、操作注意事项

1. 操作结束时若患者未恢复窦性心律可重复一次上述操作，若反复进行 Valsalva 动作患者仍不能转为窦性心律，需考虑其他药物或电复律治疗。
2. 保证患者吹气过程中不漏气。
3. 吹气 15s 后及时由操作者协助改变体位，最好借助可调节床，避免患者直接仰卧。
4. 操作过程中若患者出现明显不适，需及时终止操作。

【思考题】

1. Valsalva 动作怎么做？
2. Valsalva 动作的禁忌证有哪些？

（夏　剑）

参 考 文 献

[1] HAGHJOO M. Tachyarrhythmais. 2nd ed. Philadelphia：LWW，2021.

[2] APPELBOAM A，REUBEN A，MANN C，et al. Postural modification to the standard Valsalva manoeuvre for emergency treatment of supraventricular tachycardias（REVERT）: a randomised controlled trial. Lancet，2015，386（10005）：1747-1753.

第三节　临时起搏器的操作和床旁调节

【本节精要】

● 心脏起搏的目的是恢复有效的心脏搏动。适应证大概分为心动过缓和预防性起搏两种情况。

● 起搏阈值是起搏心脏所需的最小输出电流，理想的阈值为 1.0mA。

● 临时起搏器的植入时间应不超过 14d，临时起搏导线一般留置时间最好不超过 1 周。

● 室性心动过速和室性期前收缩是经静脉临时心脏起搏的常见心律失常。

一、经静脉临时心脏起搏

经静脉临时心脏起搏是临床上常用的临时起搏方法，是用于治疗严重心律失常的一种应急和有效的措施，具有设备简单、操作方便和效果可靠的特点。

（一）适应证

心脏起搏的目的是恢复有效的心脏搏动。大多数情况下心脏起搏的适应证明确，但有时也会存在争议。作出紧急临时起搏的决定时，需要了解患者有无血流动力学障碍、心律失常的病因、房室传导系统的情况及心律失常的类型等。总的来说，适应证大概分为心动过缓和心动过速两种情况。

1. 心动过缓　临时紧急的心律支持。

（1）有心肌梗死

1）有症状的窦房结功能障碍引起的心动过缓或停搏（窦性停搏、快慢综合征、窦性心动过缓）。

2）有症状的二度和三度房室传导阻滞。

（2）无心肌梗死

1）窦房结功能障碍伴有晕厥或类似晕厥发作症状，心动过缓引起血流动力学障碍。

2）二度Ⅱ型和三度房室传导阻滞。

3）新出现室内三分支阻滞包括右束支传导阻滞伴电轴左偏，双分支传导阻滞或交替束支传导阻滞。

（3）外伤患者伴低血压和对药物治疗无反应的心动过缓。

（4）预防性起搏：心导管检查，开胸心脏手术之后，抗快速性心律失常药物试验期间防止致命的心动过缓。

（5）已植入的心脏起搏器功能失常或行常规更换起搏器。

（6）不明原因的心脏骤停。

2. 心动过速　抗心动过速治疗过程中预防心动过缓；经起搏器终止心动过速。

（1）室上性心律失常。

（2）室性心律失常。

（3）预防性起搏：心导管检查、开胸心脏手术后（如临时心房快速起搏预防术后心房颤动）。

（二）禁忌证

经静脉心脏起搏没有绝对禁忌证。严重低温所致心动过缓患者常不需要心脏起搏，因为在经心脏起搏时偶尔会导致心室颤动。由于在这种情况下心室颤动难以复律，所以严重低温伴心动过缓的患者行心脏起搏时一定要小心，建议首先迅速给患者保暖升温，如患者情况无改善再考虑起搏治疗。

（三）器械准备

1. 体外脉冲发生器　体外脉冲发生器的型号很多，但一般都有相同的基本特征。按临床需要分单腔心房或心室，大多为心室和房室顺序双腔起搏。所有起搏器都带双重保护电源开关（on/off），防止脉冲发生器意外关闭。此类脉冲发生器通常带有基本的参数调节按钮或旋钮，包括起搏频率、起搏输出及感知灵敏度（图 16-3-1）。起搏模式包括固定频率模式（非同步模式）和按需模式（同步模式）。固定频率模式时，不论患者自身心律如何，脉冲发生器按设置频率固定发放电脉冲，并且不感知患者的自身心搏。按需模式时，起搏器能感知患者的自身心搏，仅在患者自身心率慢于起搏器设定频率时才发放电脉冲。双腔临时起搏器还有起搏模式选择、高限频率、房室延迟设置等。所有临时起搏器面板上通常还有 2 个指示灯，分别显示起搏和感知功能。

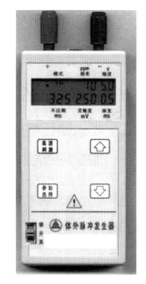

图 16-3-1　体外脉冲发生器参数调节按钮或旋钮

2. 起搏导线　临时起搏导线亦有不同的大小、规格和品牌。一般规格 3～5F，长约 100cm，普通电极硬度较大，如用力过猛可造成心内膜损伤或穿孔，尤其在急性心肌梗死（AMI）时操作要格外谨慎，避免穿孔的危险，需要在 X 线透视条件下完成，但该导线可操纵性好，起搏参数稳定。除普通双极起搏导线外，尚有球囊漂浮起搏导管。漂浮导管柔软，顶端装有球囊。导管插入时依靠球囊漂浮，可不用 X 线定位，特别适用于急症，因此在急诊室或床旁应用较为方便，但因其难以到位，在三尖瓣大量反流时应用受限。先将导管送到右心房后再将球囊充气，充气后的起搏导管可以顺血流漂入右心室进行起搏。在插入前应检查气囊是否漏气，先将气囊充气，然后将气囊放入无菌生理盐水中，如果有漏气，就会在水面出现气泡。充气的球囊可以帮助导管漂浮到心室，但在心脏骤停时不起作用。临时经静脉起搏导线一般都是双极起搏导线（图16-3-2）。负极位于起搏导管的顶端，正极位于距起搏导管顶端1～2cm处。当放置合适时，2个电极都将位于右心室内，从而在2个电极之间形成一个电刺激场。

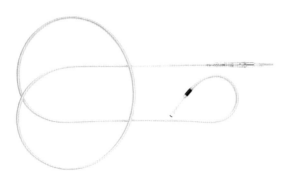

图16-3-2　双极起搏导线

3. 心电图机　安装临时起搏器时，心电图机可同步采集心电图记录心脏自身电活动。

4. 穿刺鞘管　穿刺静脉需要一套穿刺鞘管，帮助起搏导线顺利通过皮肤、皮下组织及血管壁。有些起搏导线附带有相应的穿刺鞘管，而另外一些起搏导线则需要术者自行准备，穿刺鞘管应比导线大一号。

5. 其他术前准备的物品　包括已消毒的切开缝合包、静脉扩张鞘、静脉穿刺针、引导钢丝、生理盐水、肝素稀释液、注射器等。术前建立静脉通路，行心电监测，并备好急救物品和设备。

（四）患者准备

术前向患者介绍手术的必要性和手术过程，使患者放松并配合治疗，消除患者的恐惧。

二、植入路径与植入方法

（一）静脉路径选择

1. 颈内静脉　分为前路、中路、后路穿刺法。一般选择中路，该路径不易损伤颈动脉及胸膜腔。即在颈动脉三角顶点穿刺，针轴与皮肤呈30°，针尖指向同侧乳头（也可指向骶尾）：一般刺入2～3cm即入颈内静脉。由于右侧胸膜顶稍低于左侧，右颈内静脉较直且距上腔静脉较近，穿刺时还可避免误伤胸导管，故多选择右侧颈内静脉穿刺，临床漂浮导管植入时多选用此穿刺路径因导管容易固定，且患者肢体无须制动，避免了因穿刺股静脉使下肢制动的缺陷，因此可减少肺栓塞的潜在风险。

2. 锁骨下静脉　使患者平卧，穿刺点为锁骨中内1/3、锁骨下缘1cm处，穿刺针与皮肤成15°～25°，进针方向指向胸骨上凹。锁骨下静脉较粗大，导线容易顺利抵达心脏，且容易固定，可减少导线脱位的发生率。但实际操作中应根据患者体型适当调整位置，体形偏瘦者可稍靠外侧，偏胖者可稍靠内侧。锁骨下静脉与其他深静脉比较，有导线容易固定、不影响头部活动、不易感染等优点。但操作时应注意避免气胸或血气胸。此外，若患者预期需要植入永久起搏器，则应尽量避免行锁骨下静脉穿刺。

3. 股静脉　股静脉在腹股沟韧带下方内侧，用左手示指触及股动脉搏动最明显部位并固定。右手持注射器,在股动脉内侧 0.5～1cm 处,穿刺针与皮肤成 30°～45° 刺入股静脉。经股静脉途径在无 X 线透视监测情况下成功率不高且速度慢。术后下肢需制动以防止导线脱位,并需警惕下肢静脉血栓及肺栓塞。

(二)起搏导线放置

1. 床旁漂浮导管穿刺颈内静脉或锁骨下静脉成功后即可准备送入起搏导管。体外检查心脏起搏漂浮导管气囊无漏气后,将导管经鞘管送入心脏。进入深度约 15cm 后,将 1.5ml 空气注入气囊,继续输送导管,并密切观察心电监护仪或体表心电图。当导管送入 30～45cm 时,如出现宽大 QRS 波即可判断导管进入右心室。此时放出气囊气体,观察Ⅱ导联。若 QRS 波主波向上,则提示为右心室流出道起搏,可在心室起搏状态下,边退边旋转电极导管。心电监测Ⅱ导联 QRS 波主波向下时,再送入导管 0.5～1.0cm,此时心电图呈类左束支传导阻滞图形,电轴左偏,Ⅱ导联呈 rS 型,提示导管基本到达右心室心尖部。据 Laczika 等报道,应用漂浮导管起搏,从静脉穿刺成功到心室起搏成功平均仅需要 2min,从导管送入至心室稳定起搏平均时间仅为 30s。因此,床旁应用漂浮导管可快速、安全、有效地完成临时起搏器植入。

在漂浮导管送入过程中若出现阻力,不可过分用力以免导管远端对心脏造成损伤或穿孔;若漂浮导管送入过程中出现房性期前收缩而非室性期前收缩,表示导管仍位于心房侧,此时应撤退导管,调整后再次送入。

对漂浮导管的位置进行细微调整,并使该导管到达右心室心尖部后,即可稳定导管,将漂浮导管尾端与临时起搏器连接,选择按需起搏模式,设置起搏频率、输出能量和感知灵敏度。如能完全起搏,并且无明显室性期前收缩,感知良好,则给予固定。理想的情况是起搏导管顶部位于右心室心尖部的肌小梁内,但在心室的其他部位或流出道内也能成功起搏。

2. 普通导线操作时可根据心脏大小及穿刺点部位沿静脉 - 心房 - 心尖部的距离,适当塑形,导线头端弯成 C 形,缓慢送入,动作要轻柔,只要送入过程中无明显阻力,在预设长度下大部分可到达右心室心尖部(图 16-3-3)。若在预设长度下未见心室起搏信号,则退出 5cm 左右再适当调整方向送入,或拔出导线重新塑形后送入。

以上过程应在导管室内在 X 线引导下完成,切不可盲目、过分用力,对于部分高危患者(如急性心肌梗死、高度房室传导阻滞等患者,有发生心室颤动、心脏骤停等风险时)应在严密监护下操作。

导线到位并稳定后,固定穿刺部位,局部无菌包扎。将导线尾端正负极接头与临时心脏起搏器脉冲发生器正负极相连,测试并调试起搏器参数,起搏频率根据临床需要进行调整。

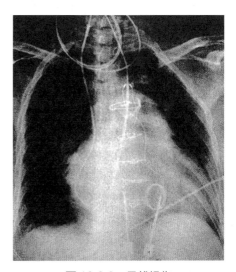

图 16-3-3　导线操作

当患者处于危急状态以致没有足够时间按上述方法操作时,如心脏骤停或完全性心脏阻滞伴非常缓慢的心室逸搏,可将起搏导线与脉冲发生器相连,将输出功率设置为最大,选择非同步起搏模式,然后盲法插入起搏导线,希望起搏导线能进入右心室并起搏。在此紧急情况下,颈内静脉为最佳植入路径。导线植入过程中,可采用反复旋转、推送、回撤等手法,并严密观察患者反应,尽早达到起搏急救的目的。

三、临时起搏器的床旁调节

（一）起搏阈值测试

起搏阈值是起搏心脏所需的最小输出电流，理想的阈值为 1.0mA。如果起搏阈值理想，说明起搏导线与心肌接触良好。测试起搏阈值时，先设置为按需起搏模式，输出电流 5～7mA，起搏频率高于自身心率，然后逐渐降低输出电流，直到不能起搏心脏为止。为保证起搏安全稳定，常将输出电流设置为起搏阈值的至少 2 倍，通常 5mA。

（二）感知功能测试

当患者有自身心率时可以测试感知功能。常用的测试方法：在患者有自身心率的情况下，将脉冲发生器的感知灵敏度调整至最大（即敏感性最低时）观察感知情况，观察感知指示灯是否随自身心搏而闪烁。如不闪烁，说明未感知自身心率，须将感知数值逐渐调低，直至出现感知指示灯闪烁，此时说明脉冲发生器已感知患者的自身心率。根据情况，调整脉冲发生器的感知灵敏度，保证感知的稳定性。一般感知灵敏度设置在 2～5mV，感知灵敏度过高或过低都不利于临时起搏器正常工作。

四、临时起搏器术后处理

当测试参数满意后，调整适当的输出参数，将起搏导线缝合固定在皮肤上。起搏导线多出部分应与穿刺鞘管仪器盘起来，并用无菌方法固定，表面覆盖无菌纱布，然后用贴膜予以固定。最后重新检测起搏器的功能，拍摄 X 线胸片（最好为卧位床旁片，避免体位变动引起电极移位），记录十二导联心电图。

术后注意预防感染，注意观察局部有无渗出或红、肿、热、痛等。穿刺切口处应每天更换敷料，加强局部护理可使感染率明显降低。为安全起见，预防性使用抗生素。穿刺切口处的起搏导管应尽可能固定不动。据报道，临时起搏器的植入时间应不超过 14d。拔除起搏导线的切口用安尔碘皮肤消毒剂消毒后覆盖无菌敷料。

经股静脉途径植入临时起搏器需制动下肢，有发生静脉血栓等危险的患者应常规皮下注射低分子量肝素。术后持续监测和定期描记起搏器心电图，同时监测血压，观察起搏器的起搏与感知功能是否正常，检查起搏器脉冲发生器与导线连接是否固定，观察电池是否耗竭，并及时进行更换。

导线植入的长度要适中，术后患者要控制活动，取平卧或左侧卧位，尽量减少穿刺部位的活动，避免导线脱位。若发生导线脱位，则在及时调整导线位置后可再次成功起搏。

五、并发症

临时心脏起搏的并发症常见，多数与永久起搏器并发症相似，但很少引起死亡或其他严重后果。并发症的发生与术者的技术水平、起搏导线放置的时间长短及术后起搏系统护理状况等密切相关。

1. 导线移位 为临时起搏最常见的并发症。由于临时起搏导线顶端呈柱状，没有主动或被动固定装置，不易固定嵌入肌小梁，故临时起搏导管不如永久性导管稳定。紧急起搏时导线放置到位的随机性较强，导线稳定性难以掌握。但对于起搏依赖的患者要求操作尽量安全，起搏导线稳定可靠。导线移位的心电图表现为不起搏或间歇不起搏，X 线显示导线移位。如果患者自身心率慢，则会出现头晕，甚至晕厥。此时多需要调整导线位置。

2. 心律失常　心腔内放置任何导线均可能诱发心律失常。室性心动过速和室性期前收缩是经静脉临时起搏的常见心律失常，尤其在心肌缺血、心肌梗死、低氧、给予儿茶酚胺类药物及进行冠状动脉造影时发病率增加，甚至有可能发生心室颤动。所以在操作时要严密观察心律失常的情况，及时处理。

3. 心肌穿孔　常见于股静脉途径起搏和导管质地较硬的情况。若患者心脏大、心肌薄或处于急性心肌梗死期，导线头端过分顶压或心内刺激部位不正确、位置太高等，可发生心肌穿孔，并且容易被临床忽视。临床常表现为患者心前区疼痛，膈肌、骨骼肌收缩，起搏中断或间歇性起搏，阈值升高，感知不良，起搏心电图由左束支传导阻滞图形变为右束支传导阻滞。体格检查心前区可闻及心包摩擦音，超声心动图可见心包积液，X 线显示导线头端伸出心影之外。这些均可成为心肌穿孔的临床证据。将导线头端后撤至右心室重新调整导线位置，上述症状可消失，一般不会发生心脏压塞及其他严重后果。球囊漂浮导管因质地柔软较少发生心肌穿孔，过多肢体活动也可能增加穿孔发生率。

4. 导线断裂　因塑料导线质地硬，柔韧性差，如放置时间长和身体活动，可能发生导线不完全性断裂，导致间歇性起搏或不起搏，此时需重新置换导线。

5. 导线在心腔内打结　因推送不慎或未看清导线位置盲目推送，可使导线在心房或心室打结。一旦打结，应轻送轻抽导线，试着将结松开，如果不能松开，则将导线抽出，用死结打紧，将导线抽至无法通过的静脉处，切开静脉，松开死结，抽出导线。

6. 穿刺并发症　此类并发症与术者的经验有关，常见的并发症如下。

（1）血栓形成：临时起搏时血栓形成实际发生率高于临床统计，约有 30% 患者可形成无症状的血栓，一部分患者可能会发生肺栓塞。目前多需预防性抗凝治疗。

（2）皮下血肿：静脉穿刺时可能误穿毗邻的动脉，局部压迫不当，可发生皮下出血造成血肿，甚至形成动静脉瘘。

（3）气胸：常见于锁骨下静脉和颈内静脉穿刺时进针过深，伤及肺尖部，形成气胸。少量气胸一般可吸收，需严密观察，不必特殊处理。如果气胸在 X 线片上显示压缩肺的面积大于 30%，则需胸腔穿刺，必要时进行胸腔闭式引流。

（4）血胸：锁骨下或颈内静脉穿刺不当可伤及动脉致血胸，同时刺破肺脏可致血气胸，必要时需进行外科紧急处理。

（5）气栓：此类并发症少见。在颈内静脉或锁骨下静脉插入导管时，因吸气时胸腔为负压，不慎从静脉入口处吸入空气所致。重者可形成肺栓塞，一般注意操作规程可避免。

7. 感染　由于穿刺的因素及导线经皮外露与体外起搏器相连，如局部处理不当或导管放置时间过长，可发生感染。局部感染和静脉炎的发病率为 3%～5%，常见于股静脉穿刺处，全身感染少见。一般程度轻，应用抗生素或拔除心内导管后感染即可控制。因此，临时起搏导线一般留置时间最好不超过 1 周。一旦发生感染，起搏导线应尽快拔除，并进行细菌培养，针对病原菌选用抗生素治疗。如仍需临时起搏，可在给予抗生素治疗的同时，从另外的静脉途径插入新的临时起搏导线。

总之，临时起搏技术设备简便、操作简单、起效快、创伤小、成功率高，有利于危重患者抢救。若使用球囊临时起搏导管，操作方法正确，床旁临时起搏几乎可取代 X 线引导下的临时起搏植入。

【思考题】

1. 经静脉临时心脏起搏有哪些？
2. 如何进行起搏阈值测试和感知功能测试？
3. 经静脉临时心脏起搏的并发症有哪些？

（窦清理）

推 荐 阅 读

[1] BORIANI G, DIEMBERGER I. A closer look into the complexity of our practice: outcome research for transvenous temporary cardiac pacing. Int J Cardiol, 2018, 271: 117-118.

[2] METKUS T S, SCHULMAN S P, MARINE J E, et al. Complications and outcomes of temporary? transvenous pacing: an analysis of >360 000 patients from the national inpatient sample. Chest, 2019, 155(4): 749-757.

[3] NG A, LAU JK, CHOW V, et al. Outcomes of 4 838 patients requiring temporary transvenous cardiac pacing: a statewide cohort study. Int J Cardiol, 2018, 271: 98-104.

[4] PONIKOWSKI P, VOORS AA, ANKER SD, et al. 2016 ESC Guidelines for the diagnosis and treatment of acute and chronic heart failure: the task force for the diagnosis and treatment of acute and chronic heart failure of the European Society of Cardiology(ESC) developed with the special contribution of the Heart Failure Association(HFA) of the ESC. Eur Heart J, 2016, 37(27): 2129-2200.

[5] TJONG F, DE RUIJTER U W, BEURSKENS N, et al. A comprehensive scoping review on transvenous temporary pacing therapy. Neth Heart J, 2019, 27(10): 462-473.

第四节　经皮起搏

【本节精要】

● 经皮起搏是急诊首选的起搏方法，也适用于已接受或需要接受溶栓治疗的患者。

● 经皮起搏适用于缓慢性心律失常、心肌缺血或心肌梗死患者出现新的二度或三度房室传导阻滞等。

经皮起搏又称为体外起搏、无创起搏及体外经胸起搏等，是指体外电极发放电脉冲经胸壁激活心肌，引起心肌收缩的方法。但应指出，经皮起搏并非真正无创，一定强度的电流可引起心脏及其他组织的损伤。

由于经皮起搏操作速度快、创伤小，故在急诊为首选的起搏方法。由于这种方法放置电极，不须进行血管穿刺，故也适用于已接受或需要接受溶栓治疗的患者。目前大多数除颤仪安装了经皮起搏器，具有自动除颤、监护及起搏的功能。

（一）适应证

1. 伴血流动力学障碍的缓慢性心律失常，且对阿托品治疗无效。经皮起搏只是在经静脉起搏器或缓慢性心律失常的基础病因消除前临时使用。

2. 清醒且血流动力学稳定的心动过缓，不需要立即进行经皮起搏。但应将起搏器置于备用状态，以备在出现血流动力学障碍时可立即使用。

3. 心肌缺血或心肌梗死患者出现新的二度或三度房室传导阻滞时，应预备经皮起搏器。

（二）操作技术

1. 术前评估

（1）起搏器性能良好。

（2）心律失常类型。

（3）放置起搏器部位皮肤情况。

2. 患者准备

（1）告知放置起搏器的原因、过程、可能出现的并发症（疼痛、心律失常、皮肤灼伤）。

（2）告知放置成功后注意事项。

（3）清醒患者应使用麻醉剂、镇静剂或两者同时使用，以消除疼痛不适。

（4）贴电极片之前，患者体表已贴有遥测监护的标准电极，可能需要调整监护电极的位置来放置经皮起搏电极片。

（5）对于有大量体毛的患者，需要刮除相应区域的体毛使电极片充分贴合。

3. 放置电极 标准的电极片为 70- 贴片，应将前片置于胸骨左缘，中心尽量靠近心脏搏动最强处（体表心电图 V_4 导联或 V_5 导联），后片电极置于背面与前胸电极相对处（左侧肩胛下）。

4. 正确选择刺激电流 以最低刺激电流维持有效的起搏心律。对于心动过缓型心脏骤停，应将起搏电流置于最大输出，当起搏成功后再降低。伴有血流动力障碍的心动过缓，应以最低电流输出开始，逐渐增加至起搏成功。心电图上起搏成功的标记是起搏脉冲后紧跟一个相关的 QRS-T 波（心室起搏）或 P-QRS-T 波（心房起搏）。

5. 设置适当的报警范围。

（三）经皮起搏后注意事项

起搏后，尚需评估血流动力学指标，如脉搏和血压。评估脉搏应在右颈部或右股部触摸，以避免因起搏导致肌肉突然收缩造成干扰。

（四）并发症

1. 电刺激皮肤引起的疼痛。

2. 可导致组织损伤。

3. 可能诱发心律失常或心室颤动。

（五）局限性

1. 无法实现夺获并成功起搏心脏 由于中间胸壁结构（皮肤、肌肉、骨组织和结缔组织）的阻抗高，而且难以明确心脏在胸腔内的确切位置，经皮起搏不一定能成功夺获和起搏。

2. 患者无法耐受 经皮起搏技术需要施加的能量相对较高，以克服中间胸壁结构产生的较高阻抗从而成功刺激心肌。这会导致非心肌的肌肉刺激，引起患者无法耐受的不适。

由于上述局限性，在能够实施经静脉临时心脏起搏或植入永久性心脏起搏器之前，经皮起搏应只作为意识丧失或可接受镇静患者的暂时性治疗措施。

【思考题】

1. 经皮起搏器的并发症有哪些？
2. 经皮起搏适应证有哪些？

（窦清理）

参 考 文 献

[1] 陈瑶,郝艳丽.植入式人工心脏起搏器:材料及材料相关并发症.中国组织工程研究,2017,21(6):975-979.

[2] 吴冰,崔勇,郑彦宏,等.急诊无创经皮体外心脏起搏技术在心脏骤停急救中的应用.山东医药,2014,54(22):70-72.

[3] 姚敏,翟科蓉,李鸣明,等.体外心肺复苏联合治疗性低温对脑保护作用的研究进展.中华危重病急救医学,2023,35(5):554-557.

第五节　经食管心脏调搏

【本节精要】

● 经食管心脏调搏包括经食管心房调搏和经食管心室调搏。
● 经食管心脏调搏可测定窦房结功能、测定传导系统的不应期、诱发和终止室上性心动过速、作为临时起搏器,用于房室传导阻滞心脏骤停和心脏负荷试验。
● 分级递增刺激测定传导系统的电生理特点,超速抑制刺激可终止室上性心动过速,猝发刺激测定不应期。

经食管心脏调搏是一种无创性临床电生理诊疗技术,包括经食管心房调搏和经食管心室调搏。食管和心脏解剖关系密切,都在纵隔内,心脏在前,食管在后,食管的前壁与左心房后壁紧贴。利用这种解剖关系,经食管心脏调搏时经放置食管的电板导管,间接刺激心房和心室,同时记录体表心电图,这样便可以对心脏各个部位的电生理参数进行测量,揭示心律失常的发生机制,诱发某些不易观察到的心律失常,为体表心电图某些图形的分析、诊断提供确切依据,并可终止某些类型的快速性心律失常。

一、分类

经食管心房调搏是一项心脏电生理检查的安全非创伤性检查技术。方法是将食管电极置于心房后部的食管内,通过发出调整或程序刺激描记心电活动。根据多种参数诊断或治疗某些心脏疾病:主要测定心脏窦房结及窦房传导功能、房室传导功能,明确心律失常的发生机制及诊断,以指导进一步治疗,如心脏电消融术、抗心律失常药物疗效的判定及调整;终止室上性心动过速发作及通过超速负荷试验诊断冠心病。该技术主要包括描记食管导联心电图

（简称食管心电图）和心电生理刺激。

（一）描记食管导联心电图

通过食管电极导管描记到的心电图称为食管导联心电图。

1. 食管电极 目前常用特制的包括双极和四极食管起搏电极。

2. 描记方法 用中继线将 V_1 导联与食管电极尾端连接，记录电极在食管不同深度的心电图。

3. 食管心电图图形识别 食管电极位置由浅到深，通常可记录到 4 种心电图波形：①心房上区图形；②心房区图形；③移行区图形；④心室区图形。

（二）心电生理刺激方法

常用刺激方法包括分级递增刺激、超速抑制刺激、亚速刺激、猝发刺激。常用程序刺激方法包括 S_1S_2、$S_2S_3S_4$、P/RS_2（表 16-5-1）。

表 16-5-1 心电生理刺激方法

刺激方法	方法	用途
分级递增刺激	比基础心率快 10～20 次 /min，每级递增 10～20 次 /min，持续 30～60s	测定传导系统的电生理特点；诱发和终止心动过速
超速抑制刺激	比基础心率快 30～50 次 /min（最快不超过 300 次 /min），持续 10～30s	终止阵发性室上性心动过速
亚速刺激	低于自身心率，一般为 70 次 /min，为非同步 S_1 刺激	终止较轻的阵发性室上性心动过速
猝发刺激	先用较低频率，逐渐增加起搏频率，直至能保持 1∶1 夺获心脏的所需频率	测定不应期，检测多旁道，诱发或终止阵发性室上性心动过速
S_1S_2	4 个或 8 个 S_1 冲动发放后，发放一个短联律间期的 S_2，为一组，分为反扫和正扫，扫描范围 0.2～0.5s	测定传导系统的电生理特点；诱发和终止心动过速
$S_2S_3S_4$	原理同 S_1S_2 刺激，但增加发放 S_3/S_3S_4 期前刺激	测定传导系统的电生理特点；诱发和终止心动过速
P/RS_2	感知 4～8 个 P/R 后，发放 S_2 期前刺激，分为反扫或正扫	测定传导系统的电生理特点；诱发和终止心动过速

二、适应证

1. 测定窦房结功能 主要测定窦房结恢复时间、窦房结传导时间、窦房结不应期。诊断病态窦房综合征。

2. 测定传导系统的不应期 主要测定窦房结、心房、房室结、心室的不应期。

3. 阵发性室上性心动过速中的应用 诱发和终止室上性心动过速，测定室上性心动过速患者的逆传间期，有助于对此类患者治疗和预后的评估，也有助于对药物治疗效果的客观评价和治疗药物的筛选。

4. 作为临时起搏器 用于房室传导阻滞和心脏骤停患者的抢救，也可作为心脏电复律和外科患者手术时的保护措施。

5. 用于心脏负荷试验　适用于年龄偏大、使用运动平板受限者。

三、禁忌证

1. 急性上呼吸道炎症。

2. 主动脉瘤。

3. 近期未控制的不稳定型心绞痛。

4. 严重心脏疾病或因其他疾病,致使身体情况极度衰弱及恶病质。

5. QT 间期延长合并室性心动过速或阿 - 斯综合征发作。

四、操作步骤

(一) 术前准备

1. 患者准备

(1) 根据经食管心房起搏检查的适应证选择患者。

(2) 停用可能影响检查结果的药物至少 5 个半衰期。

(3) 受检者不必禁食,在餐后 2h 进行。

2. 检查室仪器、物品准备

(1) 心电生理刺激仪。

(2) 普通心电图机或带有示波器的心电图机,也可以用多导电生理记录仪。

(3) 食管电极导管。

(4) 心电信号输入线、中继线。

(5) 准备液状石蜡、乙醇、胶布、纱布等物品。

(6) 备有急救药物和器械。

3. 工作人员准备　通常食管心房起搏由 1 名医师和 1 名技术人员操作完成。

(二) 操作过程

1. 描图　描记患者常规导联心电图,以备对照。

2. 插管　患者取平卧位,术者用纱布持导管,经鼻插入。通常食管电极导管送入深度约 35cm(从前鼻孔算起)。

3. 定位(以经食管心房起搏为例)

(1) 根据食管心电图波形定位:即观察 P 波及 QRS 波形态确定位置,将食管电极导管的尾端与心电图胸导联电极,一般为 V_1 导联相连,选择 P 波正负双向或直立,而且振幅最大的部位为最佳定位点。

(2) 根据食管电极插入深度定位:一般情况下男性的定位点在 37~39cm,女性在 35cm。按照身高测算的公式为:插入导管深度(cm)=(受检者身高 + 200)÷10。

4. 连线

(1) 描记普通体表心电图。

(2) 将食管电极导管尾端插入心电刺激仪脉冲输出端。

5. 开机

6. 调感知　包括调节感知灵敏度和感知不应期。

7. 测起搏阈值　以高于自身心率 20 次 /min 左右的频率设定 S_1S_2 起搏频率,起搏脉冲宽度 10ms,刺激脉冲的电压幅度应高于起搏阈值 2~5V。通常起搏阈值为 15~25V。

8. 根据检查目的，按一定程序发放各种刺激脉冲。

9. 检查全部结束后，清洗、消毒食管电极导管。

五、并发症

1. 恶心。

2. 臂丛神经刺激征（食管上段）。

3. 诱发室性心律失常（电极过深）。

六、临床应用

1. 窦房结功能测定

(1) 窦房结恢复时间（sinus node recovery time，SNRT）及校正的窦房结恢复时间（corrected SNRT，CSNRT）：采用分级递增 S_1S_2 法。用较患者自身窦性心率快 20 次 /min 的顺序起搏心房，持续 30s 或 60s 后停止起搏，每级递增 20 次 /min，直到 SNRT 不再增加，或起搏频率达 170～180 次 /min。结果判断标准如下。

①SNRT：正常值为 800～1 500ms，>1 500ms 为阳性，老年人正常值上限为 1 600ms，>2 000ms 可诊断为病态窦房结综合征。

②CSNRT 正常值 550ms，老年人 600ms。

③继发性 SNRT 延长现象或称继发性停搏：即使 SNRT、CSNRT 正常，出现继发性 SNRT 延长，亦考虑窦房结功能不良。特异性高。

(2) 窦房传导时间（sinus atrial conduction time，SACT）测定：采用 Strauss 刺激法和 Narula 连续刺激法。结果判断标准目前尚未统一，一般认为应 120～160ms，>160ms 即为阳性。

2. 经行房室结双径路传导的检测 食管心房起搏只能诊断前向双径路，诊断标准如下。

(1) 分级递增法的诊断标准：①S_1 频率增加 10 次 /min 或 S_1S_2 间期缩短 50～100ms，S_1R_1（P_1R_1）延长≥60ms。②某一起搏频率时出现两种 S_1R_1（P_1R_1）间期，相差≥60ms。③某一起搏频率时出现不典型文氏现象。④某一起搏频率时呈 1∶2 房室传导。

出现以上 4 种表现之一者均提示有双径路传导的可能，如果在 S_1R_1（P_1R_1）间期延长时出现房室结折返性搏动或心动过速便可确诊。

(2) 连续递增法的诊断标准：在频率连续递增或 S_1S_2 周期连续递减的过程中，S_1R_1（P_1R_1）间期突然延长，当相邻两个 S_1R_1（P_1R_1）间期相差≥60ms 时也应考虑双径路传导。在双径路诊断中，不要机械地认为凡是 S_2R_2 或 S_1R_1 间期延长 <60ms 均非双径路。关键要注意 S_2R_2 或 S_1R_1 间期是否突然延长，是否能诱发房室结折返性搏动或心动过速。

3. 在预激综合征中的应用

(1) 制造完全预激图形，可疑心室预激的诊断：应用 S_1S_2 或 S_1S_1 刺激，SR 并未随 S_1S_2 间期缩短或 S_1S_1 频率增加而延长，而且 Δ 波逐渐增大，QRS 波增宽，呈现完全预激图形。

(2) 测定旁路不应期：此处仅讨论 Kent 束不应期的测定方法。

①有效不应期：可分为两种情况。当旁路有效不应期 > 房室结有效不应期时，旁路有效不应期为 P_2 后 Δ 波消失，QRS 波转为正常时的最长 P_1P_2（S_1S_2）间期；当旁路不应期≤房室结不应期时，旁路有效不应期为 P_2 后呈完全预激图形的 R_2 突然消失的最长 P_1P_2（S_1S_2）。

②功能不应期：P_1 或 P_2 连续下传呈预激图形的最短 S_1S_2（R_1R_2）间期。

(3) 诊断多旁路：程序刺激（PS_2 或 S_1S_2）或分级递增刺激可见不同的 QRS 波形态，除预激不充分的因素外,提示存在不同部位的旁路。当多部位旁路分别位于左右侧时,诊断的准确性高。

4. 阵发性室上性心动过速的电生理检查

(1)诱发心动过速:刺激方法包括非程序刺激方法中的分级递增刺激和猝发刺激,以及各种程序刺激。

(2)终止心动过速:刺激方法包括非程序刺激和程序刺激的各种方法。

5. 房室结传导功能检查 采用 S_1S_1 分级递增刺激,每级增加 10 次 /min,直至出现 2:1 阻滞,用来测定房室阻滞点。

(1)一度阻滞点:$S_1S_1 < 120$ 次 /min,提示隐匿性一度房室传导阻滞。

(2)文氏阻滞点:$S_1S_1 < 130$ 次 /min 出现文氏传导,提示房室结功能低下。

(3)2:1 阻滞点:$S_1S_1 < 150$ 次 /min 出现 2:1 房室传导阻滞,说明房室传导功能降低。

(4)房室结加速传导:见于房室结内存在优先传导的患者,常规心电图表现为 PR 间期略短或正常,但心房起搏频率 >200 次 /min,尤其 >220 次 /min 时仍能保持 1:1 的房室传导。有助于鉴别是否为 James 旁路下传。

由于迷走神经张力增高可引起一度阻滞点、文氏阻滞点及 2:1 阻滞点下降,因此对这些患者,应在静脉注射阿托品 2.0mg 后重新测定,明确为功能性还是病理性。

6. 进行心脏负荷试验 用经食管心房起搏进行心脏负荷试验诊断冠心病,常用于不能运动或不宜进行体力活动者。

(1)操作方法

①用 S_1S_1 分级递增起搏,起始起搏心率高于自身心率 10~20 次 /min,每级起搏时间持续 3min,每个心率级间休息 3~5min,直至达到最大负荷心率。如心率在低于 150 次 /min 时出现文氏现象,则静脉注射阿托品 0.02mg/kg,改善房室传导。

②达到起搏时间后,突然停止起搏,描记起搏停止后即刻、2min、4min 和 6min 心电图。

③试验过程中出现心绞痛、ST 段压低、复杂性心律失常时应停止试验。

(2)阳性判断标准:凡符合以下一条者为阳性。

①试验过程中或停止后出现心绞痛。

②出现 ST 段水平压低 ≥0.5mm,持续时间 ≥2min。

(3)临床意义:经食管心房起搏进行心脏负荷试验促进心肌耗氧量增加只依赖于心室率的提高,心肌耗氧量不如运动试验大(因为运动试验时,心肌耗氧量的增加取决于血压上升和心率加快的乘积),故敏感性不高。

7. 用于临时起搏

(1)心脏骤停的急救:用于某些疾病引起严重的缓慢性心律失常及心脏骤停后其他治疗方法受限时。插管较深,可达 45~55mm,可连续起搏 60h。

(2)用于保护性心脏起搏:①进行大的心脏手术时;②心动过缓、房室阻滞的患者进行其他外科手术时;③疑似病态窦房结综合征的心房颤动复律时,避免因窦房结起搏功能未及时恢复而出现窦性停搏。

近年来,尽管心脏电生理检查技术日益完善,但经食管心脏调搏技术仍在心律失常诊治领域起着不可替代的作用。

【思考题】

1. 经食管心脏调搏的适应证、禁忌证有哪些？
2. 经食管心脏调搏的电刺激方法有哪些？分别有哪些用途？

（窦清理）

参 考 文 献

[1] 李永安. 临床心电图图谱. 重庆: 重庆出版社, 2013.

[2] 胡军, 李文章, 杨震, 等. 食道心房调搏术及食道心电图在心律失常中的应用. 现代生物医学进展, 2021, 21(3): 476-479.

第六节　植入型心律转复除颤器相关知识

【本节精要】

● 植入型心律转复除颤器可自动识别心室颤动、室性心动过速并发放电击除颤治疗，是目前心脏性猝死最为有效的治疗措施。
● 植入型心律转复除颤器可以根据不同频率进行分区：1 区设置仅针对心室颤动，提供除颤电击和除颤后备用心动过缓起搏；2 区设置针对室性心动过速和心室颤动进行分层治疗。
● 植入型心律转复除颤器的治疗包括抗心动过缓起搏、抗心动过速起搏、低能量同步转复律、高能量除颤四种分层治疗，还有信息存储功能。

心脏性猝死（sudden cardiac death, SCD）是急诊最为常见的猝死类型，SCD 患者大部分先出现室性心动过速，持续恶化发生心室颤动，由于不能得到及时有效的除颤治疗而发生死亡。植入型心律转复除颤器（ICD）能自动识别心室颤动、室性心动过速，并发放电击除颤治疗，是目前 SCD 最为有效的治疗措施。ICD 能在几秒内识别快速性室性心律失常并自动放电除颤，可明显减少恶性室性心律失常的猝死发生率，挽救患者生命。

一、植入型心律转复除颤器的分类

目前，用于临床的 ICD 分为两大类：经静脉植入型心律转复除颤器（transvenous ICD, TV-ICD）和全皮下植入型心律转复除颤器（subcutaneous ICD, S-ICD）。传统 ICD 即 TV-ICD，是通过静脉将除颤导线送入右心系统，并将导线与脉冲发生器相连后埋置于左胸皮下，除颤导线只有 1 个线圈称为单极除颤导线，除颤导线在近端和远端有 2 个线圈称为双极除颤导线，单线圈导线系统在右心室和脉冲发生器机壳之间形成电流回路，双线圈导线系统在右心室和上腔静脉电极间形成回路。为了解决临床特别是高龄患者的锁骨下或上腔静脉异常导致除颤导线植入困难的问题，近年来出现了不"经静脉"植入除颤导线，即 S-ICD，通过皮下埋置脉冲发生器,导线经皮下隧道置于胸骨旁1～2cm,近端位于剑突,远端位于胸骨柄,胸骨柄和剑突处的电极均具有感知功能,与脉冲发生器可组成三种双极感知向量,形成电流回路。

二、植入型心律转复除颤器的诊断

与普通起搏器相同,ICD通过调整感知灵敏度改变心房、心室的感知范围,变得灵敏或不灵敏。不同的是,ICD既需要降低感知灵敏度的数值,从而正确识别频率较低的心室颤动事件,又需要提高感知灵敏度的数值,以便滤过T波等干扰信号,对心室信号进行正确计数,避免不恰当电击。ICD通过感知灵敏度自动调整功能可以及时、准确地识别R波振幅较低的心室颤动和多形性室性心动过速,在滤过T波的同时保证心室颤动的识别,同时采用双极感知的方式,通过两个感知电极观察到不同的自身心室信号振幅,然后将信号进行放大和滤过,ICD在每次感知到心腔信号或发放起搏后,都会开启一段空白期,防止出现单一信号的多重感知现象。

根据2015年《HRS/EHRA/APHRS/SOLAECE ICD程控及测试优化专家共识》建议,对于一级预防的ICD患者,最慢的心动过速检测分区下限应设置为185～200次/min,对于已知室性心动过速发作频率的ICD二级预防患者可以将最慢的心动过速检测分区下限设置为低于记录到的室性心动过速频率10～20次/min且不低于188次/min,同时不高于200次/min;无论一级预防还是二级预防的ICD患者,心动过速检测成立的标准应被设置为持续至少612s或30个心动周期。当心动过速频率达到设置的识别频率,并满足持续时间的标准ICD时,即启动基本识别。在发放除颤治疗前充电时ICD进行再次识别。ICD持续感知,以确认在发放电击之前心动过速仍然存在。在开始充电之后ICD必须在发放电击之前,通过计数6个室性心动过速或心室颤动再次确认快速性心律失常的存在。确认快速性心律失常和完成充电后ICD将与下一个室性心动过速或心室颤动事件一起同步发放电击。

基于患者不同的基础疾病情况,可以根据不同频率将ICD分为1区、2区、3区,每个区均可单独程控不同识别频率和持续时间。1区设置仅针对心室颤动,提供除颤电击和除颤后备用心动过缓起搏。2区设置针对室性心动过速和心室颤动并进行分层治疗,在室性心动过速区的心律失常接受抗心动过速起搏(anti-tachycardia pacing,ATP)和/或除颤电击;在心室颤动区的心律失常接受除颤治疗适用于有能被复律的患者。3区设置适用于临床有2种不同频率室性心动过速的患者,分为室性心动过速/心室颤动/快频率室性心动过速3个区分层治疗。

三、植入型心律转复除颤器的治疗

ICD的治疗包括抗心动过缓起搏、ATP、低能量同步转复律、高能量除颤四种分层治疗。ICD兼容普通起搏器单腔或双腔起搏器的功能,ATP是ICD发放比室性心动过速频率更快的短阵快速起搏或程序刺激来终止,ICD可以合理替代电除颤。高能量除颤和低能量转复律其实是同一种治疗形式,即ICD输出电能并作用于心脏而达到除颤效果。目前ICD最大释放能量为35～40J,通常低能量转复律的能量是2～15J,高能量除颤的能量在15J以上。ICD电击无论是恰当的还是不恰当的,不仅影响患者的生活质量和心理状况,进一步影响患者心功能及预后,而且影响ICD的使用寿命、增加更换次数并导致感染风险增加。

ICD除了有起搏功能,对室性心动过速、心室颤动有诊断、治疗功能外,还有信息存储功能,可以对所存储的信息进行实时获取或回访,有助于对植入ICD患者进行病情监测和心脏电活动的监视。

【思考题】

1. ICD 的频率怎么设置？

2. ICD 的不同分区分别针对什么类型的患者？

（单鸿伟）

附录1
急诊急性 ST 段抬高心肌梗死和急性肺栓塞抗凝、溶栓方案

一、急诊急性 ST 段抬高心肌梗死和急性肺栓塞抗凝、溶栓方案

（一）急性 ST 段抬高心肌梗死抗凝方案

急性 ST 段抬高心肌梗死（STEMI）发生时，冠状动脉内血栓急剧发生发展，机体呈高凝血栓倾向，早期使用肝素可阻断凝血酶及血栓的发生发展，是 STEMI 溶栓治疗或经皮冠状动脉介入治疗前至关重要的基础性治疗。临床常用药物如下。

1. 普通肝素　针对 STEMI 患者推荐使用肝素进行初始抗凝，经确诊 STEMI 后即刻开始抗凝，尤其是考虑溶栓治疗的患者。确诊 STEMI 后 10min 内开始精选静脉肝素抗凝，溶栓治疗应在有效的抗凝基础上进行。首先即刻静脉注射普通肝素 4 000U（50～70U/kg），继以 12U/（kg·h）静脉滴注，溶栓过程中及溶栓后应监测活化部分凝血活酶时间（APTT）或活化凝血时间（ACT）至正常值的 1.5～2.0 倍（APTT 50～70s），通常需要持续 48h 左右。接受急诊 PCI 治疗的 STEMI 患者，可于术中给予肝素抗凝治疗。

2. 低分子量肝素　在 STEMI 早期救治中应首选普通肝素，通常不以低分子量肝素替代，可于溶栓后普通肝素使用结束后应用。临床推荐依诺肝素，对于年龄 <75 岁的患者，弹丸式静脉注射 30mg（3 000U），15min 后皮下注射 1mg/kg（100U/kg），继以皮下注射，每 12h 一次（前两次最大剂量不超过 100mg），用药至血液重建治疗或出院前（不超过 8d）；年龄≥75 岁的患者，不进行弹丸式静脉注射，首次皮下注射剂量为 0.75mg/kg（75U/kg），其后每 12 小时一次（前两次剂量不超过 75mg）；若肾小球滤过率（GFR）<30ml/min，则不论年龄，每 24h 皮下注射 1mg/kg。对于已使用适当剂量的依诺肝素而需要 PCI 的患者，若最后一次皮下注射在 8h 内，PCI 前可不追加剂量，若最后一次皮下注射在 8～12h，应考虑静脉注射依诺肝素 0.3mg/kg。

3. 磺达肝癸钠　在 STEMI 早期治疗中可考虑使用磺达肝癸钠，用于 STEMI 静脉溶栓前的抗凝治疗，首选静脉注射磺达肝癸钠 2.5mg，之后每天皮下注射 2.5mg。

（二）急性肺栓塞抗凝方案

抗凝治疗为急性肺栓塞的基础治疗手段，可以有效预防血栓的形成和复发，同时促进机体自身纤溶机制溶解已形成的血栓，一旦明确诊断急性肺栓塞，应尽早启动抗凝治疗。对于急性高危肺栓塞，溶栓治疗前如需初始抗凝，首选普通肝素；对于急性中高危肺栓塞，建议先给予抗凝治疗，一旦出现临床恶化，且无溶栓禁忌，建议给予溶栓治疗，溶栓结束后，应每 2～4h 监测 APTT，当小于基线值 2 倍时，应重新开始规范抗凝，考虑溶栓相关出血风险可先使用普通肝素，再换为其他药物。抗凝疗程至少 3 个月。临床常用抗凝药物如下。

1. 普通肝素　急性肺栓塞患者尤其是中高危患者，首选普通肝素抗凝。推荐静脉给药，先静脉注射 2 000～5 000U 或 80U/kg，继以 18U/（kg·h）持续静脉泵入，在开始治疗的最初 24h 内，每 4～6h 监测 APTT，维持 APTT 在基线值的 1.5～2.5 倍。普通肝素也可选择皮下注射方式给药，首次负荷量为静脉注射 2 000～5 000U，之后按 250U/kg 皮下注射每 12h 一次，注射

后 6～8h APTT 达到治疗水平时调节注射剂量。

2. 低分子量肝素　各类型低分子量肝素推荐根据体重给药。对于肾功能不全者,推荐使用普通肝素。

3. 磺达肝癸钠　应根据体重给药,对于中度肾功能不全者(GFR 30～50ml/min)剂量应减半,对于严重肾功能不全者(GFR<30ml/min)禁用。

4. 阿加曲班　2μg/(kg•min)静脉泵入,监测 APTT 维持在基线值 1.5～3.0 倍,酌情调整用量,最大剂量不超过 10μg/(kg•min)。

5. 比伐卢定　可应用于肝素相关血小板减少症(HIT)或怀疑 HIT 患者,使用时监测 APTT 维持在基线值 1.5～2.5 倍。比伐卢定需要根据肾功能调整用量。

6. 口服抗凝药　包括华法林与直接口服抗凝药物(direct acting oral anticoagulants, DOACs)。一般用于胃肠外初始抗凝启动后,根据临床情况及时转换为口服抗凝药。

二、急诊溶栓药物

(一)第一代溶栓药物(代表药物尿激酶、链激酶)

1. 尿激酶(urokinase)　尿激酶是由肾脏细胞合成,并可从尿液中提取的一种蛋白水解酶,可作用于内源性纤维蛋白溶解系统,能催化裂解纤溶酶原转化为纤溶酶,可用于 STEMI、大面积肺栓塞、急性缺血性脑卒中,亦可作为脓胸与心包粘连引流术的注入治疗及眼科手术。尿激酶不具备纤维蛋白特异性,可出现全身纤溶激活状态,增加出血风险。尿激酶无抗原性,不会引起患者过敏反应,价格低廉,但血管开通率较低,临床应用有一定局限性。

(1)STEMI

1)说明书用法:可在心肌梗死发生 12h 内无禁忌证患者使用,200～300WU 持续静脉滴注 45～90min。

2)指南推荐用法:在静脉肝素治疗的基础上,使用 150WU 或将 2.2WU/kg 溶于 100ml 生理盐水,于 30min 内静脉滴注,溶栓结束后 6～12h 皮下注射普通肝素 7 500U 或低分子量肝素,共 3～5d。

(2)急性大面积肺栓塞

1)指南推荐快速给药法:2WU/kg 持续静脉滴注 2h。

2)说明书用法:负荷量 4 400U/kg,静脉注射 10min,随后立即 4 400U/kg/h 持续静脉滴注 2h 或 12h。

3)指南参考用法:在初始抗凝基础上,给予负荷量 4 400U/kg,静脉注射 10min,随后立即 2 200U/kg/h 持续静脉滴注 12h,溶栓后每 2～4h 监测 1 次 APTT,当小于正常值 2 倍时,应重新开始规范的抗凝治疗。

(3)急性缺血性脑卒中:可在发病 6h 内无禁忌证患者使用,100～150WU 持续静脉滴注 30min。

2. 链激酶(streptokinase)　链激酶是从乙型溶血性链球菌培养液中提取的一种非蛋白酶的外源性纤溶酶原激活剂,能够与纤溶酶原形成复合物,催化纤溶酶原转化为纤溶酶,促使纤维蛋白溶解。链激酶不具有纤维蛋白特异性,对血液循环中的及与血凝块结合的纤维蛋白(原)均起作用,可出现全身性纤溶激活状态,使出血风险增加。链激酶有一定抗原性,部分患者输注可出现过敏反应。

用于 STEMI：可在心肌梗死发生 12h 内无禁忌证的患者使用，一般推荐将 150WU 溶于 100ml 5% 葡萄糖溶液，持续静脉滴注 1h，如遇特殊患者（如体重过低或超重）也可按照 2WU/kg 适当增减剂量。

（二）第二代溶栓药物（代表药物阿替普酶、尿激酶原）

1. 阿替普酶（rt-PA）　重组人组织型纤维蛋白溶酶原激活剂，是一种糖蛋白，属于组织型纤溶酶原激活剂（t-PA），可直接激活纤溶酶原，并使其转化为纤溶酶，具有纤维蛋白特异性，溶栓的同时不引起全身纤溶激活状态，阿替普酶对纤维蛋白具有特异性亲和力，可选择性激活血凝块中的纤溶酶原，具有较强的局部溶栓作用，阿替普酶无抗原性，极少出现全身过敏反应，但其半衰期短，需要持续静脉给药。目前推荐用于 STEMI、大面积肺栓塞、急性缺血性脑卒中。

（1）STEMI

1）说明书用法：对于症状出现在 6h 以内无禁忌证患者，采取 90min 加速给药法。①对于体重 ≥65kg 患者，总剂量 100mg，首剂静脉推注 15mg，之后在 30min 内持续静脉滴注 50mg，剩余的 35mg 在随后的 60min 持续静脉滴注。②对于体重 <65kg 患者，首剂静脉注射 15mg，之后 0.75mg/kg 持续静脉滴注 30min，之后 0.5mg/kg 持续静脉滴注 60min。

对于症状出现在 6～12h 内能够开始治疗的无禁忌证患者，采取 3h 溶栓法。①对于体重 ≥65kg 患者，总剂量 100mg，首剂静脉推注 10mg，之后在 1h 内持续静脉滴注 50mg，剩余的 40mg 在随后的 2h 持续静脉滴注。②对于体重 <65kg 患者，总剂量 1.5mg/kg，其中首剂静脉注射 10mg，剩余剂量立即在随后的 3h 内持续静脉滴注。

2）指南推荐用法

全量给药法：在肝素治疗的基础上，静脉注射阿替普酶 15mg，随后以 0.75mg/kg 在 30min 内持续静脉滴注（最大剂量不超过 50mg），继之以 0.5mg/kg 于 60min 持续静脉滴注（最大剂量不超过 35mg），总剂量不超过 100mg，之后继续维持肝素静脉滴注 48h 左右。

半量给药法：在静脉肝素治疗的基础上，将阿替普酶 50mg 溶于专用溶剂中，其中静脉注射 8mg，随后将 42mg 于 90min 内静脉滴注完毕，之后继续维持肝素静脉滴注 48h 左右。

（2）急性大面积肺栓塞：推荐用于急性期 14d 以内无禁忌证的高危肺栓塞患者，或中高危肺栓塞出现临床恶化患者。

1）说明书用法：对于体重 ≥65kg 患者，总剂量 100mg，其中首剂 10mg 在 1～2min 静脉推注，之后立即在 2h 内持续静脉滴注 90mg。

2）对于体重 <65kg 患者，总剂量 1.5mg/kg，其中首剂 10mg 在 1～2min 静脉推注，剩余剂量立即在 2h 内持续静脉滴注。

3）指南推荐用法：最新几项临床研究表明，低剂量阿替普酶溶栓与足量溶栓疗效相似，但前者安全性更高，尤其是对于体重 <65kg 的患者，可考虑低剂量溶栓法，即持续静脉滴注 50mg/2h。

4）心脏骤停用法：对于急性肺栓塞诱发心脏骤停的患者，如考虑需要溶栓治疗，可在心肺复苏过程中给予 0.6mg/kg，最大剂量 50mg，静脉推注 15min。

（3）急性缺血性脑卒中：在发病 4.5h 内尽早使用，推荐总剂量 0.9mg/kg，最大剂量 90mg，总剂量的 10% 作为首剂静脉推注，剩余剂量立即在 1h 内持续静脉滴注。

2. 尿激酶原（scu-PA）　亦称前尿激酶或单链尿激酶型纤溶酶原激活剂，可由尿或肾胚细胞培养液中提取，具有酶原和酶的双重性，在血液中呈现惰性，血栓栓塞前产生的纤维蛋白

Y/E 片段可与之结合,激活纤溶酶原诱导血栓溶解,同时激活的纤溶酶将血栓附近的尿激酶原转化为尿激酶,致使血栓迅速溶解,尿激酶原诱导的溶栓具有相对的血栓专一性,且无抗原性,过敏反应少见。

用于 AMI:在肝素治疗的基础上,发病 12h 内无禁忌证的患者,单次使用量 50mg,先将 20mg 溶于 10ml 生理盐水,静脉滴注 3min;剩余 30mg 溶于 90ml 生理盐水,持续静脉滴注 30min,之后继续维持静脉滴注肝素 48h 左右。

(三)第三代溶栓药物(代表药物替奈普酶、瑞替普酶)

1. 替奈普酶　是 t-PA 的突变体,血浆清除呈双相性,起初半衰期为 20~24min,终末半衰期为 90~130min,临床可单次静脉推注给药。替奈普酶对纤维蛋白特异性较 t-PA 强,对血凝块有较高亲和力,拮抗纤溶酶原激活抑制剂的能力也较 t-PA 强。用于 AMI。

说明书用法:在静脉肝素治疗的基础上,发病 12h 内无禁忌证的患者按千克体重给药,单次 5s 内静脉推注,最大剂量 50mg。推荐体重 <60kg 患者给予 30mg,体重为 60~70kg 患者给予 35mg,体重为 70~80kg 患者给予 40mg,体重为 80~90kg 患者给予 45mg,体重 >90kg 患者给予 50mg。之后继续维持静脉滴注肝素 48h 左右。

指南推荐用法:在肝素治疗的基础上,替奈普酶 16mg 溶于 3ml 灭菌注射用水,于 5~10s 内静脉注射完成,之后继续维持静脉滴注肝素 48h 左右。

2. 瑞替普酶　是 t-PA 的一个衍生物,有较强的纤维蛋白选择性溶栓作用,同时与肝脏的清除受体结合力降低,血浆半衰期显著延长,可通过静脉推注直接给药,相比 t-PA,瑞替普酶与血栓结合相对松散,增强了对血凝块的穿透力,增强了溶栓作用。偶见过敏反应。

用于 AMI:在肝素治疗的基础上,发病 12h 内无禁忌证的患者首次静脉推注 18mg(10MU),30min 后再次推注 18mg(10MU),之后继续维持静脉滴注肝素 48h 左右。

三、急性 ST 段抬高心肌梗死抗凝与溶栓药物(附表 1-1)

附表 1-1　急性 ST 段抬高心肌梗死抗凝与溶栓药物(以最新指南为参考标准)

药物	开始时间	初始剂量	维持剂量与时间	持续时间	注意事项
普通肝素	确诊 10min 内	4 000U (50~70U/kg)	12U/(kg·h)	维持 48h	每 4~6h 监测 APTT,维持在基线值 1.5~2.0 倍
依诺肝素	溶栓后 48h	年龄 <75:30mg 静脉注射	1mg/kg 皮下注射,每 12h 一次	不超过 8d	STAMI 早期治疗,不推荐常规使用,可于溶栓 24h 后使用依诺肝素
		年龄 ≥75:无首剂	0.75mg/kg 皮下注射,每 12h 一次		
		GFR<30ml/min:无首剂	1mg/kg 皮下注射,每天一次		
磺达肝癸钠	确诊后	2.5mg 静脉注射	2.5mg 皮下注射,每天一次		GFR<20ml/min 则不适用该药

续表

药物	开始时间	初始剂量	维持剂量与时间	持续时间	注意事项
阿替普酶	静脉肝素化后	全量法：15mg 静脉注射	0.75mg/kg（不超过 50mg）持续静脉滴注 30min；继以 0.5mg/kg（不超过 35mg）持续静脉滴注 60min	90min	绝对禁忌证：既往脑出血病史；颅内恶性肿瘤；3 个月内缺血性脑卒中或短暂性脑缺血发作（TIA）发作；可疑或确诊夹层；活动性出血或出血素质；3 个月内严重头部闭合性创伤或面部创伤
		半量法：8mg 静脉注射	42mg 持续静脉滴注 90min		
尿激酶原	静脉肝素化后	20mg 静脉注射 3min	30mg 溶于 90ml 生理盐水，30min 静脉注射	30min	同上
替奈普酶	静脉肝素化后	无	16mg 溶于 3ml 无菌注射用水，5～10s 静脉推注	无	同上
瑞替普酶	静脉肝素化后	18mg 静脉推注	30min 后重复一次 18mg 静脉推注	无	同上
尿激酶	静脉肝素化后	无	150WU 溶于 100ml 生理盐水，于 30min 静脉滴注	30min	仅在无特异性纤溶酶的情况下使用
链激酶	静脉肝素化后	无	150WU 溶于 5% 葡萄糖溶液 100ml 中，持续静脉滴注 1h	60min	仅在无特异性纤溶酶的情况下使用

四、急性肺栓塞抗凝与溶栓药物一览表（附表 1-2）

附表 1-2　急性肺栓塞抗凝与溶栓药物（以最新指南为参考标准）

药物	开始时间	初始剂量	维持剂量与时间	持续时间	注意事项
普通肝素	确诊或高度可疑中高危肺栓塞	2 000～5 000U（80U/kg）	18U/(kg·h) 持续静脉泵入	5～14d 初始治疗后逐渐过渡至口服抗凝药，并维持至少 3 个月	每 4～6h 监测 APTT，维持在基线值 1.5～2.5 倍 第 4～14 天监测血小板数值
依诺肝素	确诊或高度可疑立即开始	无	1mg/kg（100U/kg），每 12h 一次	同上	单日总量不超过 180mg 使用超过 7d 监测血小板数值
那曲肝素	确诊或高度可疑立即开始	无	86U/kg（0.1ml/kg），每 12h 一次	同上	单日总量不超过 17 100U 使用超过 7d 监测血小板数值

续表

药物	开始时间	初始剂量	维持剂量与时间	持续时间	注意事项
磺达肝癸钠	确诊或高度可疑立即开始	无	体重<50kg: 5mg, 每天一次 体重50~100kg: 7.5mg, 每天一次 体重>100kg: 10mg, 每天一次	同上	GFR 30~50ml/min: 剂量减半 GFR<30ml/min: 禁用
阿加曲班	确诊或高度可疑立即开始	起始剂量2μg/(kg·min)静脉泵入	监测APTT酌情调整用量,最大剂量不超过10μg/(kg·min)	同上	监测APTT维持在基线值1.5~3.0倍 可用于肝素相关血小板减少症(HIT)患者或怀疑HIT的患者
比伐卢定	确诊或高度可疑立即开始	GFR>60ml/min: 起始剂量0.15~0.2mg/(kg·h) GFR 30~60ml/min: 起始剂量0.1mg/(kg·h) GFR<30ml/min: 起始剂量0.05mg/(kg·h)	监测APTT酌情调整用量	同上	监测APTT维持在基线值1.5~2.5倍
阿替普酶	急性高危患者即刻开始;急性中高危患者,先给予抗凝治疗,一旦出现临床恶化即给予溶栓治疗	无	50mg持续静脉滴注2h	2h	溶栓结束后,应每2~4h监测APTT,当小于基线值2倍,应重新开始规范抗凝
尿激酶	同上	无	2WU/kg持续静脉滴注2h	2h	同上

（史　婧）

推 荐 阅 读

[1] 中华人民共和国国家卫生健康委员会. 中国脑卒中防治指导规范(2021年版). [2023-05-21] http://www.nhc.gov.cn/yzygj/s3593/202108/50c4071a86df4bfd9666e9ac2aaac605/files/674273fa2ec049cc97ff89102c472155.pdf.

[2] 国家卫生计生委合理用药专家委员会,中国药师协会. 急性ST段抬高型心肌梗死溶栓治疗的合理用药指南(第2版). 中国医学前沿杂志(电子版),2019,11(1):40-65.

[3]　中华医学会心血管病学分会,中华心血管病杂志编辑委员会. 急性 ST 段抬高型心肌梗死诊断和治疗指南(2019). 中华心血管病杂志, 2019, 47(10): 766-783.

[4]　中华医学会呼吸病学分会肺栓塞与肺血管病学组,中国医师协会呼吸医师分会肺栓塞与肺血管病工作委员会,全国肺栓塞与肺血管病防治协作组. 肺血栓栓塞症诊治与预防指南, 中华医学杂志, 2018, 98(1): 1060-1087.

[5]　American College Physicians Clinical Policies Subcommittee. Emergency department management of patients needing reperfusion therapy for acute ST-segment elevation myocardial infarction. Ann Eerg Med, 2017, 70(5): 724-739.

[6]　BERGE E, WHLLIAM W, AUDEBERT H, et al. European Stroke Organisation(ESO) Guidelines on intravenous thrombolysis for acute ischemic stroke. Eur Stroke J, 2021, 6(1): I-LXII.

附录2
急诊常见心律失常及用药

一、急诊常见心律失常的分类

（一）室上性心律失常

1. 心房起源

（1）心房颤动

（2）心房扑动

（3）房性心动过速

①异位节律点（自律性增高）

②心房或窦房折返

（4）心房期前收缩（房性期前收缩）

2. 房室交界起源

（1）房室结折返性心动过速

（2）房室折返性心动过速

（3）房室交界性节律（自律性增高）

（4）房室交界性期前收缩

（二）室性心律失常

1. 室性心动过速

（1）持续性

（2）非持续性

2. 心室颤动

3. 室性期前收缩（室性期前收缩）

二、Vaughan Williams 抗心律失常药物分类

Vaughan Williams 抗心律失常药物分类简表（2018）见附表 2-1。

附表 2-1　Vaughan Williams 抗心律失常药物分类简表（2018）

0 类（超极化激活的环核苷酸门控通道阻滞剂）：伊伐布雷定
Ⅰ类（电压门控性钠通道阻滞剂）
Ⅰa（中间解离）：奎尼丁、阿吉马林、丙吡胺、普鲁卡因胺
Ⅰb（快速解离）：利多卡因、美西西汀
Ⅰc（慢解离）：普罗帕酮、氟卡尼
Ⅰd（晚电流）：雷诺嗪

续表

Ⅱ类（自主神经抑制剂和激动剂）
Ⅱa（β受体阻滞剂）：非选择 - 卡维地洛、普萘洛尔；选择性 - 艾司洛尔、美托洛尔
Ⅱb（非选择性β受体激动剂）：异丙肾上腺素
Ⅱc（毒蕈碱 M_2 受体阻滞剂）：阿托品、山莨菪碱、莨菪碱、东莨菪碱
Ⅱd（毒蕈碱 M_2 受体激动剂）：卡巴胆碱、毛果芸香碱、乙酰甲胆碱、地高辛
Ⅱe（腺苷 A_1 受体激动剂）：腺苷

Ⅲ类（钾通道阻滞剂和开放剂）
Ⅲa（电压门控性钾通道阻滞剂）：胺碘酮、多非利特、伊布利特、索他洛尔
Ⅲb（代谢依赖性钾通道开放剂）：尼可地尔、匹那地尔

Ⅳ类（Ca^{2+} 触控调节剂）
Ⅳa（膜表面钙通道阻滞剂）：L 型阻滞剂包括地尔硫䓬、维拉帕米；T 型阻滞剂临床未获批
Ⅳb（细胞内钙通道阻滞剂）：SRRyR2- 钙通道阻滞剂包括氟卡尼、普罗帕酮
Ⅳc：肌浆网 Ca^{2+}-ATP 酶激动剂：临床未获批
Ⅳd：膜表面离子交换抑制剂：临床未获批
Ⅳe：磷酸激酶和磷酸化酶抑制剂：临床未获批

Ⅴ类（机械敏感通道阻滞剂）：临床未获批

Ⅵ类（缝隙连接通道阻滞剂）：临床未获批

Ⅶ类（上游靶向调节剂）
血管紧张素转化酶抑制剂（ACEI）：减少心律失常的发生
血管紧张素受体阻滞剂（angiotensin receptor blocker，ARB）：减少心律失常的发生
Omega-3 脂肪酸：减少心肌梗死后心律失常的发生
他汀类药物：减少心肌梗死后心律失常的发生

三、急诊常用抗心律失常药物用法用量

急诊常用抗心律失常药物用法用量见附表2-2。

附表2-2　急诊常用抗心律失常药物

药物名称	适应证	用法用量
盐酸普罗帕酮注射液（每支 20ml：70mg）	①有症状的室上性心动过速，如房室交界性心动过速，预激综合征（典型预激综合征）合并室上性心动过速或阵发性心房颤动 ②经内科医师判断需要治疗或致命的室性心动过速	常用量 1～1.5mg/kg 或以 70mg 用 5% 葡萄糖溶液稀释，于 10min 内缓慢静脉注射，必要时 10～20min 重复一次，总量不超过 210mg（3 支）。静脉注射起效后改为静脉泵入，速度为 0.5～1.0mg/min。配制方法：普罗帕酮注射液 40ml，浓度 3.5mg/ml，以 9～17ml/h 静脉泵入

续表

药物名称	适应证	用法用量
盐酸胺碘酮注射液（可达龙）（每支 3ml：150mg）	①房性心律失常伴快速室性心律 ②预激综合征心动过速 ③严重室性心律失常 ④体外电除颤无效的心室颤动相关心脏骤停的心肺复苏	心室颤动转复律通常初始推荐剂量为开始治疗的第一个 24h 内给予约 1 000mg，具体操作如下。 第一个 24h，负荷滴注（先快后慢） ①先快：前 10min 给药 150mg（15mg/min）。3ml 胺碘酮注射液（150mg）溶于 100ml 葡萄糖溶液（1.5mg/ml），静脉滴注 10min ②后慢：随后 6h 给药 360mg（1mg/min）。18ml（6 支）注射液（900mg）溶入 500ml 葡萄糖溶液（浓度为 1.8mg/ml），静脉滴注 6h，输液泵速度 33.33ml/h ③维持滴注：剩余 18h 给药 540mg（0.5mg/min）。将滴注速度减至 0.5mg/min，输液泵速度 16.66ml/h 第一个 24h 后，维持静脉滴注：速度 0.5mg/min（720mg/24h），浓度 1～6mg/ml（注射液浓度超过 2mg/ml，需通过中心静脉导管给药），持续滴注［配制方法：将 15ml（5 支）注射液（750mg）溶入 500ml 葡萄糖溶液（1.5mg/ml），输液泵速度 20ml/h］
艾司洛尔（每支 2ml：200mg）	①用于心房颤动、心房扑动时控制心室率 ②围手术期高血压 ③窦性心动过速	成人先静脉注射负荷量：0.5mg/（kg·min），约 1min（配制方法：艾司洛尔注射液 1 支溶入 98ml 生理盐水，浓度 2mg/ml），如患者体重 60kg，1min 静脉推注 30mg，也就是 15ml 随后静脉滴注维持量：艾司洛尔注射液 10ml（5 支）溶入 40ml 生理盐水，浓度 20mg/ml，自 0.05mg/（kg·min）开始，4min 后若疗效理想则继续维持（如患者体重 60kg，微量泵 9ml/h 泵入）。若疗效不佳可重复给予负荷量，并将维持量以 0.05mg/（kg·min）的幅度递增（即以 9ml/h 的幅度递增）。维持量最大可加至 0.3mg/（kg·min），但 0.2mg/（kg·min）（36ml/h）以上的剂量未显示能带来明显的益处
盐酸异丙肾上腺素注射液（每支 2ml：1mg）	①治疗心源性或感染性休克 ②治疗完全性房室传导阻滞、心脏骤停	①救治心脏骤停，心腔内注射 0.5～1mg ②三度房室传导阻滞，心率 <40 次 /min 时，可以将本药 0.5～1mg 加入 5% 葡萄糖溶液 200～300ml 内缓慢静脉滴注
硫酸阿托品注射液（每支 1ml：0.5mg）	①各种内脏绞痛，如胃肠绞痛及膀胱刺激症。对胆绞痛、肾绞痛的疗效较差 ②迷走神经过度兴奋所致的窦房传导阻滞、房室传导阻滞等缓慢性心律失常，也可用于继发于窦房结功能低下而出现的室性异位节律 ③解救有机磷酸酯类中毒	皮下、肌内或静脉注射。成人常用量：每次 0.3～0.5mg，每天 0.5～3mg（每天 1～6 支）；极量：一次 2mg（一次 4 支）

药物名称	适应证	用法用量
去乙酰毛花苷注射液（每支 2ml：0.4mg）	①主要用于心力衰竭。由于作用较快，适用于急性心功能不全或慢性心功能不全急性加重 ②可用于控制伴快速心室率的心房颤动、心房扑动 ③终止室上性心动过速，起效慢，已少用	用 5% 葡萄糖溶液稀释后缓慢注射（入壶），首剂 0.4～0.6mg（1～1.5 支），以后每 2～4h 可再给 0.2～0.4mg（0.5～1 支），总量 1～1.6mg（2.5～4 支）
腺苷注射液（每支 2ml：6mg）	①治疗阵发性室上性心动过速 ②不能转复心房扑动、心房颤动或室性心动过速为窦性心律，但房室传导减慢有助于诊断心房活动	成人初始剂量 3mg（0.5 支），第二次给药剂量 6mg（1 支），第三次给药剂量 12mg（2 支），每次间隔 1～2min，若出现高度房室传导阻滞不得再增加剂量
盐酸维拉帕米注射液（每支 2ml：5mg）	①快速阵发性室上性心动过速的转复。应用维拉帕米之前应首选兴奋迷走神经的手法治疗（如 Valsalva 动作） ②心房扑动或心房颤动心室率的暂时控制。心房扑动或心房颤动合并房室旁路通道（预激综合征和 LGL 综合征）时除外	必须在持续心电监测和血压监测下，缓慢静脉注射至少 2min。此药与林格液、5% 葡萄糖溶液或生理盐水均无配伍禁忌。因无法确定重复静脉给药的最佳给药时间间隔，必须个体化治疗 单次静脉注射：盐酸维拉帕米注射液 5mg（或 10mg）+ 生理盐水 20ml 进行稀释。 静脉泵入：盐酸维拉帕米注射液 50mg + 生理盐水 50ml，相当于 1mg/ml 一般起始剂量为 5～10mg（或按 0.075～0.15mg/kg），稀释后缓慢静脉推注至少 2min。如果初始反应不令人满意，首剂 15～30min 后 5～10mg 或 0.15mg/kg 再给一次。静脉泵入，每小时 5～10mg，相当于每小时泵入 5～10ml，每日总量不超过 50～100mg
注射用盐酸地尔硫䓬（每支 10mg）	①室上性心动过速 ②手术时异常高血压的急救处置 ③高血压急症 ④不稳定型心绞痛	配制方法： ①降压：盐酸地尔硫䓬 100mg + 50ml 生理盐水，静脉泵入速度 7.5～23ml/h，相当于以 5～15μg/（kg•min） ②降心率：盐酸地尔硫䓬 50mg + 50ml 生理盐水，泵入速度 3～15ml/h，相当于 1～5μg/（kg•min） ③单次静脉注射：需将注射用盐酸地尔硫䓬（10mg）用 5ml 以上的生理盐水或葡萄糖溶液溶解 具体用药方法： ①室上性心动过速，单次静脉注射：通常成人剂量为盐酸地尔硫䓬 10mg 约 3min 缓慢静脉注射，并可据年龄和症状适当增减 ②手术时异常高血压的急救处置，单次静脉注射：通常成人 1 次约 1min 内缓慢静脉注射盐酸地尔硫䓬 10mg，并可据患者的年龄和症状适当增减

续表

药物名称	适应证	用法用量
		静脉泵入：通常成人以 5～15μg/（kg·min）速度静脉泵入（配制方法同"降压"）。当血压降至目标值以后，边监测血压边调节静脉滴注速度
		③高血压急症，静脉泵入：成人通常以 5～15μg/（kg·min）速度静脉泵入（配制方法同"降压"）。当血压降至目标值以后，边监测血压边调节静脉滴注速度
		④不稳定型心绞痛，静脉泵入：成人通常以 1～5μg/（kg·min）速度静脉泵入，应先从小剂量开始，然后可根据病情适当增减，最大用量为 5μg/（kg·min）（配制方法同"降心率"）。

（刘树元）